马凤岐　陈永灿　王恒苍　黄　瑶　编撰

邵兰荪医案

浙江近代名家医案丛书

丛书主编　陈永灿

浙江工商大学 出版社
ZHEJIANG GONGSHANG UNIVERSITY PRESS

·杭州·

图书在版编目（CIP）数据

邵兰荪医案 / 马凤岐等编撰. — 杭州：浙江工商
大学出版社，2025.5
（浙江近代名家医案丛书）
ISBN 978-7-5178-6040-2

Ⅰ.①邵… Ⅱ.①马… Ⅲ.①医案－汇编－中国－近
代 Ⅳ.①R249.5

中国国家版本馆 CIP 数据核字(2024)第 102883 号

邵兰荪医案
SHAO LANSUN YI'AN

马凤岐　陈永灿　王恒苍　黄　瑶 编撰

策划编辑	郑　建
责任编辑	高章连
责任校对	林莉燕
封面设计	胡　晨
责任印制	屈　皓
出版发行	浙江工商大学出版社
	（杭州市教工路 198 号　邮政编码 310012）
	（E-mail：zjgsupress@163.com）
	（网址：http://www.zjgsupress.com）
	电话：0571-88904980，88831806（传真）
排　　版	杭州浙信文化传播有限公司
印　　刷	杭州日报报业集团盛元印务有限公司
开　　本	880 mm × 1230 mm　1/32
印　　张	12.375
字　　数	278 千
版 印 次	2025 年 5 月第 1 版　2025 年 5 月第 1 次印刷
书　　号	ISBN 978-7-5178-6040-2
定　　价	49.00 元

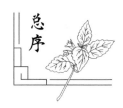

总序

　　吾浙之地，东南毓秀，山泽遍布，物产丰饶；钱江两岸，底蕴深厚，文脉连绵，承接有序。浙派中医，源远流长；代有名家，群星璀璨；世家林立，百花齐放；学术著述，薪火相传。迄至近代，名医辈出，他们临证读书，发皇古义，融会新知，著作盈尺，硕果累累，享誉杏林。其中医案文献，真知灼见，吉光片羽，犹如杏林中的金枝玉叶，弥足珍贵。

　　医案，是中医独有的文体。医案文献是中医学术传承的重要载体。千百年来，正是这种别具一格的学术记录，为人们所津津乐道，尤其是名家医案，为中医守正创新注入了源头活水。

　　医案是临证经验的结晶。医案源于临床实践，是基于诊治疾病的真实记录，通过医者自己或徒弟后人的整理总结、分析阐述而成为医案著作，其中蕴含了作者的临床辨治思路和用药特点，集中展示了他们为患者服务的治疗方法和临床效果，是医家临证经验的智慧结晶。诚如近代国学大师章太炎所言："中医之成绩，医案最著。欲求前人之经验心得，医案最有线索可寻，循此钻研，事半功倍。"

医案是理论创新的源泉。有些医家一生忙于诊务，无暇著书立论，然从其医案中可以发现理论新说。如通过对清代著名医学家叶天士《临证指南医案》的研究，发现其著名的"久病入络"学说，至今仍指导着中医临床实践。显然，医案文献是中医各家学说的宝库，是中医原创思维的重要资源。

医案是学术进步的阶梯。《名医类案》是我国古代的一部医案专著，明代医家江瓘在自序中说："今予斯编，虽未敢僭拟先哲，然宣明往范，昭示来学，既不诡于圣经，复易通乎时俗，指迷广见，或庶几焉耳。学者譬之，由规矩以求班，因觳以求羿，引而伸之，溯流穷源，推常达变，将不可胜用矣。"中医医案，辨证论治清晰，理法方药连贯，最能体现医家的学术观点和临证经验。研究医案，既传承先贤临证智慧，又提升自身学术水平。医案具有承前启后的独特作用，不仅是"医学入门之阶梯"（清人杭世骏语），更是攀登医学高峰的阶梯。

医案是文化传播的平台。一部好的医案著作，不仅记录诊断过程，而且交流临证心得，切磋治疗技术，分析预后得失，更承载着医家的医德精神和治学态度。医案独特的叙事方式，正是"大医精诚"的完美体现。浙江近代医家张山雷说过："多读医案，绝胜于随侍名医，直不啻聚古今之良医而相与晤对一堂，从上下其议论，何快如之。"所以说，整理撰写、学习评议医案不仅是中医药学术传承的有效路径，也是中医药文化传播的重要方式。

近年来，我对中医医案学科发展颇为关注，致力于浙派中医近代医案文献的整理研究。在出版《浙江近代名家医案选评》之后，我觉得尚有不少名家医案有待整理，意犹未尽，于是组织这套"浙江近代名家医案丛书"的编写。"学必本于经，病必明于论，治必究于方，而能变通而无滞，斯能尽夫立医之意矣。"（刘纯《医经小学·自序》）关于如何遴选名家医案，我想刘纯之说可为凭据。这套丛书收录雷逸仙、邵兰荪、傅嬾园、张宗良等近代我省中医名家的医案著作。这些名家医案著作有的尚未单独正式出版过，有的发现了新的民间抄本。至于如何整理编写，我们仍循前例，分成两个方面：一是收集辑录名家的医案文献，收录的名家医案尽可能全面，并进行必要的病种归类；二是评议阐发名家的学术经验。通过导读，我们简明扼要地介绍名家的学术思想和临证经验，并从经典解读、辨治思维、方药用法等角度对部分典型医案进行点评。惟愿鉴往而知来，传承中医学术，提高临床疗效。

"单丝不成线，独木不成林。"这套丛书的编写出版，是陈永灿全国名老中医药专家传承工作室和浙江省陈永灿名老中医专家传承工作室成员与浙江省中医药（中西医结合）重点学科中医医案学团队精诚合作的成果，也是浙江工商大学出版社大力支持的结果。在此一并表示谢意。

陈永灿

2022 年 10 月 22 日

于杭州竹溪书斋

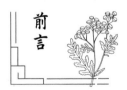

前言

　　邵兰荪（1864—1922），名国香，浙江绍兴人，近代著名临床医家。邵氏医术精湛，"医名之盛，两浙东西，大江南北，无不知者"。然其一生忙于诊务，无暇著作，故无专著传世。现存邵氏之医案著作均为后学收集其方案，辑录而成。笔者共搜集到邵氏之医案四种：一为《邵氏医案》，为裘吉生先生收集的邵氏临证散方，被收在其所辑的《珍本医书集成》；二为《邵兰荪医案》，为曹炳章先生钦佩邵氏之学识经验，"征求绍兴城乡各病家治愈留存方案，积十余年之久"，精选二百余则医案，汇集成册，分门别类，编为四卷，被收在其所辑的《中国医学大成》；三为《周辑邵氏医案评议》，乃周毅修先生所辑，并由周明道、沈敏之编著评议；四为《邵兰荪累验医案》，乃由浙江省中医进修学校（浙江中医药大学前身）的潘国贤教授从友人处发现的邵氏方案原件抄印而成。

　　此次所辑《邵兰荪医案》汇集了以上四本书中的医案，共收录800余则，涉及内外妇儿、耳目齿喉等各科之疾病50余种，其中以内科最多，妇科次之。本书以曹炳章先生所辑《邵兰荪医案》中的病名分类为基础，参合《周辑邵氏医案评议》

和《邵兰荪累验医案》中的病名，将医案进行归类，并且保留了《邵兰荪医案》中绍兴史久华介生为医案作的按语。为了方便读者阅读和了解邵兰荪的学术观点与临证经验，我们专门撰文介绍其学术经验作为导读，并对部分医案进行点评，以供大家参考。

由于笔者水平有限，导读及评议难免有不妥之处，敬请读者斧正。

目录

导　读 ……………………………………… 一

医　案 ……………………………………… 一五

　风 ……………………………………… 一五

　暑 ……………………………………… 四五

　湿 ……………………………………… 八四

　燥 ……………………………………… 一二八

　类伤寒 ………………………………… 一四一

　感冒 …………………………………… 一四四

　两感症 ………………………………… 一五四

　新邪引动宿恙 ………………………… 一六〇

　温热 …………………………………… 一六五

　痰饮 …………………………………… 一八八

　咽喉病 ………………………………… 一九〇

　耳目口齿病 …………………………… 一九二

　衄血 …………………………………… 一九四

　咳嗽 …………………………………… 一九五

　咳血 …………………………………… 二一六

　喘 ……………………………………… 二二一

　胸痹 …………………………………… 二二二

　虚劳 …………………………………… 二二四

　不寐 …………………………………… 二二九

心悸健忘 ……………………………… 二三三

肝风 …………………………………… 二三六

黄疸 …………………………………… 二四五

吐血 …………………………………… 二四六

呕吐噎格 ……………………………… 二四七

脘痛 …………………………………… 二五二

嘈杂 …………………………………… 二五八

痞满 …………………………………… 二五九

腹痛 …………………………………… 二六一

腰痛 …………………………………… 二六九

便秘 …………………………………… 二七一

便血 …………………………………… 二七二

泄泻 …………………………………… 二七三

痢 ……………………………………… 三一五

疟 ……………………………………… 三一九

肿胀 …………………………………… 三二七

遗精 …………………………………… 三三五

遗尿 …………………………………… 三三八

淋浊 …………………………………… 三三九

消渴 …………………………………… 三四三

疝气 …………………………………… 三四四

疮疡 …………………………………… 三四六

皮肤瘙痒 ……………………………… 三四八

脚气 …………………………………… 三四九

月经病 ………………………………… 三五〇

带下病 ………………………………… 三六二

胎前病 ……………………………… 三六八

产后病 ……………………………… 三七二

惊 ……………………………………… 三七五

瘖后病 ……………………………… 三七七

胎疟 ………………………………… 三七九

胎毒 ………………………………… 三八〇

参考文献 …………………………… 三八一

导　读

　　邵兰荪祖上世代务农，家境清贫，但有一叔父为民间医生，擅长传统金针疗法，邵氏上学读书之余，便以叔父为师。邵氏勤奋好学，且天资聪颖，叔父所传授的医学知识一学就会，故年纪尚轻便出门看诊。但他并不满足于此，因倾慕一位学识渊博的名老中医王馥原，便常留心王医师所开处方，并揣摩研究其中医理，后有机会便投入王医师门下，学习《素问》《灵枢》等中医经典。邵氏生平服膺叶天士、程钟龄两位医家，刻苦钻研叶氏《临证指南医案》、程氏《医学心悟》二书，对中医学理论融会贯通。在门诊治疗时，邵氏对病人的望、闻、问、切尤其细致入微，观察首方的疗效并将其记录。此外，他还虚心向其他医师学习，研究他人长处，弥补自己的不足，不断躬身实践。长此以往，邵氏积累了丰富的临床经验，医疗效果显著提升。

　　在学术上，邵氏师古人而不泥旧理，法前人而不落俗习，且具有自己的特点。《邵兰荪医案》提要中谓"其于温暑时感及虚劳妇女经带，俱有心得实验"。在治则治法方面，注重气机之畅通，每于清解之中兼以梳理气机，在治疗外感温病时尤为如此。在方药配伍方面，用药极其轻灵，制方多采用薄荷、银花等轻清之品。在治疗妇科病方面，邵氏认为经带之病，多与冲任相关，而冲任又与肝肾紧密联系，加之风为百病之长，"肝为五脏六腑之贼"，平素肝肾不足，肝风内盛或外风侵袭胞宫，均可能引起经带疾患，故提倡在治疗时多采用风药，再配合固涩之类，一疏一涩，一宣一固，相反相成。

通过归纳整理这些医案，笔者发现邵氏治疗妇科病，常从奇经论治，颇具特色，而在治疗其他内科疾病时，处方遣药独出机杼，善用引药。兹介绍如下。

一、疗女科，奇经为治

奇经八脉早在《黄帝内经》中即有记载，其中描述了八脉的具体名称、循行路线、生理功能及病理病症等，但尚未以"奇经"之名冠之，亦未形成系统理论。《难经·二十七难》首提"奇经"之名，"凡此八脉者，皆不拘于经，故曰奇经八脉也"，并把十二正经比为沟渠，奇经八脉比为深湖，指出奇经有调节十二经气血的作用，通过对奇经概念、循行和病症的论述，建立起奇经理论体系。随后，历代医家以此为基础，不断地完善奇经理论，探索其临床应用。晋代王叔和提出奇经脉诊，为奇经辨证提供了依据；隋代巢元方等在《诸病源候论》中提出"冲任"概念，并以此为纲探讨妇科病；唐代孙思邈《备急千金要方》中记载了治疗任脉病的方剂小牛角腮散；明代李时珍著《奇经八脉考》一书，全面总结了奇经理论，并做了重要发挥，使得奇经理论臻于完善；清代叶天士临床善用奇经理论诊治内科及妇科疾病，《临证指南医案》和《叶氏医案存真》

中载有相关医案 165 则，对于复杂病证，叶氏常从奇经立论，每获良效。

邵兰荪生平服膺叶氏《临证指南医案》、程氏《医学心悟》二书，故对叶氏的奇经辨治多有继承和发挥。现根据所集医案，将邵氏从奇经论治妇科病的经验总结如下。

1. 经水未至，活任养冲

《素问·上古天真论》云"任脉通，太冲脉盛，月事以时下"，指出了任脉和冲脉影响着女子经水的如期而至。叶天士云"经水必诸路之血，贮于血海而下，其不致崩决淋漓者，任脉为之担任"，又言"血海者，即冲脉也，男子藏精，女子系胞，不孕，经不调，冲脉病也"，亦强调了冲任二脉在月经来潮中的重要性。任脉通畅，冲脉充盛，则月经有所担任，下而有源，故应时而至；若任脉痹阻，冲脉亏虚，则月经无所担任，无所从来，故不以时下。邵氏深谙此理，在治疗经水后期或数月不至时，总以活任脉、养冲脉为要，俾任脉畅达，冲脉充盈，则月事自下。下面试举几则医案以具体述之。

如治"血虚气滞，腹痛便艰，脉弦细而涩，经水有数月不至，周身脉络板掣。宜活任脉为妥。淡苁蓉一钱五分，当归一钱五分，乌药一钱五分，生牡蛎四钱，杜仲三钱，炒白芍一钱五分，广郁金三钱，佛手花八分，木蝴蝶五分，川楝子三钱，橘红一钱五分。三帖"。此案患者经水数月未至，乃因任脉痹阻而成，故邵氏认为治"宜活任脉为妥"。药用当归、白芍、郁金养血活血，调畅任脉为主。叶天士言"八脉隶乎肝肾"，肝气郁结，肾精不足均可影响任脉之功能，故辅以淡苁蓉、生牡蛎、杜仲益肾填精，乌药、佛手花、木蝴蝶、川楝子、橘红疏肝行气，以助活络任脉之功。

再治"瓜沥王。癸涩后期，脉虚左涩，腰酸带下，胃纳不旺。姑宜养胃、调经、涩下。钗斛三钱，鸡血藤钱半，覆盆子三钱，小胡麻三钱，省头草三钱，炒杜仲三钱，川断三钱，丹参三钱，生牡蛎四钱，谷芽四钱，制香附三钱。清煎。十帖"。叶天士云"冲脉隶于阳明，阳明久虚，脉不固摄""凡经水之至，必由冲脉而始下，此脉胃经所管"，指出冲脉与足阳明胃经关系密切，冲脉有赖胃土之充养。此案患者月经后期，应至未至，缘由胃纳不旺，冲脉失养，血海渐枯。故治以养胃调经，待胃纳如常，生化有源，冲脉得养，血海充盈，则经水自调。

又治"遗风庞。带下腰酸，脉关尺涩细，经停七月，腹中有形，病在冲任。宜柔肝、涩下。三月廿三日。桑螵蛸三钱，归身钱半，菟丝子三钱，生香附钱半，炒杜仲三钱，木蝴蝶四分，川断三钱，绿萼梅钱半，生牡蛎四钱，大腹绒三钱，覆盆子三钱。清煎。四帖"。经停七月，起于冲任并亏；腹中有形，因于肝气郁结；带下腰酸，缘于肾虚不固。故邵氏言"病在冲任"，治以柔肝涩下之法，虽未提及冲任，但一如史介生于按语中云，"治以柔肝涩下，即是摄冲任之意"也。

2. 腹瘕气逆，理任镇冲

《难经·二十九难》言"任之为病，其内苦结……女子为瘕聚"，指出任脉发病，常导致腹部硬满，在女子发为瘕聚等病证。叶天士解释其病机道："任脉为阴海之冲，虚攻入络为瘕。"可见，此以任脉为病，缘由其气不循常道，入络而致。至于冲脉发病，《难经·二十九难》中亦有记载，"冲之为病，逆气而里急"，提示常会出现腹部胀急疼痛、胸满气逆等症状。

叶天士云"凡冲气攻痛……从腹而上者，治在厥阴，系冲任主病，或填补阳明"，也提出从腹向上的冲气攻痛为冲任主病，治疗主要关注肝木和胃土等脏腑。邵氏在治疗妇人腹中有瘕，兼有呛咳或呕恶时，常以理任脉、镇冲脉为法，使任脉和冲脉之气各行其道，运行如常，则疾病可愈。

如治"遗风庞妇。咳嗽稍减，腹中瘕块不利，呕恶涎沫，癸不及期。宜清肺、平肝、调经。紫菀钱半，生牡蛎四钱，仙半夏钱半，茺蔚子三钱，川贝钱半，香附三钱，广橘红一钱，玫瑰花五朵，甜杏仁三钱，钗斛三钱，生款冬三钱，枇杷叶（去毛）五片。四帖"。再治"病延日久，脉小数，形怯，呛咳气冲，腹中有瘕，癸涩不调。宜防损怯之虑。紫菀二钱，炒白芍一钱五分，生地炭四钱，北沙参三钱，生牡蛎四钱，川贝二钱，白石英三钱，谷芽四钱，甜杏仁三钱，橘红一钱，杜仲三钱。四帖"。

两案均为月事不调，此外还有腹中有瘕、咳嗽气冲等症状，案一尚有呕恶涎沫。任脉之气虚攻入络，则腹中有瘕；冲脉之气上攻于肺，则呛咳气冲。叶氏言："冲脉上冲，犯胃为呕。"可见，呕恶涎沫亦缘于冲脉之为病。治疗上，两案均以理任镇冲为主，调理任脉常以茺蔚子、香附、玫瑰花、炒白芍、橘红等理气活血之品，镇逆冲脉则以生牡蛎、白石英等重镇降逆之属，同时辅以紫菀、川贝、甜杏仁、枇杷叶等敛降肺气之药。值得一提的是，叶天士喜用紫石英镇逆冲脉，而观邵氏医案，则以白石英用之居多。比较二者，紫石英重在暖胞宫，偏于下焦，可镇冲脉攻于少腹；白石英重在温肺气，偏于上焦，可镇冲脉上攻于肺。由此亦可见邵氏用药之细致入微。

3. 带下之病，固任涩带

带下，是健康女子的正常生理现象。如清代沈尧封在《沈氏女科辑要》中引王孟英所言："带下，女子生而即有，津津常润，本非病也。"然而，若带下的量明显增多，如古人云"带下如注"，颜色、气味等发生异常，甚或伴有全身、局部症状，则为"带下病"。《素问·骨空论》说："任脉为病……女子带下瘕聚。"叶天士亦言："任主一身之阴，任脉不固，可成遗精，任脉为病……女子带下。"指出带下与任脉关系十分密切，若任脉不固，易成带下病。《傅青主女科》曰："夫带下俱是湿证，而以带名者，因带脉不能约束而有此病，故以名之。"认为带下病缘于带脉失于约束。邵氏熟知此理，在治疗带下病时，常以固任脉、涩带脉为要，用药于平和中建奇功。现举几则医案分析如下。

如治"（腹）痛气滞，脉左涩、右关沉弦，苔白、里半截微黄，带下如注。治在奇经。沙苑子一钱五分，当归（小茴五分拌炒）二钱，制香附一钱五分，炒杜仲三钱，川芎一钱，川断三钱，制香附三钱，生牡蛎四钱，延胡一钱五分，覆盆子三钱，炒茺蔚子三钱，绿萼梅一钱五分。五帖"。再治"营虚嘈杂，癸水先后不一，脉右涩、左弦，带注腰坠，膻左有瘕，不明晕眩，舌心空。治在奇经。生地三钱，丹参三钱，生牡蛎四钱，佩兰三钱，抱木茯神四钱，小胡麻三钱，川断三钱，绿萼梅一钱五分，川石斛三钱，稽豆皮三钱，覆盆子三钱"。

两案均有带下如注，邵氏治疗皆在奇经。根据前文所述，此奇经当为任带二脉也。分析两案可以发现，邵氏用药，固任涩带常取沙苑子、覆盆子、生牡蛎、杜仲、川断等益肾固涩之品。案一尚有腹痛气滞，故予当归、制香附、川芎、延胡等以行气、活血、止痛；案二兼有营血亏虚，故施生地、丹参、胡麻、石斛、稽豆皮等以补血、养阴、和营。

又治"黄公娄徐。小腹仍属滞痛，脉尚涩，白带未除，冲任腰胯酸痛。宜和肝涩下为稳。六月七号（乙巳廿二日）。当归（小茴香炒拌）钱半，省头草三钱，覆盆子三钱，杜仲三钱，延胡钱半，九香虫一钱，乌药钱半，香附三钱，炒小胡麻三钱，生牡蛎四钱，玫瑰花五朵。清煎。七帖"。

患者白带未除，并有腰胯酸痛。李时珍《奇经八脉考》引王叔和言："带脉为病，左右绕脐，腰脊痛，冲阴股也。"阴股者，胯也。可见，本案亦为任脉不固，带脉失司所致也。叶天士认为，任脉主病，治在厥阴。此案邵氏以和肝涩下为法治之，或可从中看出其学术渊源。

4. 产后虚损，调冲补任

产后为女子的特殊生理时期，若养护不当，恢复欠佳，易致疾病产生。常见的产后病有产后腹痛、产后痉证、产后发热、产后身痛、恶露不绝、产后小便不通等，虽症状表现不一，但均与产后虚损有着密切联系。叶天士在《眉寿堂方案选存》中言"产后血去阴伤，肝肾先亏，致奇经诸络不至内固"，并由此认为，奇经八脉为产后第一要领。邵氏受此影响，亦认为产后之病应从奇经入手治疗。其在产后的医案中提到"冲任不固""冲任内损"等，强调产后之虚损，宜以调冲补任为主。调理冲脉，多从阳明胃土入手；补养任脉，常以滋肝益肾为主。具体从以下两则医案可见一斑。

如治"产后冲任不固，带注腰酸，脉右涩、左关弦，腹痛有瘕。宜治奇经。沙苑子一钱五分，桑螵蛸三钱，钗斛三钱，覆盆子三钱，延胡二钱，炒杜仲三钱，远志肉八分，川断三钱，生牡蛎四钱，制香附三钱，省头草三钱。四帖"。再治"产后载余，冲任内损，腹痛有瘕，脉弦细，大便忽泻，形肉日削。非轻藐之症。川楝子一钱五分，炒五灵脂三钱，谷芽（白檀香末四分拌炒）四钱，延胡二钱，佩兰三钱，甘松四分，广郁金（生打）三钱，香附三钱，丹皮三钱，木蝴蝶四分，玫瑰花五朵。四帖"。

两案所病，均在产后，腹痛有瘕，悉因冲任虚损，当以调冲补任为治。然案一尚有带注腰酸，故处方予以沙苑子、桑螵蛸、覆盆子等益肾涩带之品；案二以便泻为当务之急，故用药多为川楝子、谷芽、佩兰、甘松、香附、木蝴蝶、玫瑰花等疏肝和胃之属。

从以上论述可以看出，邵氏从奇经辨治妇科疾病，大多涉及冲脉、任脉和带脉；受叶天士的影响，治疗多从肝、肾、胃等脏腑入手，以此调理奇经；用药则多以当归、白芍、郁金等养血活任脉，白石英降逆镇冲脉，沙苑子、覆盆子、生牡蛎等益肾固带脉，颇具风格。

二、立处方，引药为楫

清代尤怡《医学读书记》中云："药无引使，则不通病所。"杨维仁在《医学阶梯》中言："汤之有引，如舟之有楫。"遣药组方时，合理运用引药，能够导药直达病位，增强主方药效，从而起到事半功倍的效果。纵览邵氏的医案可以发现，其处方用药善用引药，独具特色。邵氏所用引药包括枇杷叶、荷叶、路路通、桑枝、陈淘米泔水、两头尖、陈海蜇、竹叶、芦根、藕节、丝瓜藤等 20 余种，疾病涉及外感六淫、咳嗽咳血、不寐心悸、脘腹疼痛、泄泻痢疾、遗尿淋浊等 20 余种。现依据医案内容，将邵氏所运用的引药选取部分介绍如下。

1. 暑湿为患，鲜荷叶为引

《素问·五运行大论》言"在天为热，在地为火……其性为暑"，《素问·刺志论》云"气虚身热，得之伤暑"。从中可见，暑之为邪，当属阳邪，其性炎热，又趋升散，易伤津耗气，上扰心神。临床常表现为发热汗出、心胸烦闷、气短乏力、口渴喜饮等症状。此外，暑天常多雨潮湿，水汽弥漫，是故暑邪为患，亦常兼夹湿邪，以致出现汗出不畅，四肢困倦，大便溏泄等症。治疗当以清暑利湿为法。邵氏常以鲜荷叶为引，清热解暑，除湿止渴。荷叶是睡莲科植物莲的叶，其长于水塘，盛于暑季，喜湿耐暑，质轻味淡。《本草再新》中谓其可"清凉解暑，止渴生津"。以荷叶为引，一取其轻清解暑之功，能增强主方疗效；二取其与暑相应之性，可引药直清暑邪。

如邵氏治"遗风庞。暑风夹湿，寒热如疟，渴饮，溲数，脉濡、右大，舌白、中心嫩黄。宜清解，防重。八月十一号（丁未廿九日）。淡竹叶钱半，香薷七分，蝉衣钱半，牛蒡子三钱，连翘三钱，光杏仁三钱，六一散（包煎）四钱，通草钱半，薄荷五分，天花粉三钱，银花二钱，引鲜荷叶一角。二帖。又：寒热未除，脉弦濡，舌黄滑，腹中濯濯。姑宜清暑和中。八月十五号（戊申初三日）。广藿香二钱，青蒿子钱半，炒青皮八分，炒枳壳钱半，焦山栀三钱，连翘三钱，山楂三钱，原滑石四钱，省头草三钱，条芩钱半，通草钱半，引鲜荷叶一角"。又治"马安赵。暑湿伤气，舌灰黄，汗出发热，脉虚、右濡，头目不爽，溲数。宜清热利湿为治，防重。七月廿五号（丁未十二日）。淡竹叶钱半，焦六曲四钱，焦栀子三钱，藿香三钱，连翘三钱，赤苓四钱，条芩二钱，光杏仁三钱，苦丁茶钱半，大豆卷三钱，滑石四钱，引鲜荷叶一角。二帖"。

2. 咳嗽气逆，枇杷叶为引

咳嗽一病，或起于外感六淫，或因于内伤劳倦。外感六淫者，风寒暑湿燥火也；内伤劳倦者，饮食情志劳欲也。然总由肺脏受邪，肺气不清，失于宣肃，气机上逆而致。诚如程钟龄《医学心悟·咳嗽》中言："肺体属金，譬若钟然，钟非叩不鸣，风寒暑湿燥火六淫之邪，自外击之则鸣；劳欲情志饮食炙煿之火，自内攻之则亦鸣。"治疗上，或祛邪利肺，或扶正补虚，全以宣降肺气，调畅气机，恢复肺之正常功能为要。邵氏常以枇杷叶为引，清利肺气，降逆止咳。枇杷叶为蔷薇科枇杷属植物枇杷的叶，入肺胃二经，《滇南本草》言其"止咳嗽，消痰定喘……止气促"，《本草再新》谓其"清肺气，降肺火，止咳化痰"。以枇杷叶为引，一取其入肺经，可以引药直达病所；二取其清肺止咳之功，能够加强主方之药力。

如邵氏治"渔庄沈。迩夹风邪，咳嗽尤甚，脉形浮弦，舌滑腻，形寒，左腋刺痛。宜清肺、和络、疏风。十一月望。百部（蒸）七分，桔梗钱半，橘红一钱，金沸草（包煎）三钱，炙草八分，紫菀钱半，荆芥钱半，丝瓜络三钱，象贝三钱，广郁金二钱，前胡钱半，引枇杷叶（去毛）五片。两帖"。又治"安昌王，年五十余岁。酒湿伤肺，咳嗽气急，痰稠，脉滑数，舌赤，苔薄腻。尤防变幻，候正。八月六日（丁未廿四日）。瓜蒌皮三钱，广橘红一钱，原滑石四钱，炒知母钱半，象贝三钱，天竺黄钱半，广郁金三钱，前胡钱半，光杏仁三钱，生菔子二钱，法半夏钱半，引枇杷叶五片。一帖"。再治"大西庄马。病损成劳，呛咳，形寒盗汗，曾经失血，脉小数，舌黄。肺气受戕，非轻藐之症。北沙参三钱，云母石三钱，紫菀钱半，光杏仁三钱，生牡蛎四钱，茯神四钱，川贝二钱，橘络钱半，清炙芪皮八分，五味子十粒，冬虫夏草钱半，加红枣三枚。四帖。又：案列于前，顷脉仍属小数，咳痰脓厚带红。总之，肺气受戕，形寒，属虚劳重症。北沙参三钱，白及片钱半，煅蛤壳四钱，紫菀钱半，生牡蛎四钱，橘络钱半，光杏仁三钱，白薇钱半，川贝二钱，侧柏炭三钱，冬虫夏草钱半，引枇杷叶（去毛）五片。四帖"。

此三案，前为风邪犯肺，中为酒湿伤肺，后为虚劳咳嗽，皆以枇杷叶为引。可见，邵氏以枇杷叶为引治疗咳嗽，无论是外感，还是内伤，均有使用。

3. 肝火咳血，陈海蜇为引

咳血，乃血由肺及气管外溢，经口而咳出，临床常表现为痰中带血，或痰血相兼，或纯血鲜红、间夹泡沫。其总因肺络损伤导致。具体而言，或感受热邪，伤及肺络；或肝气郁久，化火伤肺；或肺肾阴虚，虚火炽肺。治疗上，当结合实际，应机而施。对于肝郁化火和肺肾阴虚，以致损伤肺络产生的咳血，邵氏常以陈海蜇为引，清热平肝，滋阴化痰。海蜇为根口水母科动物海蜇及黄斑海蜇的口腕部，为药食两用之品。其味咸，性平，归肺、肝、肾经。《随息居饮食谱》云其"清热消痰，行瘀化积"，《医林纂要》言其"补心益肺，滋阴化痰……止嗽除烦"。以陈海蜇为引，不仅可以引药入相应之经，而且其本身亦具有治疗作用，对提升主方的治疗效果大有裨益。此外，海蜇既可入药，又是食品，于患者容易接受，有助于提高其医从性。

如邵氏治"肝火刑肺，咳痰带红，脉右弦滑、左逾转坚，苔黄，头晕，寝寐恍惚。宜清降为主。淡竹叶一钱五分，女贞子三钱，钗斛三钱，夜交藤三钱，甘菊三钱，旱莲草一钱五分，白薇三钱，炒枣仁三钱，炒栀子二钱，石决明（生打）六钱，稽豆皮三钱，引陈海蜇五钱。五帖"。

此案既有肝火犯肺，又有肝阴亏虚。故以淡竹叶、炒栀子泻心火，取"实则泻其子"之意；女贞子、钗斛、旱莲草、白薇、炒枣仁、稽豆皮养肝阴，清肝热；甘菊花、石决明平肝清热；另以陈海蜇五钱为引，滋阴平肝，清热化痰。

4. 胃脘疼痛，路路通为引

胃脘痛一病，叶天士在《临证指南医案》中说："初病在经，久痛入络。"提示在治疗胃脘痛时，通经活络为首要之务。邵氏生平服膺叶氏，尽得其旨，故于治疗胃脘疼痛时，不论病之初久，常用路路通一味作为引药，缘其既能通经理气，又可活络行血，初病久痛皆能适宜。路路通为金缕梅科植物枫香树的干燥成熟果序，其状为球形，颇像蜂窝，球体布满孔窍，质硬体轻，《本草纲目拾遗》谓"其性大能通行十二经穴"。俾经通络，活气血调和，则疼痛可已。于此观之，邵氏将其用为引药，不无道理。

如邵氏治"肝阳犯胃，脘痛彻背，呕酸作吐，右脉细、左弦，苔白，痰气交阻，肢尖不煦。恐厥，宜厥阴阳明同治，佐祛瘀化痰。姜半夏一钱五分，金沸花（包）三钱，猬皮一钱，

枣槟三钱，川连（吴萸五分拌炒）六分，炒五灵脂三钱，广郁
金（生打）三钱，草蔻一钱，桂心四分，瓦楞子四钱，茯苓四
钱，引路路通十颗。三帖"。又治"蜀阜孙。腹痛联脘，脉弦，
肝横，嗳气上逆。姑宜疏肝和中。川楝子三钱，鸡内金三钱，
生香附三钱，左金丸八分，延胡二钱，贡沉香五分，广郁金三
钱，佛手花八分，炒青皮八分，炒谷芽四钱，枳壳钱半，路路
通七枚。四帖"。再治"安昌俞。脘腹联痛较减，脉弦细，腰
胯坠。湿热犹存，还宜前法加减再进。元月初七日。川楝子三
钱，草蔻一钱，鸡内金三钱，九香虫钱半，延胡三钱，茯苓四
钱，木蝴蝶四分，玫瑰花五朵，生牡蛎四钱，豨莶草三钱，通
草钱半，引路路通七颗。四帖"。从此三则医案可以看出，无
论是肝胃不和，还是痰气交阻，抑或是湿热内蕴，邵氏均用到
了路路通，可为佐证也。

5. 淋浊涩痛，米泔水为引

淋之为病，小便频急，淋沥不尽，尿道涩痛，或有小腹拘
急，痛引腰腹等。其名首见于《黄帝内经》，《素问·六元正纪
大论》有"甚则淋""其病淋"的记载。《金匮要略》对其症状
做了描述："淋之为病，小便如粟状，小腹弦急，痛引脐中。"
淋证病因以湿热为主，病机责之湿热蕴结下焦，膀胱气化不利。
淋浊者，湿热下注，清浊不分也。治当以清热渗湿，分清泌浊
为法。邵氏常以陈淘米泔水为引，清热利小便。米泔水，是大
米或糯米淘洗时第二次滤出的白色混浊液体。《本草纲目》言
其可"清热，止烦渴，利小便，凉血"，《本草分经》亦有类似
记载。以陈淘米泔水为引，一方面用其清热利小便，以增主方
之功效；另一方面，笔者认为，陈淘米泔水，放置较久，上清

下浊，有分清泌浊之象，以其为引治疗淋浊，或存取象比类之意也。

如邵氏治"长巷沈。浊流未除，小便仍属涩痛，脉濡、气口滑，舌根黄，咳逆。仍遵前法加减为妥。元月廿九日。瞿麦三钱，瓜蒌仁三钱，西琥珀八分，川萆薢三钱，车前三钱，木通钱半，丹皮二钱，光杏仁三钱，甘草梢八分，海金沙四钱，血余炭一钱，引陈淘米泔水并煎。四帖"。

以上仅简要介绍了 5 种邵氏所用的引药，其医案中尚有 10 余种运用。如以丝瓜藤为引治疗暑病，以活水芦根为引治疗温热病，以鸡子壳为引治疗心悸健忘，以瓦松为引治疗肝风腹痛，以青铅为引治疗喘证，以两头尖为引治疗疝气等。这些均有一定的临床价值，可供借鉴，有待以后进一步挖掘阐述。

医　案

风

渔庄沈。迩夹风邪，咳嗽尤甚，脉形浮弦，舌滑腻，形寒，左腋刺痛。宜清肺、和络、疏风。十一月望。百部（蒸）七分，桔梗钱半，橘红一钱，金沸草（包煎）三钱，炙草八分，紫菀钱半，荆芥钱半，丝瓜络三钱，象贝三钱，广郁金二钱，前胡钱半，引枇杷叶（去毛）五片。两帖。

介按：凡治风寒咳嗽，必先辛散轻开，宣肺豁痰，俾病从表入者，仍从表出，则肺自复清肃之常，而咳嗽自除。此案是风邪于肺，肺气阻痹而肝络不和，以致左腋刺痛，脉形浮弦而咳嗽尤甚。治以清肺疏风，兼用旋覆花、丝瓜络以和络，恰是咳嗽而患腋痛之对症良剂。

评议：此案金沸草和丝瓜络二药，所用甚妙。两药相合，既可降气消痰止咳，又能祛风通络止痛，肺气和肝络同调，咳嗽与腋痛兼治。邵氏用药之精细周全，于此可见一斑。

遗风郁。风邪伏肺，咳嗽久累，已曾失血。脉寸浮滑，音嘶。宜清肺、疏风、化痰，防损。四月五号（癸卯十八日）。紫菀钱半，光杏仁三钱，栝蒌皮钱半，苏梗钱半，橘络钱半，白前钱半，川贝二钱，佛耳草三钱，荆芥钱半，杜兜铃一钱，生诃子钱半，鲜枇杷叶（去毛）三片。三帖。

介按：咳嗽由于风寒入肺，肺为娇脏，一味误投，即能受害。若用熟地、麦冬、萸肉、五味等滋腻酸敛之品，补住外邪，必至咯血失音，此徐洄溪之言也。今此人因风邪伏肺，而咳嗽日久，甚至失血音嘶，谅以前医误投滋腻，或病家误食滋补，渐致伤风误补成劳之症。治以清肺疏风之品，乃是根本疗法。

遗风庞。咳嗽日久，咽干音嘶，脉弦，舌微白，头疼。姑宜清肺疏风。桑叶三钱，桔梗钱半，杜兜铃一钱，丝瓜络三钱，杏仁三钱，生甘草五分，广橘红一钱，胖大海三钱，甘菊二钱，川贝钱半，白前钱半，枇杷叶（去毛）三片。

介按：风邪舍于肺腧，势必气逆咳嗽。若能饮食有节，起居有常，而服疏风清肺之剂，则咳嗽自已。谅以病家妄食滋补，而助痰遏风，邪居肺络，久而酿热，气道为痰所壅，则咽干音嘶。此方从甘桔汤，而加清肺宁络之品，可谓治病必求其本矣。

衙前施。风邪未清，左脉浮滑，咳逆，舌薄白，头疼较瘥。宜止嗽、化痰、疏风。百部八分，紫菀钱半，马兜铃一钱，冬桑叶三钱，生甘草七分，白前钱半，橘红一钱，光杏仁三钱，桔梗钱半，荆芥钱半，川贝钱半，引枇杷叶（去毛）三片。四帖。

介按：风邪由皮毛而入，内应于肺，以致头痛咳嗽，故以清肺降气，解肌疏风为治。

安昌沈。风邪未尽，脉弦，舌薄白，迎风头疼，呛咳不已。宜清肺疏风为主。紫菀钱半，桑叶三钱，石决明六钱，代赭石三钱，川芎一钱，川贝钱半，广橘红一钱，杏仁三钱，甘菊二钱，刺蒺藜三钱，白前钱半，鲜枇杷叶（去毛）三片。

介按：风邪外侵，日久不解，又以肝胆郁热内炽，而肺气不宣，因致咳嗽不已，迎风头疼，故治法于清肺疏风之中，佐以平肝降气之品。

安昌叶。风热头胀，脉数，气轮红，外寒内热，心悸。宜清疏为稳。九月十二日。冬桑叶三钱，木贼草钱半，人中黄八分，淡竹叶钱半，焦山栀三钱，夏枯草二钱，甘菊二钱，蜜银花三钱，薏仁钱半，生石决明六钱，光杏仁三钱。清煎。二帖。

又：风热未清，脉小数，不时汗出，厥阳上越则热。仍遵前法加减为妥。九月十七日。冬桑叶三钱，生牡蛎四钱，青葙子三钱，稆豆皮三钱，甘菊二钱，丹皮三钱，刺蒺藜三钱，女贞子钱半，茯神四钱，焦栀子三钱，薏仁一钱。清煎。三帖。

又：舌微黄，脉弦细数，午后寒热不清。姑宜清少阳为主。九月廿二日。青蒿钱半，遍钗斛三钱，淡竹叶钱半，女贞子钱半，炙鳖甲三钱，薏仁一钱，刺蒺藜三钱，通草钱半，丹皮二钱，生石决明五钱，冬瓜子三钱。清煎。四帖。

介按：此症外因感冒风热，内因肝胆郁热。第一方清热疏风；次方因厥阳上越，不时汗出，参用女贞子、稆豆皮，加减恰好；第三方，因此时外邪已去，少阳之郁热未净，以致午后寒热，治以清少阳、平肝热，方法亦佳。

某。带下腰疼不减，脉浮虚，夹风邪，呛咳，癸涩，牙缝出血。宜清肺疏风为主。二月廿九日。霜桑叶三钱，川贝母钱半，杜仲三钱，乌元参三钱，焦栀子三钱，苏梗钱半，川断二钱，粉丹皮二钱，光杏仁三钱，生牡蛎四钱，丝瓜络三钱，引加竹肉一丸。

介按：带脉不固，肾液未充，是以带下腰疼，兹以更感风热之邪，犯及肺胃，以致咳呛而牙缝出血。此方既清肺胃之热，复补肾液之虚，乃是欲要调经先须去病之意。

风邪袭肺，呛咳形寒，脉寸浮滑，苔微黄，胃钝肢楚。姑宜清肺化痰。桔梗一钱五分，荆穗一钱五分，枳壳一钱五分，光杏仁三钱，橘红一钱，象贝三钱，淡豉一钱五分，前胡一钱五分，苏梗二钱，广郁金（原杵）三钱，炒谷芽四钱，引鲜竹肉一丸。二帖。

屡受风邪，咳嗽多痰，脉浮弦数，苔滑。宜止嗽散加减治之。百部八分，桔梗一钱五分，白前一钱五分，北细辛二分，炙甘草五分，杏仁三钱，象贝三钱，广橘红一钱，紫菀一钱五分，荆芥穗一钱五分，法半夏一钱五分。三帖。

风湿发热，下寒身疼，肢楚气冲，脘闷欲呕，脉寸浮滑，苔黄咳逆，咽中不爽。尤宜防剧。炒栀子二钱，瓜蒌皮三钱，桔梗一钱五分，前胡一钱五分，淡豆豉一钱五分，广郁金（原杵）三钱，蝉衣一钱，炒莱菔子二钱，广橘红一钱，枳壳一钱五分，象贝三钱，引鲜竹肉三钱。二帖。

评议：此案缘由风热之邪侵犯肺卫，以致肺气失宣，升降失司，殃及胃气，而现脘闷欲呕之症。故治以清热祛风、行气止咳之品。俟风去热清，肺气得调，则胃气可顺，呕恶亦止。

风湿外乘，身热恶寒，脉两寸关浮滑，呛咳，身酸楚。姑宜辛凉轻解，防剧。淡豆豉一钱五分，桔梗一钱五分，前胡二钱五分，广郁金（生打）三钱，连翘三钱，象贝三钱，广橘红一钱，蝉衣一钱，薄荷八分，光杏仁三钱，荆芥穗一钱五分，引鲜竹肉一丸。二帖。

风湿外乘，头疼，发热，乍寒，脉浮数，呛咳不寐，身疼肢楚。姑宜轻解化痰。川栀子三钱，前胡一钱五分，桔梗一钱五分，冬桑叶三钱，淡豆豉一钱五分，橘红一钱，光杏仁三钱，象贝三钱，牛蒡子一钱五分，枳壳一钱五分，广郁金三钱。

风湿发热，口燥，脉浮滑数，苔黄厚，咳痰吸短，右胁刺痛。症中重险，宜防变端。桔梗一钱五分，前胡一钱五分，枳壳一钱五分，橘红一钱，蝉衣一钱五分，老式天竺黄二钱，广郁金（生打）三钱，银花一钱五分，薄荷八分，象贝三钱，天花粉三钱，引鲜竹肉一丸。二帖。

风湿发热，口燥，脉数、左浮滑，呛咳痰阻，左胁痛，癸水适至淋漓，大便粘滞不爽。尤防痉厥之变。瓜蒌皮三钱，银花一钱五分，炒黄芩一钱五分，枳壳一钱五分，象贝三钱，广橘红一钱，广郁金（原杵）三钱，莱菔子（生杵）二钱，炒栀子三钱，前胡一钱五分，光杏仁三钱，引鲜竹肉一丸。二帖。

风湿内并，脉滞、寸口浮大，苔微黄，腹痛，脘闷，头疼晕眩，癸水适至。宜疏利为稳，恐变痉病。川芎一钱，六一散（包）四钱，藿香三钱，延胡一钱五分，苏梗一钱五分，山楂四钱，厚朴一钱五分，益母草一钱五分，荆芥一钱五分，白芷一钱，佩兰叶三钱。

风湿外乘，头胀而痛，恶寒发热，脉寸浮滑，咳逆。姑宜开达以轻解。桔梗一钱五分，荆芥穗一钱五分，象贝三钱，枳壳一钱五分，蝉衣一钱，橘红一钱，广郁金（生打）三钱，连翘三钱，淡豉二钱，前胡一钱五分，桑叶三钱。二帖。

风热侵窍，两耳失聪，左脉细、右弦滑，呛咳苔白。宜清少阳为主。冬桑叶三钱，石菖蒲七分，苦丁茶一钱五分，香附一钱五分，甘菊二钱，炒远志肉八分，白薇三钱，广橘红一钱，夏枯草一钱五分，焦山栀三钱，石决明（生打）六钱，蔓荆子三钱。

头疼咳逆，右脉浮滑，心涎脘闷，苔黄厚，颊车紧，经停月余，手足麻木。寒热不清，宜清肺疏风。桔梗一钱五分，前胡一钱五分，钩藤三钱，栀子二钱，薄荷一钱，象贝三钱，防风一钱五分，荆芥一钱五分，橘红一钱，桑叶三钱，神曲四钱，鲜竹肉一丸。二帖。

俞钱妇。头胀，呛咳，咽干而痛，左脉涩数、右浮滑，舌微黄。此由风温袭肺使然，姑宜辛凉清解。闰二月初五日。薄荷八分，牛蒡子一钱半，橘红一钱半，甘菊三钱，射干一钱半，连翘三钱，防风一钱半，冬桑叶三钱，桔梗一钱半，象贝三钱，马勃一钱半，鲜竹茹一丸。二帖。

俞钱妇。经停，腰酸肢楚。夹杂风邪，呛咳。倏热忽寒，脉浮濡滑，舌根厚腻，胃钝，头胀。宜清肺胃、疏风为治。四月十四日。冬桑叶三钱，光杏仁三钱，炒杜仲三钱，川贝一钱半，苏梗二钱，桔梗一钱半，炒谷芽四钱，豨莶草六钱，滁菊一钱半，广橘红一钱半。三帖。

俞钱妇。迩受风热，呛咳呕恶，肢楚，脉浮滑，舌白，腰腹如束。姑宜清肺、疏风、消痰。四月初十日。桔梗一钱半，藿香二钱，桑寄生三钱，川贝一钱半，广橘红一钱，白前一钱半，石决明四钱，款冬花三钱，苏梗一钱半，光杏仁三钱，天仙藤一钱半，鲜竹茹三钱。四帖。

俞钱妇。风热外乘，肝火内炽，脉浮数、右弦坚，舌黄，喉中辣痛，腰酸肢楚。宜辛凉清解。九月初八。薄荷一钱，金果榄一钱，射干一钱半，石决明六钱，焦山栀三钱，元参三钱，广郁金三钱，桔梗一钱半，淡竹叶一钱半，天花粉一钱半，胖大海三钱。三帖。

评议：本案虽为风热之证，然尚有肝火内炽之象，故于薄荷、郁金等辛凉之品之外，还要考虑加入清泻肝火之药。

方中石决明直入肝经，清肝泻热；焦山栀、淡竹叶清泻心火，寓"实则泻其子"之意；金果榄、射干、元参、桔梗之属则意在清热解毒，养阴利咽。

俞陈妇。风热未清，头疼，呛咳，脉弦、气口浮滑，舌白微黄，口齿浮热。姑宜清肺、疏风、消痰。四月初五日。元参三钱，淡竹叶一钱半，炒知母一钱半，甘菊二钱，川贝一钱半，橘红一钱，桔梗一钱半，光杏仁三钱，薄荷八分，白前一钱半，射干一钱半。三帖。

俞妇。风热头痛，齿痛，右脉滑，舌根厚，呛咳咽痛，倏热乍寒，胃钝肢楚，经停腹痛，带注。治表为先。三月十八日。薄荷一钱半，桔梗一钱半，前胡一钱半，防风一钱半，马勃一钱半，橘红一钱半，桑叶三钱，元参三钱，青木香三分，甘菊二钱，连翘三钱。二帖。

俞钱妇。咳痰不爽，脉濡滑，舌微黄，头胀而晕，肢懈心泛，经停。此风热上受所致，宜清肺气为主。三月廿七日。冬桑叶三钱，桔梗一钱半，光杏仁三钱，滁菊一钱半，川贝一钱半，白前一钱半，条芩一钱，苏梗一钱半，橘红一钱，南沙参三钱，天仙藤一钱半，忍冬藤三钱。二帖。

俞庆。颈颐结疬，舌滑痰多，脉两寸关弦滑，右起针眼。此由肝火上郁，脾家风热使然。宜芎皮散为主。六月十八日。川芎一钱，夏枯草三钱，焦山栀三钱，甘菊三钱，象贝三钱，丹皮二钱，炒青皮八分，苦丁茶一钱半，昆布一钱半，龙胆草八分，橘红一钱半。四帖。

评议：芎皮散出自清代医家祁坤所著的《外科大成》，为治疗针眼而设，功可疏肝清热。芎皮散由川芎、青皮以 2∶1 比例研末为散，用细茶、菊花煎汤送服。本案除了针眼之疾，尚有瘰疬之患，故于芎皮散中加夏枯草、象贝母、昆布、橘红等散结化痰之品。

俞潘妇。咳痰较减，腹痛已除，脉弦滑，舌白，头晕，稍夹风热。宜清气疏风为治。二月二十八日。紫菀一钱半，广郁金三钱，光杏仁三钱，白前一钱半，苏梗一钱半，蔻壳一钱半，白蒺藜三钱，抱木茯神四钱，桑叶三钱，石决明二钱，橘红一钱。四帖。

俞庆。风热呛咳，耳内作痛，脉浮身热，舌根厚。宜开达为主。正月十八日。桔梗一钱半，苦丁茶一钱，夏枯草一钱半，焦山栀二钱，蝉衣一钱，光杏仁三钱，连翘三钱，象贝三钱，前胡一钱半，橘红一钱，甘菊二钱，青木香五分。三帖。

俞女孩。风温发热，关后青，呛咳吸粗，舌根厚腻，心烦。恐变惊，宜辛凉、轻解、消痰。正月廿九日。薄荷七分，光杏仁三钱，前胡钱半，牛蒡子钱半，丝通草一钱，山楂三钱，象贝三钱，广橘红一钱，炒僵蚕钱半，广郁金二钱，连翘二钱，炒麦芽三钱，鲜竹茹一丸引。三帖。

评议：本案为风温发热，患儿呛咳吸粗，内有痰浊阻滞。竹茹性微寒，味甘，可直接入药或用姜炒制，或为鲜用。在功效上亦各有侧重，竹茹有清热化痰、除烦止呕之效，而姜制之后，止呕化痰之力更佳；鲜用则清热化痰功效更强，与杏仁、前胡、象贝、橘红等合用，共奏清肺化痰、行气止咳之效。

俞女孩。风温发热，关后紫红，山根微青。恐变惊风。二月廿七日。桔梗一钱，蝉衣一钱，广郁金三钱，连翘二钱，炒僵蚕钱半，橘红一钱，老式天竺黄钱半，防风钱半，牛蒡子钱半，石菖蒲四分，前胡钱半，灯心七支，鲜竹茹一丸。二帖。

评议：本案患儿外感风温，关后纹色紫红，表示温已化热，况山根微青，或有惊风骤变之征兆。故邵氏在案中有"恐变惊风"之语。

俞女孩。项热颧红，脉浮滑、右浮数，咳逆。此由风温外袭所致，宜轻解。十一月初七日。焦栀子二钱，薄荷一钱，淡豉钱半，鲜竹茹三钱，前胡一钱，连翘二钱，象贝三钱，广郁金三钱，光杏仁三钱，蝉衣一钱，桔梗一钱半，广橘红一钱，灯心七支。二帖。

俞女孩。风热鼻塞，关纹青紫如鱼骨，身微热，山根青，惊窜少安，粪色青。防瘛疭。二月初三日。玉枢丹（磨冲）一分，薄荷五分，钩藤钱半，桔梗一钱，连翘钱半，炒僵蚕钱半，广橘红八分，老式天竺黄钱半，象贝二钱，石菖蒲三分，荆芥穗一钱，鲜竹茹一丸，灯心七支。二帖。

评议：此案虽为风热内扰，然观其"关纹青紫如鱼骨"，且"山根青，惊窜少安"，说明已有惊风之兆，故予玉枢丹、钩藤、僵蚕、天竺黄、石菖蒲、鲜竹茹等清热解毒、化痰开窍、息风定惊之品，以防病势变重。

俞女孩。风邪发热，脉浮弦，舌微黄，便溺不爽。宜消风为主。荆芥钱半，川芎八分，原滑石四钱，炒麦芽三钱，蝉衣一钱，连翘钱半，冬桑叶三钱，陈皮一钱，炒僵蚕钱半，防风钱半，甘菊钱半。清煎。二帖。

评议：此案患儿为风热邪气所犯，舌微黄，说明热势不盛，故以桑叶、菊花、连翘疏散风热，用荆芥、防风散外风，蝉蜕、僵蚕清内风。

前梅高顺记。风热头痛，脉寸浮滑，舌黄燥，恶寒发热，欲呕脘闷。防剧。十月八日。焦山栀二钱，豆豉钱半，橘红一钱，连翘三钱，薄荷一钱，象贝三钱，桑叶三钱，枳壳钱半，前胡钱半，广郁金三钱，牛蒡子钱半，竹茹二丸。二帖。

又：头痛未除，舌滑、尖红，便利，脉濡、气口短，癸水适至，身微热。已曾热入血室景象，宜防变端。十月十日。泽兰钱半，连翘三钱，苦丁茶一钱，橘红一钱，广郁金三钱，通草钱半，银花钱半，藿香二钱，六一散三钱，川芎一钱，淡竹叶钱半，竹茹二丸。

又：血舍未清，脉左弦滑，舌嫩焦，口燥。微热不清，仍遵前法损益再进。泽兰一钱，连翘三钱，苦丁茶钱半，瓜蒌根三钱，广郁金三钱，鲜石斛三钱，桑叶三钱，滁菊钱半，淡竹叶钱半，丹参三钱，通草钱半。

又：诸恙悉减，舌色已和，左脉弦、气口大而虚，口干，不时头痛。宜养胃、清肠、息风。十月十七日。桑叶三钱，滁菊二钱，川芎一钱，川石斛三钱，新会皮钱半，生谷草四钱，煨天麻八分，石决明四钱，瓜蒌根钱半，茯神四钱，省头草三钱。四帖。

评议："省头草"一药，邵氏常用之。现多认为该药是佩兰的地上部分，然据考证，浙江绍兴一带商品，有以草木樨为"省头草"者，且因其又名"辟汗草"，妇人常采集此药以驱除汗臭，故其又被称为"醒头草"，邵氏亦常以此名之。草木樨芳香化浊之功效较强，故善治湿热诸症。

前梅王顺兴。风热呛咳，脉浮滑，胸次痛，舌红潮热。防变幻，宜开达为治。元月廿七日。桔梗钱半，前胡钱半，大力子钱半，蝉衣钱半，银花钱半，广郁金三钱，元参三钱，象贝三钱，桑叶三钱，滁菊钱半，焦山栀三钱，淡竹叶卅片。

又：呛咳较减，脉数、左关弦，颧赤潮热，舌尖红。还宜前法加减为妥。元月卅日。桔梗钱半，银花钱半，薄荷一钱，蝉衣钱半，连翘三钱，炒黄芩钱半，元参三钱，杏仁三钱，枳壳钱半，前胡钱半，焦栀三钱，竹茹二丸。二帖。

高和尚。风热化湿，脉浮数、右大，舌黄滑，头疼发热，呛咳腰痛。症非轻，宜防昏蒙之变。十月八日。桑叶三钱，薄荷钱半，牛蒡子钱半，连翘三钱，象贝三钱，蝉衣钱半，瓜蒌根三钱，橘红一钱，前胡钱半，广郁金三钱，丝瓜络三钱，竹茹二丸。二帖。

又：头痛瘥，身热缓，脉涩数、右寸大，舌黄燥，呛咳，腰痛。宜开达，防厥闭虞正。十月十日。桔梗钱半，蝉衣钱半，桑叶三钱，牛蒡子钱半，广郁金三钱，生菔子三钱，马勃钱半，橘红钱半，连翘三钱，炒僵蚕钱半，银花钱半，竹茹二丸。

杨汛徐阿法。风热呛咳，头胀而疼，脉寸浮滑，午后恶寒。宜清解为治。元月十八日。桑叶三钱，薄荷八分，杏仁三钱，连翘三钱，橘红一钱，枳壳钱半，淡豉钱半，象贝三钱，荆芥钱半，瓜蒌皮三钱，广郁金三钱，竹茹二丸。

又：清解已效，呛咳较减，顷脉浮数、左关弦，舌微白，脘闷，头晕。宜桑菊饮加减。元月廿二日。桑叶三钱，桔梗钱半，炒麦芽三钱，滁菊二钱，象贝三钱，枳壳钱半，杏仁三钱，广郁金三钱，白前钱半，焦栀三钱，通草钱半，竹茹二丸。三帖。

大义汪阿加。风温侵肺，身疼，倏热忽寒，脉浮滑，咳痰，舌腻。宜治防剧。二月十五日。淡豉二钱，牛蒡子钱半，前胡钱半，炒菔子三钱，杏仁三钱，枳壳钱半，麦芽三钱，广郁金三钱，橘红一钱，薄荷八分，象贝三钱，竹茹二丸。二帖。

又：咳嗽不已，痰多气逆，脉浮滑，舌腻。肺气不利，还防变幻。二月十八日。瓜蒌皮三钱，前胡钱半，枳壳钱半，橘红一钱，焦栀三钱，广郁金三钱，象贝三钱，杏仁三钱，桑叶三钱，生苏子三钱，麦芽三钱，竹茹二丸。三帖。

又：热已邪去，脉濡数，舌黄腻，大便少下。还防变端。二月廿二日。金佛花三钱，滚痰丸钱半，瓜蒌皮三钱，橘红一钱，杏仁三钱，枳壳钱半，象贝三钱，广郁金三钱，白前钱半，焦山栀三钱，丝瓜络三钱，竹茹二丸。

又：肺气不降，呛咳，痰壅气塞，右脉弦滑，舌根厚腻。宜清降除痰为治，还防变。二月廿五日。瓜蒌皮三钱，海石三钱，白前钱半，杏仁三钱，象贝四钱，橘红一钱，胆星八分，滚痰丸三钱，生苏子钱半，苏子二钱，马兜铃一钱，竹茹二丸。三帖。

上孙王招福。风温袭肺，呛咳，气逆，脉浮数，舌嫩黄，候热乍寒。宜防血溢。二月廿五日。瓜蒌皮三钱，桑叶三钱，蝉衣一钱，杏仁三钱，滁菊钱半，广郁金三钱，淡豉钱半，前胡钱半，象贝三钱，枳壳钱半，马兜铃一钱，枇杷叶三片。三帖。

又：温邪未清，呛咳，畏寒，脉寸浮滑，舌红、左偏黄。宜清解为治。三月二日。元参三钱，桑叶三钱，前胡钱半，连翘三钱，广郁金三钱，苏梗二钱，淡豉钱半，橘红一钱，象贝三钱，枳壳钱半，银花钱半，竹茹二丸。

坎山王。风温，呛咳痰稠，脉浮弦、气口滑，呕恶，大便自利。症非轻，宜治防剧虞正。元月十五日。淡豉钱半，藿香二钱，焦栀三钱，连翘三钱，橘红一钱，赤苓三钱，仙半夏钱半，象贝三钱，炒麦芽三钱，前胡钱半，通草钱半，竹茹二丸。

又：自利已除，咳痰未已，舌黄，溺少，脉滑左弦，咽干。

宜清肺消痰为治。元月十七日。橘红一钱，桑叶三钱，通草钱半，鲜竹茹三钱，连翘三钱，栀子三钱，仙半夏钱半，滑石四钱，象贝三钱，藿香二钱，车前三钱，前胡钱半。三帖。

田里湖徐。风热袭肺，呛咳，左胁刺痛，脉弦细、右浮数，舌色微黄。宜防血溢之虞。十月七日。桑叶三钱，淡豉钱半，广郁金钱半，橘络钱半，象贝三钱，枳壳钱半，薄荷八分，丝瓜络三钱，杏仁三钱，前胡钱半，通草钱半，竹茹二丸。二帖。

又：呛咳未除，左脉浮濡、右寸滑大，舌色嫩黄，便利色赤。宜清肺、利湿、化痰。十月十二日。桔梗钱半，象贝三钱，前胡钱半，橘红钱半，枳壳钱半，通草钱半，六一散三钱，广郁金三钱，生米仁四钱，佛耳草三钱，杏仁三钱。

又：呛咳未除，便利已瘥，脉弦濡，舌微白，胃钝。仍遵前法加减。十月十五日。桔梗钱半，象贝三钱，橘络钱半，前胡钱半，枳壳钱半，杏仁三钱，通草钱半，广郁金三钱，桑叶三钱，丝瓜络三钱，生米仁四钱，竹茹一丸。三帖。

邹家坂凤生。风温外袭，头疼身痛，发热乍寒，脉浮弦，舌厚腻，腰疼。宜治防剧。三月廿二日。薄荷一钱，连翘三钱，神曲四钱，山楂三钱，滑石四钱，麦芽三钱，通草钱半，防风钱半，荆芥钱半，蝉衣钱半，枳壳钱半，桑梗尺许。二帖。

又：头痛未除，脉浮弦，舌厚腻，脘闷嗳逆，身疼肢楚。宜清解为主。三月廿四日。荆芥钱半，川芎一钱，防风钱半，滁菊二钱，蝉衣钱半，神曲四钱，麦芽三钱，连翘三钱，陈皮一钱，桑叶三钱，山楂三钱。二帖。

横山头鲍。风温，发热头疼，呛咳，脉寸浮滑，舌黄厚、尖边红，大便自利。宜防昏蒙之变。二月十八日。薄荷钱半，连翘三钱，桔梗钱半，橘红一钱，蝉衣钱半，前胡钱半，通草钱半，象贝三钱，银花钱半，淡豉钱半，枳壳钱半，鲜竹茹二丸。二帖。

又：温邪未清，舌黄厚、尖边红，大便仍利，咳痰。还防变端。二月廿日。桔梗钱半，蝉衣钱半，通草钱半，炒蒡子三钱，山楂三钱，赤苓三钱，桑叶三钱，橘红一钱，象贝三钱，枳壳钱半，前胡钱半，连翘三钱，竹茹二丸。

又：自利已瘥，切脉较静，咳痰，神不安，舌色微黄，身疼。宜清肺、消痰、宁神。二月廿四日。金佛花三钱，谷芽四钱，白前钱半，川贝钱半，茯神四钱，橘红一钱，通草钱半，远志八分，桑叶三钱，紫菀钱半，焦山栀三钱。

又：诸恙悉减，脉虚、气口滑，惟呛咳未除，舌微白。宜清肺为妥。二月廿七日。南沙参三钱，谷芽四钱，省头草三钱，川贝钱半，茯神四钱，杏仁三钱，紫菀钱半，白前钱半，远志八分，橘红一钱，蔻壳钱半。四帖。

瓜力叶。风热未清，呛咳口干，脉濡数，带注，足肿，脐下胀闷，舌滑白。仍然遵前法加减再进。十月四日。桑叶三钱，桔梗钱半，白前钱半，川贝钱半，杏仁三钱，蔻壳钱半，制香附三钱，佩兰钱半，冬瓜子三钱，覆盆子三钱，款冬花三钱，枇杷叶三片。

又：呛咳稍减，舌滑白，面跗浮，脉涩、左关弦，脐下左旁痛，带屡下。病在冲任，宜河间法治之。十月十日。川楝子钱半，延胡二钱，杜仲三钱，制香附三钱，川贝钱半，木蝴蝶四分，省头草三钱，蔻壳钱半，炒谷芽四钱，冬瓜子三钱，绿萼梅钱半。五帖。

又：带注未除，腰疼腹痛，脉右涩、左弦细，四肢不煦，舌薄滑。宜和营卫为主。青皮八分，制香附三钱，小茴香五分拌当归二钱，炒白芍钱半，红花七分，生牡蛎四钱，茺蔚子三钱，延胡三钱，乌药钱半，沉香曲钱半，绿萼梅钱半，路路通十个。五帖。

又：带注犹来，腰痛，脉涩、左沉弦，腹痛有瘕，舌微白，癸水逾期，督背板掣。宜治奇经为妥。十月廿二日。鹿角霜钱半，杜仲三钱，丹皮二钱，青皮八分，白芍钱半，制香附三钱，川楝子三钱，延胡三钱，当归钱半，木蝴蝶四分，佩兰三钱，佛手花八分。五帖。

又：带注较减，癸水未至，右脉涩、左弦细，舌色已和，背尚掣，腹痛隐隐有瘕。仍治奇经为妥。十月廿九日。鹿角霜钱半，杜仲三钱，当归二钱，延胡三钱，青皮八分，鸡血藤三钱，川石斛三钱，炒白芍钱半，丹参三钱，茺蔚子三钱，覆盆子三钱，川楝子钱半。五帖。

评议：此案为女子外感风热兼带下之病，从中可以看出邵氏治法的变化，从河间之法，到调和营卫，再到奇经为治，法随证转，方随法变，值得借鉴。

韩高记。便泻已瘥，脉细、右寸关滑，呛咳耳哆，经犹停，脘闷，临晚跗肿。此由风热夹杂使然。宜清肺疏风，参前损益为妥。十月九日。桑叶三钱，苦丁茶钱半，制香附三钱，苏梗钱半，远志八分，焦山栀三钱，橘红一钱，滁菊二钱，石决明四钱，茯神四钱，砂壳钱半，竹茹二丸。七帖。

又：案列于前，呛咳较减，便滑跗浮，左脉涩、右弦滑，舌心微黄。宜理脾肺为主。南沙参三钱，扁豆衣三钱，川贝钱半，制香附钱半，新会皮钱半，桔梗钱半，辰砂仁一钱，茯苓三钱，冬瓜子三钱，怀药三钱，绿萼梅钱半。七帖。

前梅高炳记。湿未净夹新风热，呛咳，脉弦滑数，舌黄滑，身微热。宜清肺、疏风、利湿。十月八日。桔梗钱半，茵陈三钱，焦栀三钱，杏仁三钱，茯苓三钱，苏梗钱半，白前钱半，滁菊钱半，通草钱半，瓜蒌皮钱半，广橘红一钱。四帖。

又：风热未清，呛咳不已，湿聚成痰，左脉弦细、右浮数，舌色还和，鼻衄。仍遵前法加减为妥。十月十三日。桑叶三钱，焦山栀三钱，象贝三钱，茵陈三钱，赤苓三钱，橘红一钱，杏仁三钱，白前钱半，元参三钱，桔梗钱半，通草钱半，枇杷叶三片。四帖。

瓜力金。心肾并亏，迩来风热，呛咳，鼻塞，左脉虚细、右寸浮滑，舌黄。宜治标为先。三月廿日。桔梗钱半，杏仁三钱，桑叶三钱，象贝三钱，苏梗二钱，滁菊二钱，橘红一钱，紫菀钱半，白前钱半，佛耳草三钱，茯苓三钱，枇杷叶三片。三帖。

又：风热未清，呛咳痰阻，鼻塞耳鸣，脉形如前，舌黄尖红。姑宜清肺、疏风、化痰。三月廿三日。瓜蒌皮钱半，川贝钱半，杏仁三钱，滁菊二钱，焦栀三钱，桔梗钱半，苍耳子三钱，桑叶三钱，白前钱半，苦丁茶钱半，橘红一钱，枇杷叶三片。三帖。

又：呛咳较减，左脉虚细、右寸滑，耳鸣未除，痰湿不清。仍遵照前法加减为妥。三月廿七日。桔梗钱半，川贝钱半，地骨皮三钱，远志八分，茯神四钱，白前钱半，生米仁四钱，紫菀钱半，杏仁三钱，骨碎补三钱，滁菊二钱。

徐三连江司。风热侵肺，呛咳头胀，脉浮数，舌黄，倏热乍寒。姑宜清肺疏风。三月十八日。桑叶三钱，滁菊二钱，杏仁三钱，橘红一钱，前胡钱半，象贝三钱，栀子三钱，瓜蒌皮三钱，枳壳钱半，荆芥钱半，苏梗钱半，竹茹二丸。三帖。

又：清肺疏风，呛咳较减，脉数、气口滑、左弦细，胃钝，力怯，偶觉晕眩，舌黄滑。仍遵照前法加减为妥。三月廿二日。桑叶三钱，白前钱半，金佛花三钱，滁菊二钱，橘红一钱，象贝三钱，杏仁三钱，谷芽四钱，通草钱半，白石英三钱，佛耳草三钱，竹茹三钱。

又：呛咳，暮夜尤剧，脉虚细、右小滑，形寒牙子浮，舌薄滑，面浮。宜清养肺气为主。三月廿五日。南沙参三钱，旱莲草钱半，骨碎补三钱，川贝钱半，女贞子三钱，谷芽四钱，紫菀钱半，滁菊二钱，杏仁三钱，丹皮二钱，橘红一钱。

绍城胡三阳。稚孩风热，呛咳，颧赤肤痒，脉右浮弦，舌滑微黄，潮热跗软。宜清肺疏风。元月十九日。桔梗一钱，蝉衣一钱，防风钱半，滁菊二钱，杏仁三钱，白鲜皮三钱，桑叶三钱，生米仁四钱，鹿含草钱半，荆芥钱半，象贝三钱，苏梗尺许。

又：稚孩风热未清，脉浮弦，舌滑尖红，呛咳，足犹软，颧面犹红。宜清肺疏风。元月廿八日。桑叶三钱，丹皮二钱，煨天麻八分，川贝钱半，鹿含草钱半，橘红一钱，豨莶草三钱，紫菀钱半，地肤子三钱，杏仁三钱，丝瓜络三钱。五帖。

又：呛咳已减，脉弦，舌色黄滑，足跗浮。宜疏利清湿为妥。二月七日。桑寄生三钱，地肤子三钱，五加皮三钱，茯苓三钱，生米仁四钱，鹿含草三钱，丹皮二钱，川石斛三钱，海桐皮三钱，豨莶草三钱，川贝钱半，桑梗尺许。五帖。

坎山大。风热上郁，头晕耳鸣，脉数、左弦滑，呛咳痰多，肢痛而懈，舌心淡红。清疏消痰。三月廿二日。桑叶三钱，旋覆花三钱，白前钱半，滁菊二钱，象贝三钱，焦山栀三钱，苦丁茶钱半，元参三钱，橘红一钱，马兜铃一钱，天麻八分，蔓荆子三钱。三帖。

又：呛咳未除，头晕耳鸣，脉虚、气口滑，舌白口燥。仍遵前法加减再进。三月廿五日。桑叶三钱，滁菊二钱，杏仁三钱，象贝三钱，橘红一钱，谷芽四钱，马兜铃一钱，刺蒺藜三钱，远志八分，白前钱半，茯神四钱，佛耳草三钱。三帖。

山北施瑞具。风热侵肺，头胀晕眩，呛咳，跗软，脉左弦细、右浮滑，舌色微白，腰痛，力怯。宜清肺、疏风、化痰。十月廿日。桑叶三钱，丝瓜络三钱，明天麻八分，滁菊二钱，象贝三钱，杏仁三钱，桔梗钱半，豨莶草三钱，橘红一钱，白前钱半，鹿含草三钱，竹茹二丸。

又：风热不清，呛咳未除，脉浮濡，舌微白，肤痛肢懈。仍遵前法加减为妥。十月廿四日。桑叶三钱，杏仁三钱，苏梗钱半，茯苓三钱，生米仁四钱，象贝三钱，独活钱半，丝瓜络三钱，豨莶草三钱，桔梗钱半，橘红一钱，竹茹二丸。三帖。

又：呛咳较减，肤痛未除，脉浮弦，舌色滑白。宜祛风利湿为主。十月廿八日。独活钱半，豨莶草三钱，桑寄生三钱，当归钱半，川芎一钱，防己钱半，桔梗钱半，杏仁三钱，丝瓜络三钱，茯苓三钱，鹿含草钱半，苏梗尺许。三帖。

肖山传敬记。风热侵肺。呛咳，右胁刺痛，脉寸关浮弦，舌微黄。宜防血溢之虞。九月四日。桑叶三钱，杏仁三钱，广郁金三钱，橘络钱半，甘菊二钱，石决明六钱，炒山栀三钱，枳壳钱半，川贝钱半，丝瓜络三钱，苏梗二钱。

又：咳痰较爽，舌心红、两边微黄，脉弦，肝阳扰络，右胁还觉隐隐刺痛。宜清降、和络、化痰为妥。九月九日。紫菀钱半，橘络钱半，枳壳钱半，焦栀三钱，川贝钱半，淡竹叶钱半，通草一钱，石决明四钱，女贞子三钱，桑叶三钱，杏仁三钱。四帖。

山北沈。风热侵肺，呛咳多痰，脉浮小数，舌黄。姑宜清肺化痰。桑叶三钱，杏仁三钱，焦栀三钱，象贝三钱，橘红一钱，白前钱半，马兜铃一钱，佛耳草三钱，瓜蒌皮钱半，海石三钱。

又：风热未清，呛咳，暮夜尤甚，脉细数，舌厚腻，倏热乍寒。宜清肺、疏风、化痰。元月十五日。桔梗钱半，白前钱半，苏梗二钱，杏仁三钱，象贝三钱，橘红一钱，荆芥钱半，淡豆豉钱半，瓜蒌皮三钱，枳壳钱半，佛耳草三钱，竹茹二丸。

湖丁沈。风温侵肺，呛咳音嘶，胸次痰气胶固，左脉濡细、右寸浮滑，舌嫩黄。宜清肺、消痰、疏风。元月廿八日。桑叶三钱，牛蒡子钱半，橘红一钱，杏仁三钱，象贝三钱，枳壳钱半，射干一钱，瓜蒌根钱半，焦栀三钱，马兜铃一钱，白前钱半，枇杷叶三片。

又：温邪未尽，肝热内煽，左脉弦细、气口滑，舌腻，呛咳多痰，音犹嘶。宜清少阳，佐肃肺化痰。二月二日。桑叶三钱，石决明六钱，焦山栀三钱，川贝钱半，橘红一钱，兜铃子一钱，生蛤壳八钱，杏仁三钱，瓜蒌皮三钱，海石三钱，枇杷叶三片。

高秀记。风温侵肺，呛咳，痰不易出，脉弦、右浮滑，舌黄。外寒内热，宜清解化痰为治。元月廿七日。桑叶三钱，杏仁三钱，淡豉钱半，连翘三钱，前胡钱半，象贝三钱，枳壳钱半，瓜蒌皮三钱，白前钱半，橘红一钱，广郁金三钱，竹茹三钱。

又：呛咳较减，痰气未尽，脉浮虚、气口滑，舌色微黄，偶有头晕。仍遵前法加减再进。二月二日。桑叶三钱，煨天麻八分，焦栀三钱，滁菊二钱，橘红一钱，茯神四钱，杏仁三钱，川斛三钱，白前钱半，川贝钱半，麦芽四钱，竹茹二丸。四帖。

蒲荡夏阿金。风温夹食，脉寸短，舌根厚，倏热忽寒，头胀，呛咳，脘格，自利。宜防变端。二月十九日。淡豆豉钱半，连翘三钱，薄荷八分，象贝三钱，枳壳钱半，前胡钱半，炒菔子三钱，藿香三钱，橘红一钱，桔梗钱半，通草钱半，竹茹二丸。

又：风温未除，呛咳气促，自利未减，舌色黄滑，宜防变端。二月廿四日。淡豉钱半，赤苓三钱，桔梗钱半，枳壳钱半，通草钱半，橘红一钱，苏梗钱半，白前钱半，神曲四钱，前胡钱半，象贝三钱，竹茹二丸。二帖。

前梅宋。风温夹食，呛咳痰阻，脉浮右大，脘闷，大便不快。宜清解消食。瓜蒌皮三钱，焦栀三钱，杏仁三钱，橘红一钱，麦芽三钱，前胡钱半，苏梗钱半，炒菔子三钱，象贝三钱，神曲四钱，枳壳钱半。三帖。

又：呛咳未除，脉浮弦，迎风头疼。姑宜清肺、疏风、消痰。二月廿八日。桔梗钱半，川贝钱半，杏仁三钱，川芎一钱，滁菊钱半，煨天麻八分，蔓荆子三钱，白前钱半，桑叶三钱，荆芥钱半，橘红一钱，枇杷叶三片。三帖。

上孙仁仙。风温发热乍寒，脉弦滑，舌滑腻，呛咳气粗，胸胁刺痛。症非轻，宜防昏蒙之变。二月四日。瓜蒌皮三钱，薄荷一钱，广郁金三钱，橘络钱半，牛蒡子钱半，枳壳钱半，淡豉钱半，象贝三钱，桑叶三钱，丝瓜络三钱，炒菔子三钱，炒白芥子七分，竹茹二丸。

又：邪扰未净，呛咳，潮热不清，脉浮弦、气口滑，舌根厚。不致变端无虑。二月七日。桑叶三钱，橘红一钱，蝉衣钱半，广郁金三钱，象贝三钱，前胡钱半，杏仁三钱，生菔子三钱，炒麦芽三钱，丝瓜络三钱，枳壳钱半，焦栀三钱，竹茹二丸。

项家项仁夫。风湿相搏，头痛，脘闷，形寒，脉浮弦濡，舌微白。宜越鞠丸加减治之。二月八日。神曲三钱，茵陈三钱，煨天麻八分，川芎一钱，白芷八分，白蒺藜三钱，香附三钱，茯苓三钱，通草钱半，蔻仁八分，沉香曲钱半。

又：头痛较瘥，脉浮濡、左关弦，呛咳痰阻，脘闷晕眩。宜清肺、疏风、和中。桔梗钱半，川芎一钱，滁菊二钱，赤苓三钱，生香附钱半，煨天麻八分，杏仁三钱，橘红一钱，苏梗二钱，神曲四钱，沉香曲钱半。三帖。

评议：越鞠丸出自《丹溪心法》，后世多以其治疗气、血、痰、火、湿、食所致之六郁证。邵氏则用来治疗风湿相搏引起的外感表证，表现为头痛、脘闷、形寒等，可以看作是对越鞠丸临床运用的发挥，值得思考。

木匠司务。舌滑白，寒热交作，脉两手濡细，头重肢楚，溲赤。此由风湿相搏使然，宜神术散加减治之以防重。八月十三日。苍术钱半，防风钱半，川芎一钱，白蔻仁八分，豆卷三钱，青皮八分，神曲四钱，大腹皮三钱，通草钱半，茵陈三钱，白芷八分。

又：热已继复，脉濡，舌黄，自利溲赤，脘闷肢楚。仍遵前法加减为妥。八月十五日。苍术钱半，防风钱半，神曲四钱，炒黄芩钱半，猪苓钱半，豆卷三钱，滑石四钱，枳壳钱半，麦芽三钱，大腹皮三钱，赤苓三钱。二帖。

评议：神术散在古代医籍中同名方剂较多，目前常用的多为宋代官修方书《太平惠民和剂局方》中所载之方，由苍术、藁本、白芷、细辛、羌活、川芎和甘草组成，主要用于治疗外感风寒湿邪所致的各类病症。本案患者病由风湿相搏，故邵氏以神术散加减治之，颇合法度。

瓜力黄。风湿阻于肺胃，咳喘气急，脉濡滑，便利，足背肿，舌黄滑。症属重极，宜清肺、利湿、消痰。十月廿日。金佛花三钱，赤苓三钱，橘红一钱，扁豆衣三钱，杏仁三钱，通草钱半，省头草三钱，川贝钱半，生米仁四钱，冬瓜子三钱，地骷髅三钱。三帖。

又：诸款悉除，脉左细、右寸关弦，舌厚微黄，痰湿不清，子后寤不成寐。宜温胆和胃，化痰凝神。十月廿五日。仙半夏钱半，橘红一钱，辰茯神四钱，炒谷芽四钱，杏仁三钱，冬瓜子三钱，生米仁四钱，川贝钱半，夜交藤三钱，远志八分，枣仁三钱，竹茹二丸。

又：痰湿尚存，脉细、右小数，舌滑微黄，夜寐未安。肝气上冲，仍遵前法加减再进。十一月二日。仙半夏钱半，橘红一钱，辰茯神四钱，白蒺藜三钱，沉香曲钱半，通草钱半，生牡蛎四钱，川贝钱半，杏仁三钱，夜交藤三钱，生米仁四钱。五帖。

山头李耀庭。湿热内着，夹杂风邪，呛咳胸次痛，候热乍寒，脉浮数、左弦滑，周身酸痛，舌滑中空，溲赤。宜清肺、和络、化痰。八月卅日。金佛花三钱，丝瓜络三钱，广郁金三钱，苏梗二钱，杏仁三钱，象贝三钱，橘络钱半，通草钱半，枳壳钱半，焦山栀三钱，前胡钱半，枇杷叶三片。三帖。

又：呛咳未除，湿热尚存，阴分颇亏，脉弦细，舌滑、中心光。宜清肺、利湿、化痰。九月四日。桑叶三钱，茯苓三钱，杏仁三钱，川贝钱半，橘红钱半，白前钱半，丝瓜络三钱，通草钱半，生谷芽四钱，元参三钱，枳壳钱半，枇杷叶三片。三帖。

又：咳暗尚存，脉弦濡滑，午后潮热，暮夜汗出，舌滑，溲赤，寝寐不安。宜温胆和胃，利湿化痰。九月九日。仙半夏钱半，炒谷芽四钱，豆卷三钱，橘红一钱，川贝钱半，焦栀三钱，茯神四钱，杏仁三钱，通草钱半，淡竹叶钱半，生米仁四钱。

高地翁。风湿相搏，脉浮濡，舌白，呛咳气急，大便滑泻。足背浮。宜五苓散加味治之。二月十四日。茯苓三钱，桂枝七分，江西术一钱，猪苓钱半，生米仁四钱，金佛花三钱，仙半夏钱半，沉香曲钱半，通草钱半，泽泻三钱，橘红一钱。三帖。

又：足跗犹肿，脉混滞，呛咳较减，便泻较瘥。宜分清为妥。元月十七日。生牡蛎四钱，泽泻三钱，海金沙四钱，车前三钱，生米仁四钱，防己钱半，通草钱半，新会皮钱半，地骷髅三钱，椒目四分，茯苓四钱。

又：浮肿不退，脉沉混，舌白，腹满，便利。究属重险之症。二月廿二日。大腹皮三钱，冬瓜皮三钱，川萆薢三钱，椒目四分，猪苓钱半，车前三钱，通草钱半，鸡内金三钱，厚朴一钱，防己钱半，地骷髅三钱。四帖。

袁家桥象全福。风湿相搏，汗出发热，头疼身痛，脉浮濡，舌黄滑。势在重险，宜防柔痉，候正。八月十七日。瓜蒌根三钱，桂枝六分，生甘草八分，防风钱半，白芷八分，豆卷三钱，滑石四钱，藿香二钱，焦神曲四钱，川芎一钱，炒黄芩二钱，桑梗尺许。

又：热犹不解，头痛如破，脉浮濡，舌滑厚腻，咳逆身疼。姑宜清肺疏风，候正。桔梗钱半，川芎一钱，杏仁三钱，枳壳钱半，蔓荆子三钱，薄荷钱半，橘红一钱，山楂四钱，炒黄芩钱半，前胡钱半，炒菔子三钱，竹茹二丸。

木大生。风湿相搏，始起寒热，脉濡细，舌灰，身冷肢厥，咳逆，溲赤，身疼走注，汗出不解。宜瓜蒌桂枝汤。症非轻藐，宜防变幻。瓜蒌根，桂枝，桔梗，焦栀，蔻仁，杏仁，神曲，晚蚕沙，滑石，豆卷，淡竹叶，桑梗。

又：舌色转白，脉沉细，身冷肢厥。此湿郁于脾阳，姑宜通阳利湿。淡附片，茯苓，江西术，泽泻，厚朴，杏仁，陈皮，通草，蔻壳，大腹皮，炒米仁。

新圹头徐。风湿寒热，头痛，中脘痞结，脉浮弦濡，舌滑白，溲赤。宜瓜蒌桂枝汤治之。十月廿四日。瓜蒌根三钱，桂枝七分，川芎一钱，蔻仁八分，豆卷三钱，午时茶二钱，白芷八分，赤苓三钱，滑石四钱，青皮八分，防风钱半，桑梗尺许。三帖。

又：头痛已除，中脘仍属痞结，左脉弦细、右寸滑，咳逆溲赤，舌滑微黄。宜清气和中。十月廿八日。瓜蒌皮三钱，杏仁三钱，厚朴一钱，桔梗钱半，象贝三钱，蔻仁八分，橘红一钱，苏梗钱半，滑石四钱，前胡钱半，枳壳钱半。三帖。

东庄王全福。风湿相搏，身疼麻木，寒热交作，汗出不解，脉浮濡，舌微黄，溲赤，脐下痛。宜瓜蒌桂枝汤加减治之。八月五日。瓜蒌根三钱，桂枝七分，生甘草七分，防风钱半，豆卷三钱，栀子三钱，滑石四钱，茵陈三钱，青木香七分，川芎一钱，炒黄芩二钱，桑梗尺许。三帖。

又：前药已效，热已继复，脉浮濡，身疼。尤防复变。八月九日。瓜蒌根三钱，桂枝五分，生甘草五分，焦栀三钱，赤苓四钱，豆卷三钱，炒黄芩钱半，防风钱半，杏仁三钱，神曲四钱，滑石四钱，桑梗尺许。二帖。

北沿河阿云。风湿相搏，汗出身疼，发热畏寒，脉浮濡，舌白，肢楚。症非轻藐。八月四日。瓜蒌根三钱，桂枝五分，生甘草五分，防风钱半，炒黄芩钱半，豆卷三钱，茯苓皮四钱，茵陈三钱，白蔻仁八分，川芎一钱，滑石四钱，桑梗尺许。二帖。

又：前药已效，身热已退，脉濡，溲赤，胃气未振，舌色微黄、根厚。宜清利为妥。八月七日。茵陈三钱，白蔻仁八分，豆卷三钱，杏仁三钱，滑石四钱，炒谷芽四钱，通草钱半，省头草三钱，豨莶草三钱，神曲四钱，枳壳钱半。三帖。

杨汛陈阿东。风湿相搏，身疼汗出，热扰脉浮濡，肢冷，舌白腻。症属凶险，宜防柔痉，候正。八月二日。瓜蒌根三钱，炒黄芩钱半，川芎钱半，防风钱半，生甘草九分，杏仁三钱，桂枝六分，豆卷三钱，滑石四钱，晚蚕沙三钱，防己钱半，桑梗尺许。二帖。

又：投瓜蒌桂枝汤，热缓神爽，脉浮濡，舌微黄，身疼肢楚。仍遵照前法加减再进。八月四日。瓜蒌根三钱，桂枝六分，生甘草五分，炒白芍钱半，杏仁三钱，豆卷三钱，枳壳钱半，防风钱半，炒黄芩钱半，川芎钱半，滑石四钱，桑梗尺许。二帖。

又：潮热不清，白㾦已达，脉濡细，舌滑白，呛咳。宜清利为妥。七月八日。淡竹叶钱半，杏仁三钱，橘红钱半，枳壳钱半，蔻仁八分，生米仁四钱，通草钱半，桔梗钱半，生甘草五分，桑叶三钱，象贝三钱。三帖。

钱清徐。风湿内并，脉弦濡，舌滑白，肢冷，呛咳，午后恶寒，足跗重。宜瓜蒌桂枝汤加减。二月二十四日。瓜蒌根三钱，桂枝六分，炙甘草五分，滑石四钱，橘红一钱，茵陈三钱，江西术一钱，茯苓三钱，沉香曲钱半，杏仁三钱，豨莶草三钱。三帖。

又：风湿未罢，脉濡，舌滑白，腰痛跗重，寒热较瘥。宜疏利为治。二月二十七日。独活钱半，豨莶草三钱，防己钱半，茯苓三钱，大腹皮三钱，通草钱半，江西术一钱，新会皮钱半，杜仲三钱，茵陈三钱，生米仁四钱。四帖。

又：风湿尚存，脉浮濡，舌滑白，腰疼，临晚头痛。仍遵前法加减为妥。独活钱半，防己钱半，白芷八分，杜仲三钱，茯苓三钱，桑寄生三钱，川芎一钱，通草钱半，茵陈三钱，蔻壳钱半，杏仁三钱。四帖。

评议：瓜蒌桂枝汤出自《金匮要略》，有发散风寒、解肌舒筋之功，此案为风湿内侵，初有恶寒之症，故以瓜蒌桂枝汤治之。待"寒热较瘥"，则以疏利为治，药用独活、防己、茯苓、杜仲、通草、茵陈等祛风除湿之品。俾风湿尽去，则诸症可安。

施。风湿相搏，环跳及腿跗掣痛，脉濡、左关弦细，舌黄中空。宜疏利，防成瘫痪。七月廿四日。独活钱半，豨莶草三钱，丝瓜络三钱，片姜黄八分，晚姜砂三钱，当归二钱，海桐皮三钱，川芎一钱，制乳香钱半，桑寄生三钱，秦艽钱半，桑梗尺许。

又：前药已效，环跳及腿跗掣痛较减，脉两手弦濡，舌色黄滑。仍遵前法加减。七月廿八日。独活钱半，片姜黄八分，干地龙一钱，当归二钱，豨莶草三钱，海桐皮三钱，海风藤三钱，川芎一钱，丝瓜络三钱，桑寄生三钱，生米仁四钱，桑梗尺许。四帖。

又：风湿未罢，足膝酸，左尤甚，脉滞左弛，脘闷，便溏不爽。仍遵前法加减治之。八月四日。独活钱半，炒青皮八分，片姜黄八分，赤苓三钱，晚蚕沙三钱，藿香二钱，豨莶草三钱，生米仁四钱，新会皮钱半，桑寄生三钱，海桐皮三钱，通草钱半，桑梗尺许。四帖。

又：胃纳较增，脉濡舌滑，湿未尽净，足膝酸，便溏，脘中犹闷。仍遵前法加减为妥。八月八日。独活钱半，鸡内金三钱，茯苓四钱，防己钱半，蔻壳钱半，海桐皮三钱，茵陈三钱，生米仁四钱，五加皮三钱，桑寄生三钱，豨莶草三钱，通草钱半。

暑

遗风王。暑风湿热，寒热交作，脉濡，舌滑微黄，脘闷欲呕。宜和中祛邪。青皮八分，桂枝五分，仙半夏钱半，广藿香二钱，厚朴一钱，炒知母钱半，酒炒条芩二钱，防己钱半，大腹皮三钱，原滑石四钱，焦六曲四钱。清煎。二帖。

介按：暑挟湿邪，入于膜原，故寒热脘闷呕恶。治以辛香温化之品，开达膜原之邪，确是对症疗法。

坂里汪。暑邪寒热，脉弦数，头疼脘闷，溲数。宜和中清邪。七月三号（丙午廿九日）。青蒿子钱半，藿香三钱，佩兰钱半，青皮八分，炒知母钱半，白芷八分，滑石四钱，威灵仙钱半，仙半夏钱半，大豆卷三钱，蔻壳钱半，引荷叶一角。二帖。

又：清解已效，脉虚细，寒热交作，午后稍瘥，舌滑白、根微黄，便利。宜清暑和中。七月六号（丙午初二日）。藿香梗二钱，仙半夏钱半，银花钱半，连翘三钱，滑石四钱，黄芩钱半，赤苓四钱，大豆卷三钱，蔻仁八分，扁豆衣三钱，通草钱半，引荷叶一角。二帖。

介按：此与前案大同小异，而处方亦是开达膜原，但湿热较轻，故初则头痛而用祛风之品，继则寒热，至午后少瘥，而仍以清暑为主。

遗风庞。暑风夹湿，寒热如疟，渴饮，溲数，脉濡、右大，舌白、中心嫩黄。宜清解，防重。八月十一号（丁未廿九日）。淡竹叶钱半，香薷七分，蝉衣钱半，牛蒡子三钱，连翘三钱，光杏仁三钱，六一散（包煎）四钱，通草钱半，薄荷五分，天花粉三钱，银花二钱，引鲜荷叶一角。二帖。

又：寒热未除，脉弦濡，舌黄滑，腹中濯濯。姑宜清暑和中。八月十五号（戊申初三日）。广藿香二钱，青蒿子钱半，炒青皮八分，炒枳壳钱半，焦山栀三钱，连翘三钱，山楂三钱，原滑石四钱，省头草三钱，条芩钱半，通草钱半，引鲜荷叶一角。

介按：叶香岩曰，暑邪必挟湿，状如外感风寒，忌用柴、葛、羌、防。如肌表热无汗，辛凉轻剂无误。香薷，辛温气升，热伏易吐，佐苦降，如杏仁、黄连、黄芩，则不吐。宣通上焦，如杏仁、连翘、薄荷、竹叶。暑热深入，伏热烦渴，白虎汤、六一散。今此人寒热如疟，是属暑而挟湿之候。初方悉宗叶氏之意，次因寒热未除，故于清暑之中，又佐清少阳余热之味。

坂里汪。暑风伤肺，头疼发热，汗微不出，脉右浮濡，身痛，溲数，舌微黄。宜清解，防变重。五月十九日。香薷八分，桔梗钱半，薄荷钱半，天花粉三钱，连翘三钱，象贝钱半，六一散四钱，蔻仁（冲）八分，白芷八分，炒知母钱半，光杏仁三钱。清煎。二帖。

介按：暑风先伤气分，是属上焦之病。治以辛凉微苦，廓清肺气为主。

蜀阜马。暑湿伤气，脘闷发热，脉濡、右弦细，舌滑白，溺数，恶心。宜开气分为治。八月初四日。瓜蒌皮三钱，藿香梗二钱，仙半夏钱半，炒枳壳钱半，川朴一钱，省头草三钱，条芩钱半，苦丁茶钱半，通草钱半，蔻壳钱半，滑石四钱。

介按：暑为熏蒸之气，湿为腻油之邪，热处湿中，阻于气分，日久不解，蔓延中焦。故脘闷呕恶，发热溺数。治以芳香止呕，苦辛开肺。

马安赵。暑湿伤气，舌灰黄，汗出发热，脉虚、右濡，头目不爽，溲数。宜清热利湿为治，防重。七月廿五号（丁未十二日）。淡竹叶钱半，焦六曲四钱，焦栀子三钱，藿香三钱，连翘三钱，赤苓四钱，条芩二钱，光杏仁三钱，苦丁茶钱半，大豆卷三钱，滑石四钱，引鲜荷叶一角。二帖。

介按：肺主皮毛，今以肺气被郁，则自汗发热而头目不爽，脉虚右濡，尤为伤暑挟湿之征。治以辛凉轻剂清解上焦，兼以渗湿，方法极是。

安昌姚。暑湿伤气，呕渴身热，大便自利，脉弦濡数，舌黄滑，腹痛，症非轻藐。宜清热和中，候正。七月十八号（丁未初五日）。藿梗二钱，焦六曲四钱，炒黄芩钱半，天花粉三钱，六一散（包）四钱，连翘三钱，枳壳钱半，佩兰三钱，银花三钱，石菖蒲八分，大豆卷三钱。清煎。一帖。

又：清热和中，自利呕渴悉瘥，脉濡、右弦数，舌黄滑，身热已缓，头晕耳鸣。仍遵前法加减为稳。七月廿二号（丁未初九日）。广藿香钱半，苦丁茶钱半，条芩钱半，省头草三钱，六一散四钱，扁豆衣二钱，赤苓四钱，通草钱半，银花三钱，连翘三钱，焦山栀三钱。清煎。三帖。

介按：暑湿兼秽，由口鼻吸受而伤气分，渐入膈膜，下渗大肠，以致呕渴身热，腹痛自利。故以清热和中之剂，诸恙悉瘥。次诊头晕耳鸣，是属肝胆余热，上犯清窍，而治法注重上焦湿热，亦是良方。

西池余。暑湿伤气，潮热，溺赤，大便如酱，脉濡细数，舌心焦黄，口甜。宜清利，防变。晚蚕沙三钱，仙半夏钱半，光杏仁三钱，苦丁茶钱半，连翘二钱，赤苓钱半，大腹皮三钱，淡竹叶钱半，大豆卷三钱，炒黄芩钱半，原滑石四钱，荷叶一圈。二帖。

次诊：潮热已退，脉左濡、右细，舌黄燥，口甜，溲溺赤，大便闭。宜泻心汤加减，防变。仙半夏钱半，炒黄芩钱半，广郁金三钱，省头草三钱，炒川连六分，炒枳实二钱，厚朴一钱，通草钱半，生白芍钱半，光杏仁三钱，赤苓三钱。二帖。

三诊：舌转嫩黄、尚腻，脉两手弦细，口尚甜。系脾瘅，胃钝。宜泻心汤加减。仙半夏钱半，焦神曲三钱，炒谷芽三钱，新会皮钱半，炒川连六分，杏仁三钱，赤苓三钱，滑石四钱，炒枳实钱半，蔻壳钱半，省头草三钱。清煎。三帖。

四诊：舌色犹黄，胃气不振，脉濡、左弦细，便结，心泛。宜养胃清利，最怕变端。遍金钗三钱，瓜蒌皮三钱，藿梗二钱，鸡内金三钱，省头草三钱，光杏仁三钱，谷芽四钱，淡竹叶一钱，原滑石四钱，陈皮钱半，晚蚕沙三钱。

五诊：舌色未清，大便稍下，饥不欲食，顷六脉虚细，胃逆恶心。湿热犹存，仍遵前法加减，不致变端无虑。遍金钗三钱，柏子仁三钱，瓜蒌皮三钱，通草钱半，省头草三钱，合欢皮三钱，藿梗二钱，薏仁钱半，鸡内金三钱，白茯神四钱，炒谷芽四钱。

介按：暑而兼湿，锢结不解，最为淹缠难愈之症。治疗之际，务须辨明暑多与湿多之异，盖因过用清凉以治暑，则湿愈留恋，过用温燥以利湿，则化热劫津。故此案历经四诊，而尚虑变端，实因湿热胶结，一时难以分化。至于方法，尚属步骤井然。惟钗斛一味，虽是滋养胃液之妙品，但湿热尚存，用得太早，须防有恋邪之患。口甘一证，古人名曰脾瘅，因五味入口，必藏于胃，赖脾脏为之行其精气，津液在脾，故令口甘。其人必素食甘美多肥之品，肥则令人内热，甘则令人中满，其气上溢，转为消渴。《内经》谓治之以兰，除陈气也，后人均以佩兰治之，但佩兰之功效，不如建兰叶之生津止渴，以除胃中陈积蓄热之气为愈也。

蜀阜马。冒暑受风，头疼发热，肢战，脉浮数、右关劲，脘闷气冲，咽喉如有物阻，舌微黄、根厚。症属棘手，宜防痉厥，候正。六月初二日。银花三钱，连翘三钱，橘核钱半，射干钱半，广橘红一钱，焦山栀二钱，甘菊二钱，薄荷一钱，炒僵蚕三钱，光杏仁三钱，竹叶钱半，引荷叶一角。一帖。

介按：暑月受风，先伤气分，是以头疼发热，日久不解，化热而引动肝风，以致肢战气冲。治以清气分之热，追气分之热肃清，则肝风自平。

评议：此案虽有肝风之象，然究因中暑受风，气分化热，故当以清透气分之热为先。《素问·阴阳应象大论》言："治病必求于本。"此之谓也。

大义汪。稚孩暑风夹湿，脉浮大，舌滑白，汗多发热，渴饮。恐变惊风，姑宜清热祛邪。六月廿四日。瓜蒌根三钱，密银花二钱，大豆卷三钱，淡竹叶钱半，连翘三钱，扁豆衣三钱，赤苓四钱，白蔻仁（冲）八分，六一散三钱，光杏仁三钱，枳壳钱半。清煎。二帖。

介按：稚年纯阳之体，感受夏月之风热与湿，最防化热劫液，引动肝风而为痉厥，况其汗多发热渴饮诸端，是属热炽显然。故治法宜清热达邪。

遗风庞。右耳下肿，夹杂暑湿，便泻，腹痛，脉弦濡，舌根微黄。姑宜清暑和中。六月廿四日。藿香梗三钱，大腹皮三钱，通草钱半，左金丸八分，益元散三钱，赤苓三钱，扁豆衣三钱，南木香六分，苦丁茶钱半，焦山栀三钱，新会皮钱半。清煎。三帖。

介按：暑气下降，湿浊上腾，人在湿热蒸腾之中，感受其气，兼以秽浊夹杂，归于脾胃而为泄泻，走于中道则腹痛。治宜清热开郁，佐以芳香淡渗。俾秽浊湿邪，由此可以分消。

杭垣施。素患痰饮，新受暑气夹湿，潮热，咳嗽气急，脉濡滑数，舌白、根微黄。姑宜清气消痰。瓜蒌皮三钱，光杏仁三钱，广橘红一钱，赤茯苓四钱，川贝二钱，连翘三钱，扁豆衣三钱，白蔻仁八分，六一散（荷包）三钱，淡芩钱半，白前钱半。清煎。三帖。

介按：治痰饮当以温药和之，但新受暑邪，先犯气分。故其治法，先清其暑，兼消痰湿。

遗风徐。暑风热湿，呛咳，耳木，脉濡数，舌白、根微黄。神识乍惯，症势重险。宜防厥闭，候正。七月廿四日。石菖蒲八分，焦山栀三钱，橘红一钱，老式天竺黄钱半，远志八分，滑石四钱，光杏仁三钱，炒黄芩钱半，苦丁茶钱半，象贝三钱，淡竹叶三钱，引荷叶一角。三帖。

介按：暑热下逼，湿浊上腾，其邪从口鼻吸受，气分先阻，而上焦清肃不行，以致呛咳。但暑而挟湿，系是熏蒸黏腻之邪，最难分解。郁久化热烁津，遂变神昏耳聋，险象毕露。此种症候，先须认明暑风湿热，何者为重，分别施治，庶几奏效。今以暑热挟痰湿，由肺而渐逼心胞，最防厥闭之候。治以肃肺化痰，涤暑开窍，以解胞络之危，洵是佳计。

西柱沈。暑风夹湿，呛咳，面浮，舌红、根黄，口渴，溺多，素患脾泄。宜清暑消痰为法，防重。七月廿二日。乌元参三钱，橘红一钱，天花粉三钱，石莲子三钱，益元散四钱，扁豆衣三钱，茯苓四钱，省头草三钱，银花二钱，川贝钱半，淡竹叶三钱。清煎。三帖。

介按：暑湿挟痰，留恋上焦，湿痰阻气，气不化津，则口渴而舌红根黄。但素患脾泄之人，尤防湿热横渗而化浮肿，治以清热消痰，兼用扁豆衣、石莲子、茯苓等之扶脾渗湿，是标本兼顾之方。

安昌李。暑风夹湿，咳嗽吐血，脉寸大，舌白、根微黄，潮热。宜防瘵。六月十二日。栝蒌皮钱半，淡竹叶钱半，茜根二钱，小蓟草三钱，川贝三钱，扁豆衣三钱，焦山栀三钱，银花三钱，六一散四钱，光杏仁三钱，白前钱半，荷花露（冲）二两，引茅草根一两。三帖。

介按：此是暑热烁肺，复燃阳络，以致络血上溢。治以涤暑保肺，清络止血。较诸叶香岩治王姓一方，尤为敏捷。

某妇。伏暑呕渴发热，脉寸滑数，冲气撞脘，溲数。癸水趱迟，慎恐变端。宜泻心汤加减，候正。十月十一号（九月初二日）。炒川连八分，枳实钱半，省头草三钱，原滑石四钱，仙半夏钱半，生白芍三钱，广郁金三钱，蔻壳钱半，酒炒黄芩钱半，光杏仁三钱，橘白一钱。清煎。二帖。

介按：暑热伏于心膈之间，治以芩、连、半夏，仿泻心汤之意而泄其热，又佐杏仁、蔻壳以止其呕。惟冲气撞脘，尚少镇冲之品，而癸水趱迟，系是血虚之候。此方先清其暑，治法最佳。待暑解之后，再行调经补血，言无内外夹杂之虞。

安昌余。伏暑秋发，始起寒热，脉濡细，舌微白、底红，潮热，头胀，肢楚，大便不爽。姑宜清利。晚蚕沙（包）四钱，青皮八分，苦丁茶三钱，川石斛三钱，光杏仁三钱，焦山栀三钱，广郁金三钱，新会皮钱半，六一散（包）三钱，淡竹叶三钱，天花粉三钱。

介按：伏暑内发，新凉外束，故始起寒热，舌苔微白。清热利湿，方极稳妥，在鄞见宜去川斛而加入透达之品，则新邪易退，且免恋湿之患。

安昌颐建记。阳明伏暑，舌焦腻，脘闷呕恶，脉弦细，暮夜烦热。症属棘手，宜防外脱内闭，候正。八月廿四日。栝蒌子（杵）四钱，枳实钱半，淡竹叶钱半，广郁金三钱，炒川连八分，焦栀子三钱，赤苓四钱，晚蚕沙四钱，仙半夏钱半，原滑石四钱，光杏仁三钱。

介按：伏暑发自阳明，古人以白虎汤为主方，此人系是浊热黏腻之邪，由阳明而留恋脘膈，治宗小陷胸汤之意，是属对症疗法。

安昌高。秋暑未清，脉涩滞，气机不和，神识乍愦，溺后精关不固，舌微白，腹痛。仍遵前法加减治之。七月廿九日。广藿香二钱，仙半夏钱半，生牡蛎四钱，石莲子三钱，省头草三钱，茯苓四钱，蔻壳钱半，通草钱半，川楝子三钱，香附三钱，左金丸八分。清煎。三帖。

介按：素患遗精，兼受秋暑，故其治法，于清暑理气之中，仍佐涩下之品。虽则标本兼顾，尚宜注重新邪。

暑风夹湿，寒热交作，汗彻不出，脉浮弦，咳逆，腰疼肢酸。法当和解，防变痉病。香薷一钱五分，淡豆豉三钱，前胡一钱五分，青蒿一钱五分，光杏仁三钱，枳壳一钱五分，防己一钱五分，滑石四钱，桔梗一钱五分，白芷八分，广橘红一钱，引丝瓜藤一把。二帖。

暑风夹湿，微热畏风，脉虚，手尖冷，汗出不休，咳逆，舌厚嫩黄。姑宜瓜蒌桂枝汤加减治之。瓜蒌根三钱，防风一钱五分，茯苓四钱，桔梗一钱五分，桂枝五分，光杏仁三钱，枳壳一钱五分，白蔻仁（冲）八分，六一散（荷叶包）三钱，淡竹叶一钱五分，通草一钱五分。

暑湿伤气，苔滑白，脉濡细，腹痛，泻痢，溺少。宜清阳明经为主。白头翁一钱五分，藿香三钱，泽泻三钱，青木香七分，滑石四钱，新会皮一钱五分，猪苓二钱五分，炒银花二钱，草决明（即青葙子）三钱，丝通一钱五分，枳壳一钱五分，引荷叶半张。三帖。

评议：暑湿下痢，缘由暑湿之邪内侵人体，伤及胃肠而致。邵氏常以清暑和中为治。处方首选六一散，用滑石以散热渗湿，甘草以和中清热，合用则清暑利湿和中，并配以藿香解暑化湿，通草清热利水。此案苔滑白，脉濡细，为湿多暑少，故于方中加用泽泻、新会皮、猪苓等以强祛湿利水之效。

苔黄厚，呕渴，发热，脉弦数，脘格，腹痛不便。此属伏暑，宜陷胸承气汤加减，防厥。杜栝蒌子三钱，枳实一钱五分，淡竹叶一钱五分，广郁金（原杵）三钱，炒川连七分，制军三钱，山楂四钱，红藤一钱五分，仙半夏一钱五分，元明粉一钱，通草一钱五分。

俞庆。暑热上郁，不时头晕，脉寸搏大，舌白，晨起痰多。

倏热乍寒，姑宜清暑消痰。七月十四日。苦丁茶一钱半，仙半夏一钱半，淡豆豉一钱，象贝三钱，赤苓三钱，蔻壳一钱半，广橘红一钱，甘菊二钱，藿香三钱，六一散（包）三钱，薄荷七分，丝瓜叶三片。二帖。

俞察妇。暑秽未清，倏热乍寒，脉人迎坚、右大，舌厚嫩黄，头胀咳痰，便利已除，脘闷心悸。宜消暑和中为治。五月廿五日。香薷七分，桔梗一钱半，炒谷芽四钱，小川连六分，扁豆衣三钱，赤苓四钱，益元散（荷叶包）二钱，焦神曲四钱，省头草三钱，厚朴一钱，橘红一钱。三帖。

俞钱妇。妊，秋暑内烁，头胀呕恶，咽痛，脉右寸关实大、左弦，胸闷，便溺涩，舌白、根微黄，胃钝，肢楚。借橘皮竹茹汤加减治之。鲜竹茹三钱，瓜蒌皮三钱，炒青皮八分，橘红一钱，苏梗一钱，炒车前子三钱，苦丁茶一钱半，马勃一钱，薄荷六分，桔梗一钱半，炒栀子二钱。

俞女孩。暑疬身热，关纹紫红，舌白。借荆防败毒散加减治之。六月十八日。荆芥钱半，藿香钱半，羌活一钱，柴胡（酒炒）七分，防风钱半，六一散（布包）三钱，石膏三钱，小川连五分，川芎一钱，茯苓三钱，银花钱半。清煎。二帖。

评议：清代医家陈复正在所著《幼幼集成》中言："三关测轻重，浮沉分表里，红紫辨寒热，淡滞定虚实。"邵氏常借助三关颜色辨别患儿寒热及病程进展。本案中患儿"关纹紫红"，邵氏推断乃暑湿化热、热邪炽盛为病，故于荆防败毒散中加六一散、石膏、川连、银花等清暑利湿退热之品。

沃庄沈伯记。稚孩暑风外乘，呛咳发热，脉浮数、人迎滑，舌白、根微黄，咽痛。宜治手太阴为主。六月七日。桔梗一钱，杏仁三钱，淡竹叶钱半，益元散三钱，连翘三钱，广郁金三钱，银花钱半，橘红一钱，枳壳钱半，薄荷五分，前胡钱半，绿豆衣三钱。

又：呛咳未除，喉息有声，脉寸滑，面色微青。恐防惊风。六月十日。紫菀钱半，炒川连四分，白前钱半，金沸花三钱，橘红钱半，益元散三钱，象贝三钱，炒僵蚕钱半，杏仁三钱，扁豆衣三钱，佛耳草三钱，荷叶一角。三帖。

又：稚孩呛咳未除，晨起尤剧，右脉弦、气口滑，面色青，腹满。宜清肝、肃肺、化痰为治。二月十三日。钩藤三钱，紫菀钱半，兜铃子一钱，石决明六钱，川贝钱半，海石三钱，杏仁三钱，桔梗钱半，滁菊二钱，白前钱半，益元散三钱，蔻壳钱半，荷叶一角。三帖。

评议：本案患儿先见咳嗽之症，外邪为主，以桔梗、杏仁一升一降，调和气机，银翘、薄荷疏风解表，淡竹叶、稽豆衣清泄表热。后呛咳日久，面色渐青，肺病传肝，且有惊风之变，肝风化热，横犯肺金，热郁肺内，肺失宣降而成咳嗽。故药用钩藤、石决明、滁菊清肝泻火，兜铃子、紫菀、川贝、海石清疏肺热、降逆止咳，并不忘加荷叶、蔻壳等药运脾助运，意在培土生金，脾胃和则肺病不作。

新林周。暑风袭肺，头胀而痛，舌腻微黄，呛咳，发热乍寒，便结肢楚。宜治手太阴为主。六月九日。香薷八分，杏仁三钱，前胡钱半，藿香二钱，橘红二钱，瓜蒌皮三钱，淡豆豉钱半，象贝三钱，枳壳钱半，淡竹叶钱半，神曲三钱，荷叶一角。

又：暑风未清，呛咳便结，舌滑腻。宜清上焦为主。六月十二日。桔梗钱半，杏仁三钱，橘红一钱，桑叶三钱，麦芽四钱，苏梗二钱，瓜蒌皮三钱，焦山栀三钱，象贝三钱，前胡钱半，通草钱半，荷叶一角。

杨汛徐风晁。舌白根厚，头疼发热，四肢酸楚，脘闷，脉浮滑。由感冒夹食所致，宜治防变。五月十四日。香薷八分，午时茶钱半，仙半夏钱半，厚朴钱半，连翘三钱，黄芩钱半，蔻仁八分，山楂三钱，藿香二钱，桔梗钱半，白芷八分。

又：舌转黄厚，汗出热不解，脉濡，溲赤，头胀，肢楚，便结。宜清解防变。五月十八日。瓜蒌皮三钱，豆卷三钱，杏仁三钱，枳实钱半，神曲四钱，滑石四钱，焦山栀三钱，炒黄芩钱半，麦芽三钱，淡竹叶钱半，苦丁茶钱半。

又：大便已通，脉濡、人迎大，热缓，头重昏眩，舌厚灰黄，溲赤。还宜防变。焦山栀三钱，淡竹叶钱半，麦芽三钱，滑石四钱，杏仁三钱，陈皮钱半，豆卷三钱，鲜石斛三钱，晚蚕沙三钱，茵陈三钱，贯众二钱。

又：舌色较和，汗出津津，脉濡数，背发疹点，白痦不现。宜遵前法清利为妥。五月廿三日。淡竹叶钱半，贯众二钱，枳壳钱半，连翘三钱，杏仁三钱，赤苓三钱，茵陈三钱，陈皮钱半，蔻壳钱半，生米仁四钱，晚蚕沙三钱。

湾头徐。冒暑受风，身痛发热，头痛口渴，心泛舌黄，便结，腰痛如折。势在非轻，尤防痉厥，候正。六月八日。香薷八分，连翘三钱，豆卷三钱，淡竹叶钱半，广郁金三钱，枳壳钱半，神曲三钱，焦山栀三钱，苦丁茶钱半，花粉三钱，杏仁三钱，丝瓜藤一把。

又：热犹不解，颈项白痦略现，脉数，舌黄口燥，耳木。缘暑邪上郁，防内陷、厥闭之变，候正。六月八日。淡竹叶，连翘，贯众，薄荷，石菖蒲，苦丁茶，花粉，焦栀，夏枯草，银花，杏仁，丝瓜叶。

又：痦未尽达，舌黄尖红，脘闷，肢楚，清窍稍和。还防内陷，候正。六月十日。夏枯草钱半，连翘三钱，银花钱半，鲜生地四钱，六一散三钱，花粉三钱，炒黄芩，贯众二钱，蝉衣钱半，紫草一钱，石菖蒲五分，荷叶边一圆。

遗风庞。暑风夹湿，寒热如疟，渴饮溲，脉濡右大，舌白、中心嫩黄。宜清解，防重。七月廿七日。淡竹叶钱半，香薷七分，蝉衣钱半，连翘三钱，杏仁三钱，六一散四钱，薄荷五分，花粉三钱，银花二钱，牛蒡子三钱，通草钱半，荷叶一角。二帖。

又：寒热交作，脉弦濡，舌黄滑，腹中濯濯。姑宜清暑和中。藿香二钱，焦山栀三钱，省头草三钱，青蒿子钱半，连翘三钱，条芩钱半，炒青皮八分，山楂三钱，通草钱半，炒枳壳钱半，原滑石四钱，荷叶一角。

陈。秋暑夹食，脘闷发热，口渴引饮，脉弦右大，舌厚腻。症非轻，宜清气分，防昏厥之变。七月十五日。瓜蒌皮三钱，焦神曲四钱，煅石膏三钱，焦山栀三钱，广郁金三钱，花粉三钱，仙半夏钱半，杏仁三钱，薄荷一钱，淡豆豉钱半，石菖蒲四分，竹叶卅张。二帖。

又：前药已效，神识较爽，脉弦数，潮热，大便自利。宜清暑利湿为妥。七月十七日。焦神曲四钱，银花钱半，扁豆衣三钱，赤苓三钱，淡竹叶钱半，焦栀三钱，青蒿一钱，六一散三钱，生米仁四钱，豆卷三钱，通草钱半，荷叶一角。三帖。

钱清四来。闰女伏暑秋发，头疼发热，呕恶，不寐，脉滑浮，神识乍愦，舌黄。症非轻，宜防痉厥，候正。八月廿八日。栀子三钱，淡豆豉钱半，薄荷钱半，牛蒡子三钱，蝉衣钱半，连翘三钱，石菖蒲七分，贯众三钱，豆卷三钱，藿香二钱，仙半夏钱半，活水芦根五钱。

又：闰女热犹不解，舌黄，便闭，呕恶，脉劲，胸闷，神识乍愦。症尚重险，宜防厥闭。若得疹痦，可望转机，候正。薄荷钱半，牛蒡子三钱，蝉衣钱半，连翘三钱，石菖蒲七分，炒僵蚕三钱，贯众三钱，水红子钱半，银花钱半，紫草钱半，炒黄芩钱半，活水芦根一两。二帖。

又：闰女昏谵较瘥，白痦略现，左脉劲、右脉弦，舌红邪热，已入营络，口燥，便闭，偶有肢战。恐风动致痉厥，候正（玉女煎）。鲜生地四钱，煅石膏三钱，炒知母钱半，紫草钱半，连翘三钱，蝉衣钱半，牛蒡子三钱，广郁金三钱，元参三钱，淡竹叶钱半，银花钱半，活水芦根一两。二帖。

又：诸款悉减，大便稍下，左脉犹劲、舌转微白，头晕脘闷，内风浮越，身热已退。宜治防复。九月八日。淡竹叶钱半，滁菊二钱，蔻壳钱半，广郁金三钱，杏仁三钱，瓜蒌皮三钱，通草钱半，生谷芽四钱，栀子炭三钱，省头草三钱，瓜蒌皮三钱，枳壳钱半，荷蒂一个。三帖。

评议：此案完整展现了邵氏治疗伏暑秋发的过程。初起症属重险，神志不清，以栀子豉汤、升降散之法治之；待"白㾦略现"，邪热入营，以玉女煎消息施治；药后诸症皆减，则以清余热、和胃气为主，以防复发。整个诊治过程，步步为营，颇有章法，使症减病退，转危为安。

新发王三泉。秋暑伤气，身疼发热，汗出黏腻，脉濡数，舌黄厚，脘闷呕恶，不寐。慎恐变幻。八月二日。淡豆豉钱半，焦栀二钱，仙半夏钱半，枳实钱半，广郁金三钱，藿香二钱，神曲三钱，连翘三钱，豆卷三钱，瓜蒌皮三钱，橘红一钱，竹茹一丸。二帖。

又：寒热不清，脉濡按之混滞，舌白单灰，溲赤。姑宜清利暑湿为治。八月四日。焦神曲四钱，蔻仁八分，淡竹叶钱半，连翘二钱，杏仁三钱，青皮八分，通草钱半，藿香二钱，滑石四钱，豆卷三钱，赤苓三钱，桑梗尺许。二帖。

湖圹夏萃基。伏暑秋发，头胀身疼，发热乍寒，脉濡数、气口滑，舌灰黄，恶心脘闷。尤防变幻，宜清解。八月卅日。淡豆豉钱半，广藿香二钱，神曲四钱，栀子三钱，川朴钱半，炒黄芩钱半，仙半夏钱半，薄荷钱半，枳壳钱半，橘红一钱，蔻仁八分，竹茹一丸。

又：汗出热缓，恶心较瘥，脉濡细数，舌灰已退，脘闷，胃钝。宜清暑利湿为妥，防变。九月二日。神曲三钱，山楂三钱，通草钱半，川朴钱半，豆卷三钱，省头草三钱，枳壳钱半，藿香二钱，苦丁茶钱半，蒿梗钱半，蔻仁八分，荷叶半张。二帖。

又：清暑利湿，身热已退，脉濡细，中焦未和，舌黄微灰，便溺已和。仍遵前法加减为妥。九月四日。焦神曲四钱，赤苓三钱，省头草三钱，炒枳壳钱半，豆卷三钱，通草钱半，沉香曲钱半，焦栀三钱，佛手花八分，炒谷芽四钱，川朴钱半，荷叶半张。三帖。

又：饮食轻伤，热已继复，脉弦右涩，脘中窒格，舌微黄。宜栀子厚朴汤治之，防变。九月七日。神曲四钱，厚朴钱半，栀子二钱，炒黄芩钱半，滑石四钱，沉香曲钱半，茯苓皮四钱，青皮八分，炒麦芽四钱，大腹皮三钱，枳壳钱半，荷叶一角。二帖。

夏维钧。案列于前，舌黄口燥，头疼烦热，脘闷便闭，吸短气逆。宜防厥闭，以清表里，候正。七月三日。薄荷，连翘，炒黄芩，牛蒡子，贯众，杏仁，瓜蒌皮，元明粉，花粉，焦栀子，石菖蒲，淡竹叶。

又：清表里汗出热缓，大便颇通，脉弦数、右滑，舌黄口燥，咳逆，脘闷。还防厥闭，候正。七月五日。花粉，寒水石，杏仁，枳壳，滑石，石菖蒲，炒黄芩，瓜蒌皮，栀子，广郁金，省头草，淡竹叶。

又：宿垢未能尽下，脉濡数、右寸关弦，舌黄燥，脘闷，耳木。湿热蒙蔽三焦，宜泻心汤加减。七月七日。炒川连，仙半夏，炒黄芩，枳实，杏仁，石菖蒲，省头草，滑石，苦丁茶，陈皮，淡竹叶。

又：耳木稍和，舌黄，渴饮，便闭，脉弦数，脘闷，肢战。防痉厥，以河间法治之，候正。七月九日。淡竹叶，寒水石，杏仁，煅石膏，陈皮，石菖蒲，省头草，钩勾，炒僵蚕，瓜蒌皮，滑石，荷叶边。

又：肢战、耳木悉减，顷脉小数，仰即头晕，大便已通，渴饮亦瘥。还宜防复。七月十二日。煨天麻八分，甘菊二钱，苦丁茶钱半，远志八分，淡竹叶钱半，谷芽四钱，杏仁三钱，钩勾三钱，省头草三钱，茯神四钱，川石斛三钱，荷叶一角。

李氏。暑热内逼，舌白，气逆，脘闷烦热，口渴乍寒，左脉大，耳疼，头痛，肢楚。症属重险，尤防昏蒙之变，候正。七月。仙半夏，煅石膏，淡豉，白芷，广郁金，葛根，枳壳，桔梗，蔻仁，厚朴，条芩，丝瓜叶三片。

又：热已继复，身疼，头晕，肢楚，舌微黄，胸闷。症尚重，还防昏蒙之变。苦丁茶，连翘，条芩，焦栀，蔻仁，豆卷，薄荷，贯众，神曲，葛根，银花，丝瓜叶，活水芦根五钱。

又：汗已出，热尚不已，脉寸口大，头昏欲厥，大便秘结，口渴不已，脘闷身疼，走注。症尚重，防有外脱内闭，候正。瓜蒌子，煅石膏，杏仁，制军，淡竹叶，苦丁茶，贯众，石菖蒲，蝉衣，厚朴，广郁金，活水芦根一两。

又：痦发如麻，大便已通，脉左劲、右濡，潮热不清，舌微黄。还防变端。淡芩，连翘，石菖蒲，寒水石，蔻仁，淡竹叶，贯众，广郁金，豆卷，炒僵蚕，杏仁，荷叶边一圈。

又：神识已爽，舌色转白，脉虚、人迎滑数，呛咳头晕，心悸。余烟未熄，宜治防复。桑叶，茯神，杏仁，远志，淡竹叶，甘菊，苦丁茶，瓜蒌皮，蔻仁，川贝，谷芽，荷叶边一圈。

涝湖陈。伏暑秋发，舌黄口燥，耳木，脉弦濡数，呛咳，右胁痛，暮夜神昏。症属重险，宜防血溢之变。苦丁茶钱半，连翘三钱，杏仁三钱，橘络钱半，象贝三钱，石菖蒲七分，天竺黄钱半，生菔子钱半，炒僵蚕三钱，桑叶三钱，广郁金三钱，银花钱半，鲜竹茹一丸。

又：清窍未和，脉细数，舌黄，呛咳多痰，神识乍惯。势在尚重，还防变端，候正。九月五日。桑叶三钱，苦丁茶钱半，栀子三钱，杏仁三钱，远志八分，淡竹叶钱半，菊花二钱，僵蚕三钱，象贝三钱，天竺黄钱半，花粉三钱，荷蒂一个。

评议：本案为秋季伏暑发作，患者痰热壅盛，日夜神昏，病情危重。邵氏治以清热化痰开窍之法。初诊、复诊方中均用桑叶、苦丁茶疏散暑热，清泻心火，以象贝、僵蚕、天竺黄清热豁痰，息风开窍。俾暑退热散，则血溢之变无虞也。

徐。舌色黄厚，头胀而疼，身热畏寒，脉浮濡数，肢楚，溲赤。此属伏暑，宜清解，防重。九月五日。薄荷钱半，焦神曲四钱，银花钱半，广郁金三钱，桔梗钱半，蝉蜕钱半，淡豉三钱，连翘三钱，六一散三钱，炒黄芩钱半，豆卷三钱。

又：舌色如前，头疼较瘥，热犹不解，脉濡数，溲赤，身疼肢楚。仍遵前法加减，防重。九月七日。薄荷钱半，杏仁三钱，焦山栀三钱，滑石四钱，豆卷三钱，石菖蒲五分，瓜蒌根三钱，连翘三钱，银花钱半，酒芩钱半，焦神曲三钱。二帖。

王。伏暑发热，汗出不彻，脉濡、右细数，头晕胸闷，气逆，舌心焦，便溺赤。姑宜清解，防剧。八月四日。薄荷一钱，豆卷三钱，广郁金三钱，滑石四钱，杏仁三钱，橘红钱半，牛蒡子钱半，连翘三钱，甘菊二钱，酒炒淡芩钱半，银花钱半，鲜竹茹一丸。二帖。

又：据述身热已退，舌白便闭，小溲赤，头晕较瘥。宜清上焦为主。八月七日。瓜蒌子三钱，滑石四钱，赤苓三钱，广郁金三钱，焦栀三钱，甘菊二钱，枳壳钱半，杏仁三钱，通草钱半，陈皮钱半，炒黄芩钱半。二帖。

江南周汪。手太阴伏暑，呛咳，倏热乍寒，脉浮濡细，舌黄厚，右胁刺痛。宜防血溢之变。十月十日。银花钱半，连翘三钱，桔梗钱半，淡豉钱半，牛蒡子钱半，枳壳钱半，丝瓜络三钱，广郁金三钱，桑叶三钱，前胡钱半，象贝三钱，鲜竹茹二丸。

又：呛咳较减，便溺皆赤，脉细数，舌微黄，右胁尤痛，潮热不清。宜清肺、和络、化痰。十月十二日。金沸花三钱，橘络钱半，杏仁三钱，枳壳钱半，象贝三钱，通草钱半，前胡钱半，广郁金三钱，栀子三钱，桑叶三钱，炒黄芩钱半，鲜竹茹二丸。

又：呛咳较轻，胃气未振，舌滑着、根厚腻，脉濡细，湿热未清。宜清肺、和胃、利湿。十月十五日。金沸花三钱，橘络钱半，杏仁三钱，炒谷芽四钱，枳壳钱半，象贝三钱，神曲四钱，通草钱半，白前钱半，赤苓四钱，豆卷三钱，鲜竹茹一丸。

山头李。伏暑晚发，神识昏愦如蒙，脉濡数，口不能言，舌红、苔嫩焦，溲短，鼻衄。症非轻，立法候正。淡竹叶钱半，茯苓四钱，贯众二钱，连翘三钱，炒僵蚕三钱，石菖蒲七分，蝉衣钱半，六一散三钱，藿香二钱，银花钱半，花粉三钱，远志八分，淡竹叶卅片，活水芦根一两。一帖。

又：伏暑已曾化蒙，前进芳香清解，语言得发，脉濡滑、左细劲，舌焦口燥，汗出热不解。须得痦无虑，非轻藐之症。十月四日。淡竹叶钱半，石菖蒲五分，水红子钱半，连翘三钱，牛蒡子钱半，僵蚕三钱，蝉衣钱半，六一散三钱，杏仁三钱，银花钱半，炒黄芩钱半，橘红钱半，活水芦根一两。二帖。

又：微热息凉，汗出身疼，痦未见，神识乍愦，舌黄，脉气粗，口燥，左脉动、右脉濡数。势恐外脱内闭。十月八日。淡竹叶钱半，大豆卷三钱，杏仁三钱，连翘三钱，滑石四钱，炒僵蚕三钱，紫雪丹二分，石菖蒲五分，花粉三钱，贯众二钱，焦栀三钱，苦丁茶钱半，活水芦根一两。

又：舌色如前，汗出热不解，脉浮弦，头项刺痛，内风鸥张。宜防痉厥，候正。十月十二日。煨天麻八分，防风钱半，川芎一钱，炒僵蚕三钱，滁菊二钱，苦丁茶钱半，干地龙一钱，滑石四钱，贯众二钱，豆卷三钱，炒黄芩钱半。二帖。

又：汗出热不解，脉弦右大，头痛项掣，肝风鸥张。症属重险，宜治防厥，候正。十月十五日。淡竹叶钱半，滁菊二钱，煨天麻八分，川芎钱半，白芷一钱，防风八分，炒黄芩钱半，桑叶钱半，连翘三钱，薄荷八分，蝎梢二分，荷蒂一个。

古城陈谦记。伏暑秋发，头疼身痛，发热恶寒，脉浮数，舌黄心红，胸闷心泛，四肢酸楚。宜防昏蒙之变。八月十九日。薄荷钱半，牛蒡子二钱，桑叶三钱，连翘三钱，桔梗钱半，银花钱半，炒黄芩钱半，荆芥钱半，苦丁茶钱半，淡豉钱半，枳壳钱半，鲜荷叶一角。二帖。

又：舌色如前，顷脉稍静，口燥不甚，渴饮，胸闷少寐，寒热不清，四肢酸楚，日轻夜重，心泛欲呕。仍遵前法加减再进。薄荷钱半，连翘三钱，炒黄芩钱半，焦栀三钱，花粉三钱，瓜蒌皮三钱，通草钱半，广郁金三钱，银花钱半，桑叶三钱，枳壳钱半，荷叶一角。

又：顷脉濡微、气口带滑，舌黄燥，大便已落、溏而色赤，呕恶未除，痰稠。宜清除、和胃、消痰。八月廿二日。橘皮一钱，竹茹三钱，仙半夏钱半，栀子三钱，豆卷三钱，通草钱半，麦芽三钱，桑叶三钱，象贝三钱，藿香二钱，广郁金三钱。二帖。

又：呕恶较减，脉涩数、气口滑，舌心黄燥，神识乍愦，腰腹如束，癸水适来不多。已露热入血室景象，最怕变幻。八月廿四日。泽兰钱半，连翘三钱，橘红一钱，老式天竺黄钱半，通草钱半，丹参三钱，山楂三钱，豆卷三钱，枳壳钱半，淡竹叶钱半，延胡二钱，丝瓜藤一把。

又：血舍未清，右脉稍数，舌微白，潮热不清。仍遵前法损益再进。八月廿七日。泽兰钱半，广郁金二钱，淡竹叶钱半，地骨皮二钱，川芎一钱，通草钱半，丹皮二钱，丹参三钱，蔻壳钱半，葛根钱半，橘红一钱，丝瓜藤一把。

郑寿记。稚孩秋暑夹食化疟，已曾抽搐，脉劲而促，瘛疭已休，热犹不解，目多上视，舌微黄，口燥喜饮，胸脘痛，神识昏谵，小溲涩痛。势在险笃，防厥。借河间法加减，候正。八月十五日。紫雪丹二分，连翘三钱，益元散三钱，煅石膏三钱，炒僵蚕三钱，石菖蒲七分，银花钱半，钩勾三钱，淡竹叶钱半，莹白金汁五钱，广郁金三钱，麦芽三钱，鲜荷叶一角。一帖。

又：稚孩前法颇效，神识较清，面青已退，势有转机，顷左脉弦数、右寸洪大，气分之势尚存，舌干着、根厚而微黄，腹痛不便。缘宿垢未落，口燥潮热。借宣白承气汤治之，若不致变，以冀渐瘥。八月十六日。瓜蒌子三钱，煅石膏三钱，杏仁三钱，生甘草五分，广郁金三钱，水红子钱半，淡竹叶钱半，花粉三钱，红藤钱半，制军三钱，麦芽三钱，延胡二钱，荷叶一角。

又：稚孩热缓脉静，病减之象，腹痛除，大便仍闭，舌根黄厚，口燥。借陷胸承气汤加减治之。八月十七日。瓜蒌子三钱，炒小川连五分，枳实一钱，制军三钱，杏仁三钱，花粉钱半，陈皮一钱，广郁金三钱，炒知母钱半，元明粉钱半，栀子三钱，鲜竹叶三十张。二帖。

又：宿垢已落，脉细弦，微热不清，口燥。宜养胃清热为主。八月十九日。淡竹叶一钱，生谷芽四钱，黄草斛三钱，地骨皮三钱，蒿梗八分，省头草三钱，苦丁茶钱半，扁豆衣三钱，瓜蒌根钱半，银胡一钱，碧玉散三钱。三帖。

评议：此案为小儿危急重症，邵氏先以刘河间之法清热开窍，继以吴鞠通之宣白承气汤和俞根初之陷胸承气汤泻热通便，终以养胃清热之品善后。章法有度，思路清晰，其治疗危急重症的功力可见一斑，堪为后学范式。

高子记。闺女暑湿伤气，始起寒热，脉虚，舌黄尖红，便溺涩。尤防昏蒙之变。七月八日。瓜蒌皮，焦栀，豆卷，石菖蒲，杏仁，连翘，银花，炒黄芩，广郁金，滑石，淡竹叶卅片，荷叶边一圈。

又：闺女清热利湿，身热较退，脉混滞，舌心黄厚，腹痛利，便不爽。此属旁流，虑防变痢。瓜蒌皮三钱，广郁金三钱，豆卷三钱，红藤钱半，通草钱半，炒黄芩钱半，山楂三钱，炒腹子三钱，焦栀三钱，藿香二钱，青木香八分，枳壳钱半。

又：闺女旁流较瘥，宿垢已下，脉混滞，汗多，舌微灰，身痛。余暑未清，姑宜和中清利，最怕变幻。七月十四日。淡竹叶钱半，益元散三钱，省头草三钱，通草钱半，藿梗二钱，新会皮钱半，杏仁三钱，枳壳钱半，扁豆衣三钱，苦丁茶钱半，蔻壳钱半。

倪桂记。伏暑秋发，微寒微热，脉弦濡、按之实大，舌微黄、中心带灰，口燥喜饮，恶心，大便旁流如酱，小溲热结作痛，神识乍愦。系湿热横冲包络，宜河间法清气中之热，若得痦则解，否则恐内陷。八月八日。大豆卷三钱，寒水石三钱，橘红一钱，煅石膏三钱，连翘三钱，银花钱半，贯众二钱，茯苓皮四钱，生草梢七分，淡竹叶钱半，滑石四钱，活水芦根一两。

又：旁流已除，身热攫之较瘥，右脉濡细、气口滑、左洪大，白痦未见，舌绛起色微黄，口燥喜饮，溲赤，腹中满闷。仍清气分，须得痦则解。八月十日。莹白金汁五钱，连翘三钱，滑石四钱，橘红一钱，豆卷三钱，杏仁三钱，贯众三钱，广郁金三钱，寒水石三钱，银花三钱，茯苓皮四钱，蝉衣钱半，活水芦根一两。

又：热已神爽，颈项白痦略现，病减之象，顷脉右濡细、气口滑、左寸关脉弦，睡中肢战，舌有白屑。气分之余烟未熄，兼内风鼓舞使然，溲溺赤，旁流已除，偶有咳逆。宜清气热，兼化痰息风。八月十三日。淡竹叶钱半，川贝三钱，银花钱半，滁菊二钱，煨天麻八分，莹白金汁五钱，桑叶三钱，六一散三钱，赖红八分，茯神四钱，杏仁三钱，通草钱半。

又：热退后汗未出，肢尖少煦不厥冷，脉左细、右濡、气口滑、胃气稍振，小溲不利，脐下似乎胀闷。系余湿未清，膀胱之气不化，舌微白、里半截微黄，寝寐虽安未稳，兼有惊怖。借宣明苓桂术甘汤加减治之。八月十五日。茯苓三钱，猺桂心四钱，江西术一钱，煅石膏三钱，光杏仁三钱，琥珀八分，滑石四钱，茵陈三钱，青木香四分，泽泻三钱，车前三钱，灯芯七支。

又：溲溺已利，睡中惊怖亦除，顷脉左细、右关弦，舌薄白、底红涸，大便数日不更矣，腹中隐隐作痛。系湿阻气痹，姑宜开气分以走湿。八月十七日。瓜蒌皮四钱，杏仁三钱，新会皮钱半，通草钱半，薏仁钱半，谷芽四钱，夜交藤三钱，省头草三钱，淡竹叶钱半，晚蚕沙三钱，茯神四钱，灯芯七支。

李。舌黄，目白赤，头痛而胀，脉弦数，腰痛肢楚，倏热乍寒。此秋暑内烁，宜清解，防剧。七月十七日。薄荷钱半，炒黄芩钱半，甘菊三钱，滑石四钱，焦栀三钱，淡竹叶钱半，桑叶三钱，连翘三钱，银花钱半，夏枯草二钱，花粉三钱。二帖。

又：秋暑未解，午夜恶寒发热，脉弦数，舌滑腻，目赤较退，肢楚，脘闷。仍遵前法为妥。七月十九日。淡豉钱半，炒子芩钱半，甘菊二钱，连翘二钱，花粉三钱，杏仁三钱，桑叶三钱，焦栀三钱，苦丁茶钱半，夏枯草二钱，滑石四钱。二帖。

紫栏桥赵。伏暑秋发，旬余不解，脉濡、气口大，舌滑微黄，身热忽凉，头疼脘闷。宜清解，防变。八月九日。薄荷一钱，连翘三钱，豆卷三钱，炒黄芩钱半，滑石四钱，枳壳钱半，大腹皮三钱，白芷八分，神曲三钱，藿香二钱，赤苓三钱，桑梗尺许。二帖。

又：余暑不清，头痛潮热，脉虚、气口短，舌微黄尖红。防变幻。苦丁茶钱半，连翘三钱，豆卷三钱，白芷八分，六一散三钱，青蒿八分，甘菊二钱，藿香二钱，枳壳钱半，淡竹叶钱半，扁豆衣三钱，荷叶一角。二帖。

沙田傅瑞林。秋暑夹食，始起实热，肢楚，脉濡细，舌厚黄滑，脘闷气逆。宜清解为治，防重。八月三日。淡豉三钱，连翘二钱，豆卷三钱，枳壳钱半，大腹皮三钱，藿香三钱，炒黄芩钱半，山楂三钱，蔻仁八分，滑石四钱，神曲三钱，桑梗尺许。二帖。

又：脘中转和，脉小数，舌黄，呛咳，气逆，溲赤。宜治手太阴为主。八月五日。桔梗钱半，杏仁三钱，桑叶三钱，焦栀二钱，枳壳钱半，橘红一钱，白前钱半，淡竹叶钱半，通草钱半，瓜蒌皮三钱，象贝三钱，荷叶一角。三帖。

安昌姚。暑湿伤气，呕渴，身热，大便自利，脉弦濡数，舌黄滑，腹痛。症非轻藐，宜清热和中。藿香三钱，焦六曲四钱，炒黄芩钱半，六一散四钱，连翘三钱，枳壳钱半，银花三钱，石菖蒲五分，豆卷三钱，花粉三钱，佩兰三钱。

又：清热和中，自利、呕咳悉瘥，脉濡、右弦数，舌黄滑，身热已缓，头晕，耳鸣。仍遵前法加减为稳。藿香钱半，苦丁茶钱半，条芩钱半，六一散四钱，扁豆衣三钱，赤苓四钱，银花三钱，连翘三钱，焦山栀三钱，省头草三钱，通草钱半。三帖。

赵。舌白罩灰，脉细、左弦濡，呕恶，便利，身微热，跗重。此伏暑湿热为患，宜六和汤加减。九月四日。藿香二钱，焦神曲四钱，赤苓四钱，扁豆衣三钱，木瓜钱半，省头草三钱，仙半夏钱半，厚朴钱半，炒谷芽四钱，砂仁八分，通草钱半，荷叶一角。二帖。

又：便利不已，脉细、右沉弦，舌滑白，脘闷，头疼，倏热忽寒，溲赤。仍遵前法加减。九月八日。藿香二钱，范志曲三钱，苏梗二钱，生米仁四钱，白芷八分，扁豆衣三钱，大腹皮三钱，厚朴钱半，新会皮钱半，砂仁八分，通草钱半，荷叶一角。三帖。

又：便利已除，加之感冒头胀发热，脉浮、气口浮滑，呛咳，胸次痛，舌滑白。宜清气、和络、消痰，防血溢。九月十二日。桔梗钱半，丝瓜络三钱，橘红钱半，苏梗二钱，炒枳壳钱半，甘菊二钱，桑叶三钱，广郁金三钱，通草钱半，前胡钱半，象贝三钱，鲜竹茹一丸。三帖。

王。伏暑头疼发热，脉浮弦、右濡数，舌心微黄，经停腹痛，脘闷心泛，身热肢楚。宜治防重。七月十五日。薄荷钱半，焦神曲三钱，广郁金三钱，橘皮一钱，青木香七分，枳壳钱半，藿香三钱，连翘三钱，蔻仁八分，淡豉钱半，炒子芩钱半，丝瓜叶三片。二帖。

又：汗出热缓，脉弦数，经停头晕，舌心厚，腹痛已瘥，脘闷，便闭。仍遵前法增损为妥。七月十八日。薄荷八分、橘红钱半，枳实钱半，杏仁三钱，甘菊二钱，藿香钱半，瓜蒌子三钱，连翘三钱，苦丁茶一钱，炒子芩钱半，焦栀三钱。二帖。

又：身热已退，大便仍闭，左脉弦、右数，经停，腰腹联痛。防见红。七月二十日。瓜蒌子四钱，杏仁三钱，川断三钱，甘菊二钱，天仙藤钱半，广木香五分，桑寄生，焦山栀三钱，苏梗二钱，炒子芩三钱，豨莶草三钱。二帖。

又：大便已通，腹痛亦除，脉左弦、右滑数，经停腰酸，舌白、中心微黄，仰即头晕。宜柔肝息风，以清余暑。七月廿二日。桑寄生三钱，炒谷芽四钱，石决明四钱，苏梗钱半，甘菊三钱，远志八分，煨天麻八分，川断三钱，苦丁茶一钱，豨莶草三钱，蔻壳钱半。三帖。

坎山施春生。伏暑秋发，潮热便结，脉弦数，舌黄心灰，呛咳，耳木。宜清少阳、佐肃肺，恐生变端。八月卅日。青蒿梗一钱，焦栀三钱，苦丁茶钱半，杏仁三钱，豆卷二钱，淡竹叶钱半，橘红一钱，赤苓三钱，玉竹钱半，瓜蒌皮三钱，滑石四钱，荷蒂一个。三帖。

又：清窍较和，大便仍闭，顷脉细数，舌滑白、中心微黄，潮热溲赤。宜清上焦为治。九月七日。瓜蒌子三钱，杏仁三钱，桑叶三钱，焦栀子三钱，苦丁茶钱半，橘红一钱，生谷芽四钱，蕤仁钱半，通草钱半，蒿梗一钱，川贝钱半，荷蒂一个。三帖。

童大渭。暑湿伤气，午后微寒发热，脉濡数，舌黄滑，手足疼烦，身痛走注。宜防变。晚蚕沙，连翘，防己，豆卷，杏仁，滑石，片姜黄，茵陈，海桐皮，炒黄芩，枳壳，桑梗尺许。

又：清热利湿，手足烦疼已除，脉濡虚，舌微黄、两边白，腰痛如折。仍遵前法加减。晚蚕沙，木防己，独活，豨莶草，滑石，杏仁，片姜黄，茵陈，海桐皮，赤苓，焦曲，桑梗尺许。

又：胃气仍钝，舌滑白，腰疼，大便不畅。宜开气分以走湿。七月十三日。瓜蒌皮三钱，厚朴一钱，通草钱半，蔻壳钱半，豨莶草三钱，丝瓜络三钱，独活钱半，晚蚕沙，杏仁三钱，陈皮钱半，茯苓皮四钱。

瓜力张恒昌。暑湿夹风，潮热汗出，头晕心悸，已累月余，脉虚细、气口滑，舌心光，呛咳，便溺涩少。宜清肺胃为主。七月十日。南沙参，茯神，六一散，扁豆衣，杏仁，生谷芽，新会皮，省头草，地骨皮，川贝，川石斛，西瓜翠衣。

又：案列于前，脉虚、人迎短、气口滑，心悸，汗出溅溅，舌光潮热，不便溺少。仍遵前法损益。七月十四日。南沙参三钱，地骨皮三钱，柏子仁三钱，茯神四钱，稽豆衣三钱，桑叶三钱，通草钱半，川贝钱半，新会皮钱半，清炙芪八分，麻子仁四钱，荷叶边一圈。

王。潮热未净，脉濡，舌红、根微黄，暮夜口燥，缘邪热伤津，大便已通。宜清热生津，参前加减为治。鲜石斛，六一散，花粉，省头草，杏仁，淡竹叶，生谷芽，通草，丹皮，豆卷，茯神，荷叶。

又：瘖发如麻，舌色较和，脉虚形疲。余烟未尽，宜防复。淡竹叶，生米仁，苦丁茶，谷芽，省头草，地骨皮，茯神，鲜石斛，益元散，杏仁，贯众，荷叶边一圈。

又：白痦屡发，脉小数，心悸，头晕耳鸣，溲溺少。宜清肺胃，以熄余邪。北沙参，川贝，淡竹叶，地骨皮，新会皮，杏仁，省头草，谷芽，远志，茯神，通草，荷叶。

评议：此案暑热虽退，然津液已伤，为暑热之病后期，宜清热生津和胃为治，以防病复。邵氏常用鲜石斛、天花粉、六一散、淡竹叶、省头草、谷芽、豆卷之类，可供参考。

坎山陆佩记。舌滑灰黄，脉濡、气口滑，微热脘闷，寐不安，此属伏暑。症非轻，宜防变。十月十五日。淡竹叶钱半，广郁金三钱，大豆卷三钱，苦丁茶钱半，杏仁三钱，通草钱半，远志八分，益元散三钱，荷蒂一个。二帖。

又：清利已效，诸款悉减，顷脉虚濡，舌心仍属灰黄。还宜前法加减再进。十月十八日。淡竹叶钱半，广郁金三钱，豆卷三钱，川石斛三钱，省头草三钱，杏仁三钱，通草钱半，生谷芽四钱，焦栀三钱，茯神四钱，远志八分，荷蒂二个。三帖。

又：据述舌心仍属灰黑，胃仍钝，大便难涩，小溲不利。宜养正涵幽，参前损益再进。十月廿二日。咸苁蓉三钱，麻子仁三钱，当归钱半，省头草三钱，茯神四钱，通草钱半，地骨皮三钱，生谷芽四钱，车前三钱，川石斛三钱，柏子仁三钱，淡竹叶三十片。三帖。

又：潮热不清，舌滑腻单灰，脉濡细，大便仍闭，气机不利。宜清热化气为治。十月廿五日。天花粉三钱，杏仁三钱，地骨皮三钱，更衣丸钱半，蔻壳钱半，炒黄芩钱半，瓜蒌皮三钱，生谷芽四钱，佩兰三钱，神曲三钱，陈皮钱半。二帖。

又：大便已通，舌心仍灰，脉寸濡滑，呛咳。宜养胃以清利。十月廿八日。省头草三钱，川贝钱半，蔻壳钱半，白前钱半，广郁金三钱，橘红钱半，生谷芽四钱，杏仁三钱，通草钱半，茯神四钱，淡竹叶钱半。三帖。

山头李戚。伏暑秋发，化朦进芳香（至宝丹、石菖蒲），神识已清，脉濡左弦，舌黄口燥。宜防痉厥，候正。八月八日。薄荷钱半，牛蒡子三钱，蝉衣钱半，炒僵蚕三钱，橘红一钱，贯众二钱，甘菊二钱，广郁金三钱，花粉钱半，石菖蒲五分，连翘三钱，活水芦根五钱。二帖。

又：痦现神爽，脉濡，舌微黄，面跗浮。余暑未清，宜清利为妥。淡竹叶钱半，连翘三钱，生米仁四钱，茯苓皮四钱，通草钱半，冬瓜皮三钱，杜赤小豆三钱，大腹皮三钱，谷芽四钱，豆卷三钱，枳壳钱半。

杨汛徐云炎。伏暑秋发，身热溲赤，脉濡数，舌黄根厚。症非轻，宜防昏蒙之变。八月十二日。神曲三钱，连翘三钱，大腹皮三钱，杏仁三钱，苦丁茶一钱，滑石四钱，晚蚕沙三钱，麦芽三钱，淡竹叶钱半，豆卷三钱，茯苓皮四钱，荷叶一角。

又：热犹不退，舌白心焦，神识昏愦，午后尤剧，脉弦濡数。症尚重，防痉厥。八月十五日。淡竹叶钱半，连翘三钱，滑石四钱，杏仁三钱，蔻壳钱半，银花钱半，贯众二钱，豆卷三钱，苦丁茶二钱，紫雪丹九分，石菖蒲七分，荷叶一角。

又：神清热退，脉濡、左微动，舌滑白。不致变端无虑。淡竹叶钱半，连翘三钱，苦丁茶钱半，蔻仁八分，滑石四钱，杏仁三钱，豆卷三钱，枳壳钱半，生米仁四钱，贯众二钱，广郁金三钱，荷叶一角。二帖。

又：余烟未熄，午后微热，神识还觉昏愦，脉弦濡、左微动。防风动则厥，候正。八月十九日。石菖蒲七分，滑石四钱，远志八分，连翘三钱，银花钱半，通草钱半，茯苓皮四钱，淡竹叶钱半，甘菊二钱，炒僵蚕三钱，杏仁三钱，荷叶一角。二帖。

黄近记。迩由暑秽郁迫，始腹痛，继寒热交作，脉濡、气口滑，舌滑、根微黄。慢进补益，宜芳香结暑逐秽为主。六月八日。藿香三钱，省头草三钱，杏仁三钱，扁豆衣三钱，红藤钱半，广郁金三钱，益元散三钱，蔻壳钱半，通草钱半，神曲三钱，大腹皮三钱，丝瓜叶三片。

又：寒热已除，舌嫩黄，腹痛便利，脉濡左弦。余暑不清，肝气偏横，胃钝。宜清肝和中为主。六月十二日。藿梗二钱，大腹皮三钱，谷芽四钱，左金丸八分，扁豆衣三钱，石莲子三钱，益元散三钱，通草钱半，新会皮钱半，赤苓三钱，木瓜钱半，荷叶一角。三帖。

坂里汪。暑邪寒热，脉弦濡，头疼，脘闷，溲数。宜和中清邪。青蒿子钱半，藿香三钱，佩兰钱半，炒知母钱半，白芷八分，滑石四钱，仙半夏钱半，豆卷三钱，蔻壳钱半，青皮八分，威灵仙钱半，荷叶一角。

又：清解已效，脉虚细，寒热交作，午后稍瘥，舌滑白、根微黄。宜清暑和中。藿梗二钱，仙半夏钱半，银花钱半，滑石四钱，贡参钱半，赤苓四钱，蔻仁八分，扁豆衣三钱，通草钱半，连翘三钱，豆卷三钱，荷叶一角。二帖。

方光荣。余暑未清，脉濡，舌黄根厚，喉有贮痰，身微热，便溏，溲赤。故宜清暑利湿。藿梗二钱，六一散三钱，豆卷三钱，扁豆衣三钱，通草钱半，省头草三钱，神曲三钱，新会皮钱半，炒谷芽四钱，大腹皮三钱，生米仁四钱，荷叶一角。

又：脾胃久和，湿热未清，大便仍溏，食入脘闷。宜和中疏利。藿香二钱，厚朴钱半，新会皮钱半，赤苓三钱，神曲四钱，鸡内金三钱，通草钱半，大腹皮三钱，佛手花八分，左金丸八分，沉香五分。

马。胃气已松，左脉弦数，肝阳上升，舌黄，上颚红，小溲作赤。余暑未清，姑宜清利。淡竹叶，扁豆衣，女贞子，石决明，钗斛，地骨皮，苦丁茶，生谷芽，珠儿参，茯神，荷叶。

又：肝阳已潜，脉细数，舌根黄、尖边红，饱食大便即溏。脾土失运，真阴尚亏，宜清补为妥。八月廿二日。珠儿参一钱，扁豆衣三钱，新会皮钱半，怀药三钱，生米仁四钱，省头草三钱，砂壳钱半，石决明六分，生谷芽钱半，钗斛三钱，茯神四钱，荷叶一角。五帖。

周。暑热由卫入营，午夜发热，脉濡数，舌心红、少津，便溺赤，神识恍惚。宜防变幻。瓜蒌皮，连翘，益元散，扁豆衣，栀子，广郁金，鲜石斛，西瓜翠衣，丝瓜皮，元参，银花，杏仁，石菖蒲，竹叶。

又：舌心红较和，暮夜淤热，汗出即退，脉虚、左细数，溲溺不清。宜养阴清热。七月九日。青蒿，炙鳖甲，丹皮，远志，鲜石斛，益元散，苦丁茶，石菖蒲，细生地，枳实，炒黄芩，竹叶。

前梅高。热犹不解，汗出头晕，心泛，舌转微黄，大便已通，经停三月。还防变端。六月七日。瓜蒌根三钱，条参钱半，苏梗二钱，连翘三钱，杏仁三钱，蔻壳钱半，大腹皮三钱，藿香二钱，银花钱半，枳实一钱，焦栀三钱，荷叶一角。

又：经停三月，身热已退，脉虚细，头晕，汗出如淋，舌心厚，心悸。此邪去正伤，宜补虚饮液。六月九日。仁记参一钱，茯神四钱，穭豆衣三钱，谷芽四钱，新会皮钱半，桑寄生三钱，清炙芪七分，炒白芍钱半，枣仁三钱，煨天麻八分，春砂七分，荷叶一角。

又：头汗稍敛，晕眩，耳木，脉虚细，脘闷，心悸，舌白，胃钝。宜清暑敛汗、养胃、凝心神。六月十二日。苦丁茶钱半，滁菊二钱，穭豆衣三钱，神曲四钱，远志八分，陈皮钱半，茯神四钱，扁豆衣三钱，谷芽四钱，清炙芪皮八分，阳春砂八分，荷叶一角。

坎山沈。暑湿伤气，舌黄，头晕，身热，脉濡细，足跗酸痛，脘闷。气机不利，宜清暑、和中、利湿。六月九日。淡豉钱半，豆卷三钱，枳壳钱半，六一散三钱，焦栀三钱，炒黄芩钱半，滁菊二钱，淡竹叶钱半，神曲三钱，蔻仁八分，杏仁三钱，丝瓜叶三片。

又：余暑不清，头晕，身热，脉濡左弦，舌白，溲赤。还宜前法加减为妥。六月十二日。蒿梗一钱，豆卷三钱，生米仁四钱，六一散三钱，连翘三钱，焦栀三钱，蔻仁八分，杏仁三钱，藿香二钱，神曲三钱，薄荷梗八分，荷叶一角。二帖。

评议：暑湿为患，常阻遏气机，影响中州，以致脘闷，治当清暑、利湿、和中。邵氏常以六一散合三仁汤治之，同时加入豆卷、神曲、藿香、荷叶等化湿和胃之品。处方简洁，颇有效果。

方阿东。暑湿伤气，日久不已，脉虚、左弦细，舌微黄，脘闷，溲赤，跗酸。姑宜清暑利湿为治。七月七日。茵陈，白芷，益元散，茯苓，泽泻，蔻壳，豨莶草，川斛，大腹皮，炒黄芩，生米仁，荷梗。

又：跗酸未除，食入脘闷，脉濡细，舌滑白，溲溺未清。姑宜祛湿和中。七月十二日。神曲三钱，香附二钱，川芎一钱，蔻仁八分，茵陈三钱，沉香曲钱半，豨莶草三钱，晚蚕沙三钱，白芷八分，通草钱半，赤苓三钱，炒谷芽四钱。

板桥雷。热邪内迫，气机阻遏，舌白脘闷，便溺不爽利，脉虚、右弦滑。宜治防重。瓜蒌皮，枳壳，通草，广郁金，滑石，蔻壳，杏仁，陈皮，焦栀，淡竹叶，炒黄参，荷叶。

又：暑热未清，舌转嫩黄，呛咳，胸闷，大便不爽利，溲溺赤涩，脉数濡、左滑，头胀肢楚。仍遵前法加减。六月八日。瓜蒌皮三钱，淡竹叶钱半，桔梗钱半，广郁金三钱，象贝三钱，枳壳钱半，枣仁三钱，六一散三钱，焦山栀三钱，炒川连七分，橘红一钱，荷叶半片。

又：暑热尚存，便泻不爽，呛咳已减，脉弦濡，舌嫩黄，脘闷。气机不利，仍遵前法加减为妥。六月十二日。桔梗钱半，川贝钱半，六一散三钱，炒枳壳钱半，扁豆衣三钱，省头草三钱，炒淡芩钱半，炒白芍钱半，炒银花钱半，杏仁三钱，楂炭三钱，荷叶一角。

州山吴。伏暑夹湿，已累二旬余，脉濡细，舌白、根微黄。寒热不清，宜清暑利湿为治。八月十九日。藿香二钱，蔻仁八分，豆卷三钱，扁豆衣三钱，杏仁三钱，茵陈三钱，谷芽四钱，淡竹叶钱半，通草钱半，焦神曲四钱，省头草三钱，荷叶一角。三帖。

又：清暑利湿，寒热已除，脉濡右弦，舌滑白、里半截微灰。气分之湿尚存，仍遵前法加减再进。八月廿四日。茵陈三钱，蔻仁八分，豆卷三钱，杏仁三钱，通草钱半，生谷芽四钱，神曲四钱，鸡内金三钱，晚蚕沙三钱，大腹皮三钱，省头草三钱，荷叶一角。四帖。

姚家山下傅。舌色较薄，身热已退，脉虚，耳木，腹鸣。宜清余暑，佐利湿为妥。七月十二日。苦丁茶，焦山栀，夏枯草，白芷，甘菊，淡竹叶，石菖蒲，远志，省头草，炒谷芽，杏仁，蔻壳，荷蒂。

又：诸款悉减，胃纳未和，脉虚右弦，舌白，脘闷，耳木。余湿未清，宜清利为妥。七月十二日。苍耳子，远志，骨碎补，茯神，香附，佩兰，苦丁茶，沉香曲，蔻壳，桑叶，炒谷芽，杏仁。

高乾源。伏暑，寒热交作，脉濡，舌滑微黄，溲赤。姑宜清暑利湿为治。神曲四钱，连翘三钱，豆卷三钱，茯苓皮四钱，生苡仁四钱，青蒿梗一钱，贯众二钱，滑石四钱，蔻仁八分，淡竹叶钱半，扁豆衣三钱。三帖。

又：大便已通，寒热不清，脉弦濡，舌心光，身痠，溲赤。

还宜清暑利湿为妥。九月二日。淡竹叶钱半，六一散三钱，苦丁茶钱半，焦栀，蒿梗钱半，炒黄芩钱半，杏仁三钱，生米仁四钱，通草钱半，豆卷三钱，茯苓皮四钱，荷叶一角。三帖。

又：病中强食，反助邪威，脉右弦、气口大，舌滑腻，身疼，寒热交作。宜栀子厚朴汤加减治之。九月五日。神曲四钱，焦栀三钱，麦芽三钱，炒黄芩钱半，豆卷三钱，晚蚕沙三钱，省头草三钱，山楂三钱，川朴一钱，蒿梗一钱，滑石四钱，荷叶半片。三帖。

万桥傅。伏暑秋发，头疼身痛，恶寒发热如疟，舌白，脘闷，恶心，大便自利，四肢酸楚，溲赤。姑宜清利。八月九日。焦神曲三钱，赤苓三钱，仙半夏钱半，猪苓钱半，大腹皮三钱，藿香二钱，通草钱半，枳壳钱半，生米仁四钱，豆卷三钱，蔻仁八分，荷叶一角。二帖。

又：清暑利湿，诸款悉减，脉濡、右关沉弦，舌滑白，溲赤。气机未和，仍遵前法加减。八月十二日。神曲三钱，赤苓四钱，仙半夏钱半，猪苓钱半，豆卷三钱，大腹皮三钱，滑石四钱，省头草三钱，生米仁四钱，茵陈三钱，蔻仁八分，荷叶一角。三帖。

瓜沥任。暑湿客气，淤热，脘闷，气逆，脉濡细，舌滑白、中心微黄，肢楚，胕重，便溺赤。姑宜清利。八月五日。淡竹叶钱半，杏仁三钱，豆卷三钱，滑石四钱，大腹皮三钱，蔻仁八分，炒黄芩钱半，扁豆衣三钱，通草钱半，晚蚕沙三钱，栀子炭三钱。三帖。

又：余暑未清，湿郁，小腹气冲，脘闷，脉濡细，舌黄，每癸早期。宜开气以清利。八月七日。瓜蒌皮三钱，薤白钱半，钗斛三钱，广郁金三钱，杏仁三钱，青皮八分，木蝴蝶四分，通草钱半，佛手花八分，炒栀子三钱，佩兰三钱。三帖。

又：余暑不清，湿热未净，舌黄，便结，胸中热，头晕。宜清利为妥。八月十五日。淡竹叶钱半，焦山栀三钱，苦丁茶钱半，杏仁三钱，陈皮钱半，瓜蒌皮三钱，通草钱半，晚蚕沙三钱，省头草三钱，钗斛三钱，枳壳钱半。

江圹洪培记。暑湿伤气，久累不已，淤热形怯，脉细右弱，胃气虚急，舌心光，浔汤饮欲呕。势在险途，借橘皮竹茹汤加减治之。八月廿五日。橘皮钱半，鲜竹茹三钱，仙半夏钱半，麦冬三钱，川石斛三钱，银胡一钱，扁豆衣三钱，生谷芽四钱，生白芍钱半，太子参七分，地骨皮三钱，锅焦饭（用荷叶包煎）五钱。

又：案列于前，据述神迷困惫，呕恶未除，淤热头疼，舌心仍属光绛，阴气殆伤，溺红口燥。究属重之症，勉为立法，候正。八月廿八日。盐水炒川连，陈黑驴胶，川石斛，麦冬，橘皮，银胡，茯神，远志，生白芍，西洋参，地骨皮，荷蒂。一帖。

山头李阿张。舌黄滑，脘闷，心泛，左弦长，身热，头胀，便结。此属伏暑，宜防昏蒙之变。十月十四日。瓜蒌子三钱，广郁金三钱，仙半夏钱半，枳实钱半，佩兰三钱，豆卷三钱，藿香三钱，通草钱半，厚朴一钱，吴萸三分拌川连七分，淡竹叶钱半。

又：热退，便通，表里俱解，脉濡细，舌滑，头晕，耳鸣。

仍余烟未熄，宜清利为妥。十月十七日。苦丁茶钱半，淡竹叶钱半，焦山栀三钱，厚朴一钱，枳壳钱半，生谷芽四钱，省头草三钱，豆卷三钱，通草钱半，蔻壳钱半，杏仁三钱，荷蒂一个。三帖。

钱。余暑发热，神识昏迷，脉濡细，舌黄滑，脑后发出小疮，溲赤，脘闷，咽中若阻，大便不多。症非轻，宜治防蒙，候正。瓜蒌子三钱，石菖蒲七分，连翘三钱，原滑石四钱，广郁金三钱，苦丁茶钱半，玉枢丹七分，炒小川连七分，甘菊二钱，炒枳实钱半，炒栀子三钱，鲜竹叶卅片。二帖。

又：前药已效，神识稍爽，脉濡细，舌厚黄滑，大便结，溲赤，脑后疮疖作痛。仍遵前法增损。八月四日。杜瓜蒌子三钱，元明粉钱半，滑石四钱，广郁金三钱，绵纹制军三钱，苦丁茶钱半，炒栀子三钱，炒小川连八分，薄荷一钱，炒枳实钱半，石菖蒲七分，竹叶卅片。

瓜力张。阳明伏暑，身痛发热，脘闷，心泛，便闭，脉濡数，舌厚黄燥，溲短。症尚重，尤恐变幻，借陷胸承气汤加减。八月廿九日。瓜蒌子三钱，酒炒川连八分，仙半夏钱半，制军三钱，枳实二钱，淡竹叶钱半，通草钱半，省头草三钱，苦丁茶钱半，元明粉钱半，栀子炭三钱。二帖。

又：大便已通，宿垢未能落，顷脉小数，病虽减，余热不清，舌心焦，口燥，溲尚短。宜清热利便，不致变端无虑。九月四日。瓜蒌根三钱，滑石四钱，杏仁三钱，通草钱半，淡竹叶钱半，苦丁茶钱半，远志八分，省头草三钱，车前三钱，鲜石斛三钱，生谷芽四钱，荷蒂一个。二帖。

湿

茅蓬陈。湿着经络，寒热交作，脉弦濡，舌黄滑，口渴，足跗冷彻骨中。宜宣明桂苓甘露饮加减。三月廿九日。白茯苓四钱，绵茵陈二钱，滑石四钱，晚蚕沙（包）二钱，桂枝七分，煅石膏三钱，光杏仁三钱，秦艽钱半，江西术一钱，防己钱半，瓜蒌根三钱，泽泻三钱。

介按：湿郁脾胃之阳，脾胃以膜相连，邪伏于此，则寒热交作。脾主四肢，故足多浮肿。治以桂苓甘露饮，导湿分消而宣通其阳。

某。寒热不清，脉濡数，舌滑白，咳嗽稍减，湿热阻隔气分。宜治手太阴，佐淡渗。四月十八日。绵茵陈三钱，光杏仁三钱，仙半夏钱半，炒青皮八分，白蔻仁（冲）八分，茯苓四钱，炒条芩钱半，川贝钱半，滑石四钱，广橘红一钱，大腹皮三钱，淡竹茹一丸。三帖。

介按：湿热阻滞气分，寒热咳嗽。形同肺疟，故用半贝丸意，以退寒热，又以清肃肺气而渗湿热。

评议：半贝丸出自《重订通俗伤寒论》，由半夏和川贝组成，有截疟之功，原文言其主治疟疾，《饲鹤亭集方》载其可治"风痰暑湿疟疾，咳嗽多痰，饮食无味，痛眩"。

某。咳逆已除，脉弦，舌白、根微黄，大便溏，溺赤涩。湿热蕴结。瓜蒌皮三钱，原滑石四钱，通草钱半，蔻壳钱半，赤苓四钱，广郁金三钱，枳壳钱半，光杏仁三钱，省头草钱半，新会皮钱半，炒谷芽三钱。清煎。三帖。

介按：湿热蕴结，脾弱便溏。治法于渗湿之中，参以芳香理气，则湿易下趋。惟杏仁善泄肺气，肺气一降，未免与便溏有碍。

马安赵。湿热伤气，寒热交作，肢冷，呕逆，便利，脉沉弱，舌黄滑、两边微白，脘闷。宜宣明桂苓甘露饮加减，尤防昏厥之变，候正。六月十六日。茯苓三钱，泽泻三钱，仙半夏钱半，藿香二钱，桂枝八分，猪苓钱半，条芩三钱，焦曲四钱，苍术钱半，滑石四钱，大豆卷三钱。清煎。二帖。

介按：湿阻气分，凝遏清阳，郁而为热，治疗大忌发散，汗之则变痉厥。今仿桂苓甘露饮意，借渗湿清热以通阳，是为正治。

遗风庞。湿热寒热，脉弦濡，中痞气滞，腹痛便滑。姑宜和中利湿。草果五分，生香附三钱，仙半夏钱半，炒青皮八分，川朴一钱，赤苓四钱，炒条芩钱半，原滑石四钱，大腹皮三钱，广木香七分，威灵仙钱半。清煎。三帖。

介按：脾失健运之职，胃失消化之权，湿热蕴于膈膜，致寒热交作，气机阻滞，腹痛便泄。此方开达膜原，健脾和胃，理气渗湿，均臻稳妥。

盛陵徐。中焦未和，气冲脘闷，脉滞涩。湿热蕴蓄，宜顺气和中。乌药二钱，绵茵陈三钱，生香附三钱，枳壳钱半，厚朴一钱，泽泻三钱，沉香曲钱半，玫瑰花五朵，生牡蛎四钱，鸡内金三钱，通草钱半。清煎。四帖。

介按：牡蛎泽泻散，为治腰以下水气不行之专方。盖以泽泻能启水中之清气上行，牡蛎能化下焦之湿浊阻滞。前清叶天士先生善用古方，至用牡蛎泽泻散，只取此二味，未曾尽用原方。今此案亦宗此意，因其气冲脘闷，又佐鸡金散以理气，确治湿热蕴蓄之良剂。

盛陵徐。胃气稍振，湿犹未净，舌滑嫩黄，脉濡，腰坠。宜渗利为妥。赤苓四钱，藿梗二钱，蔻壳钱半，仙半夏钱半，省头草钱半，焦栀子三钱，光杏仁三钱，谷芽四钱，绵茵陈三钱，通草钱半，大豆卷三钱。清煎。三帖。

介按：病后余湿流于下焦，沿用辛泄，又佐清热，以存阳明之液，确有见地。其湿自上中蔓延下焦。故方法仍是开泄上中，源清则流自洁之意。

安昌叶。湿热未清，脉濡细，舌薄滑，午后背寒乍热。宜宣明桂苓甘露饮加减治之。桂枝五分，江西术一钱，绵茵陈三钱，淡竹叶钱半，茯苓四钱，寒水石三钱，原滑石四钱，光杏仁三钱，泽泻三钱，猪苓钱半，钗斛三钱。清煎。四帖。

　　介按：湿热未清，脾阳被遏，甘露饮加减极妙。惟钗斛一味，虽滋胃液，未免有恋湿之患。

　　漓渚吴。舌微黄，脉细数，背寒肢木，脘中窒痹。此属湿邪，宜温胆祛邪。仙半夏钱半，枳实钱半，省头草三钱，广郁金三钱，陈皮一钱，焦山栀三钱，薤白一钱，麦冬三钱，茯苓四钱，淡豆豉钱半，光杏仁三钱，桑梗一尺许。二帖。

　　介按：湿热蔓延三焦，气机阻塞而不流行，津液凝滞而为痰饮，脘中窒痹，良以痰阻气机。故其治法，于温胆汤加薤白、杏仁，以通胸中之阳，则背寒肢木自除。参以栀豉，泄其久郁之热，佐以省头草，涤其陈腐之气而醒脾胃。此方从王孟英脱胎而来，深可为法。

　　遗风李。舌色黄滑、根厚，脉濡细，头晕肢楚，恶寒微热，溲数便结。宜甘露饮加减治之。五月廿三日。茯苓四钱，炒条芩钱半，光杏仁三钱，枣儿槟榔三钱，桂枝五分，原滑石四钱，防己钱半，炒谷芽四钱，泽泻三钱，猪苓钱半，大豆卷三钱。清煎。二帖。

　　介按：脾胃之阳，被湿热郁遏而不振。治以清湿热而扶脾，则诸恙自退。

　　安昌顾。湿阻肺卫，脉弦，舌微黄，呃逆频频，溲溺赤。症属重险，宜宣化肺气，候正。七月十八日。瓜蒌皮三钱，通草钱半，刀豆子三钱，省头草三钱，京川贝钱半，广郁金三钱，赤苓四钱，射干钱半，广橘红钱半，光杏仁三钱，柿蒂七个，引枇杷叶（去毛）五片。二帖。

介按：湿阻肺卫，化痰而壅湿膈膜，以致溲赤呃逆。清宣肺气，治法极是。

遗风金。舌滑微黄，头胀肢懈，脉濡细，咳逆。此属湿热，宜保和丸加减治之。六月廿二号（丙午初八日）。焦六曲四钱，山楂三钱，绵茵陈三钱，广藿梗二钱，连翘三钱，赤苓四钱，光杏仁三钱，大豆卷三钱，仙半夏钱半，省头草钱半，原滑石四钱。清煎。三帖。

介按：外受之湿，郁于气分，则咳逆头痛，内起之湿，由口腹不慎，而蕴伏中焦，致脾胃失于消化。脾主四肢，今被湿热阻滞则肢懈。治以消积渗湿，是属湿热夹食之候。

渔庄沈。疟邪已除，脉弦濡，湿热犹存，舌滑白，屡次衄血。宜清利为稳。五月十七日。绵茵陈三钱，藿梗二钱，大豆卷三钱，谷芽四钱，焦山栀三钱，淡条芩钱半，光杏仁三钱，通草钱半，蔻仁（冲）八分，原滑石四钱，省头草钱半。清煎。三帖。

介按：血行清道，从鼻而出，古名曰衄。此症系是阳明湿热，化火而逼血上溢，故仍以清利湿热，是属根本疗法。

安昌徐。舌黄滑罩灰，脉弦濡，胃钝，跗肿，溺赤。此属湿热，宜越鞠丸法加减治之。七月十二号（丙午廿七日）。焦六曲四钱，白芷八分，绵茵陈三钱，藿梗二钱，香附二钱，茯苓四钱，滑石四钱，新会皮钱半，焦山栀三钱，鸡内金三钱，炒谷芽四钱。清煎。三帖。

介按：湿热蕴伏脾胃，而兼气郁食积，以致跗肿溺赤，故以治六郁主方之越鞠丸加减。

遗风胡。湿热内着，脘闷便结，骨热，脉涩滞，舌厚嫩黄，足肿冷。宜清利。六月十五日。晚蚕沙三钱，瓜蒌子三钱，焦六曲四钱，炒枳壳钱半，光杏仁三钱，赤苓四钱，原滑石四钱，鸡内金三钱，仙半夏钱半，淡芩钱半，大腹皮三钱，路路通七个。三帖。

介按：舌苔黄厚，脘闷便结，是属湿热滞于阳明之证，徒事清热泄邪，只能散流走之热，而不能除胃中蕴结之邪。故于清利方中，佐以蚕沙、蒌仁，兼导湿浊之下趋。

遗风徐。舌黄罩灰，身潮热，脉弦濡，湿热蕴于经络，便溏溺赤。姑宜清热利湿，慎恐变幻。八月九号（丁未廿七日）。炒知母钱半，瓜蒌皮三钱，仙半夏钱半，赤苓四钱，草果仁钱半，炒枳壳钱半，条芩钱半，通草钱半，大腹皮三钱，原滑石四钱，光杏仁三钱。清煎。二帖。

介按：湿热蕴结膜原，膜原为脾胃相联之处，湿胜则便溏，热胜则潮热。案中用草果治太阴之寒，知母除阳明之热，二味合用，为治湿伏膜原而致寒热交作之良品。

某。湿热未罢，脉涩滞，舌厚微黄，足跗酸楚，脘闷。姑宜和中清利。五月十八日。晚蚕沙三钱，焦六曲四钱，绵茵陈三钱，藿香梗二钱，赤苓四钱，厚朴一钱，原滑石四钱，鸡内金三钱，防己钱半，枳壳钱半，香附三钱。清煎。三帖。

介按：夏季身痛属湿，宜用木防己、蚕沙，此叶香岩先生之言也。今以治足跗酸楚，洵是对症发药。其用六曲、鸡金，必系夹食。又用厚朴、枳壳，以除脘闷。余味均是淡渗之品，借除未罢之湿热。又藿梗、香附以理气，气机转运，则湿热自去矣。

朱墅田。湿热发黄，脉涩滞，舌滑，面跗浮。症属重极，宜清利，候正。八月初三日。绵茵陈三钱，大豆卷三钱，鸡内金三钱，冬瓜皮三钱，赤苓四钱，白蔻仁八分，新会皮钱半，生米仁四钱，防己钱半，滑石四钱，光杏仁三钱。清煎。三帖。

介按：湿与热合，瘀郁不解，未能达表通里，势必蒸发为黄。兹用辛淡泄湿，使内瘀之湿热下趋，则黄从小便而解。

西庄黄。跌仆伤筋，环跳肿痹作痛，脉濡左劲，舌黄滑。湿热作泻，姑宜和络、清热、利湿。八月十九号（戊申初七日）。干地龙钱半，百叶煎二钱，炒米仁四钱，藿梗二钱，豨莶草三钱，茯苓四钱，通草钱半，车前三钱，大腹皮三钱，木瓜三钱，新会皮钱半，引桑枝一尺许。三帖。

介按：因跌仆伤筋而湿郁肿痹，气窒络瘀，壅闭不宣，不通而痛，故用地龙、豨莶、桑枝，以宣通脉络；又因湿胜便泄，而用健脾渗湿之剂，以清热止泻；且米仁、木瓜二味，为治湿热阻滞，以致足筋酸痛之妙品。

评议：桑枝为桑科植物桑的干燥嫩枝。清代陈其瑞的《本草撮要》言其"功专去风湿拘挛"，徐大椿的《药性切用》云其"祛风湿通关节，为风寒湿痹，肢节疼痛引经专药"。邵氏以桑枝为引，一取其祛风除湿利关节之功，二用其引药入经通脉络之性，颇有道理。

遗风庞。舌滑白，脉濡细，脘闷，溲溺赤，汗出津津。宜和中清利。焦六曲四钱，藿香梗一钱，炒谷芽四钱，新会皮钱半，赤苓三钱，蔻壳钱半，枳壳钱半，省头草三钱，川朴一钱，通草钱半，淡竹叶钱半，荷叶一角。三帖。

介按：湿浊上干则脘闷，胃热内蒸则汗出，病在中焦气分，故开中焦气分湿热，兼以和胃为治。

湿热盘踞，脘闷腹痛，脉濡右弦，苔黄滑，肢体浮肿。姑宜分消利中。焦神曲四钱，鸡内金三钱，防己一钱五分，广郁金（生打）三钱，香附二钱，沉香曲一钱五分，厚朴一钱五分，佛手花八分，大腹绒三钱，豨莶草三钱，丝通草一钱五分。四帖。

苔白、根微黄，脉弦细、气口滑，寒热交作，肢稍不暖，形怯体虚，曾患失血。此由湿邪夹杂使然，宜治标为先。冬桑叶三钱，晚蚕沙三钱，白前八分，蔻壳一钱五分，焦栀三钱，茯苓三钱，苏梗一钱五分，光杏仁三钱，白薇三钱，炒青皮八分，防己一钱五分。三帖。

脱身受邪，湿着阻气，脉弦，苔滑白，呛咳气逆，跗酸，溲溺赤。姑宜清肺、利湿、化痰。蒸百部八分，绵茵陈三钱，海桐皮三钱，仙半夏一钱五分，光杏仁三钱，广橘红一钱，生米仁四钱，沉香曲一钱五分，茯苓四钱，紫菀一钱五分，冬瓜子三钱。四帖。

湿邪侵肺，咳痰带红，脉滑数，苔黄，咽痛音嘶，倏热乍寒，头疼。姑宜清解化痰。马勃一钱五分，薄荷七分，橘红一钱，白前一钱五分，连翘三钱，焦山栀三钱，银花一钱五分，光杏仁三钱，象贝三钱，元参三钱，茜根三钱，鲜枇杷叶（去毛）三片。三帖。

湿邪上受，始犯喉痹，脉弦数，苔灰腻，便闭，外寒内热，痰黏。非轻藐之症。瓜蒌子三钱，光杏仁三钱，象贝三钱，元明粉一钱五分，广橘红一钱，广郁金（生打）三钱，枳壳一钱五分，薄荷七分，人中黄八分，炒栀子三钱，生莱菔子三钱，引鲜竹肉一丸。二帖。

湿热阻于肺卫，脉滞细，苔黄，咳逆跗酸，小溲乍赤。姑宜清肺利湿。桔梗一钱五分，金沸花（包）三钱，生米仁四钱，冬瓜子三钱，赤苓四钱，滑石四钱，炒枳壳一钱五分，广橘红一钱，光杏仁二钱，象贝三钱，白前一钱五分。三帖。

湿热不退，苔滑，呛咳，神倦，脉濡，肢酸，溺赤，胃钝。宜清气、利湿、化痰。桔梗一钱五分，大豆卷三钱，绵茵陈三钱，杜赤小豆三钱，赤苓四钱，橘红一钱，连翘一钱五分，白蔻仁（冲）八分，苦杏仁（去皮）三钱，仙半夏一钱五分，象贝三钱。二帖。

湿热未化，汗彻热清，苔尚黄燥，脘腹疼。导滞再进，尚防变幻。瓜蒌皮四钱，广郁金二钱，冬瓜子三钱，焦谷芽三钱，光杏仁三钱，大腹绒一钱五分，丝通草一钱五分，省头草一钱五分，花粉一钱五分，神曲三钱。三帖。

评议：湿热导致脘腹疼痛，故予以清热导滞之品，待湿去热清，气机通利，则脘腹可安。同时亦不忘施以焦谷芽、神曲等和中护胃之品。

湿阻肺卫，咳逆，寒热交作，脉弦濡，苔白、根微黄。腹中气机不和，宜桂苓甘露饮加减治之。茯苓四钱，泽泻三钱，仙半夏一钱五分，枳壳二钱五分，桂枝六分，光杏仁三钱，炒淡芩，广橘红一钱，炒江西术一钱，原滑石四钱，金沸花（包）三钱，鲜竹肉一丸。三帖。

稚孩。湿热内着，脉弦濡，身微热，腹痛坚满，大便忽泻。宜太安丸法加减治之。焦神曲三钱，仙半夏一钱五分，广藿香二钱，枳壳一钱，炒川连四分，赤苓三钱，通草一钱五分，佛手片五分，陈皮一钱，炒莱菔子三钱，红藤一钱五分。

评议：小儿脾常不足，易致食积，加之湿热蕴蓄，困阻中焦，气滞脘腹，而现腹痛便泻之症。关于太安丸的记载，《汤头歌诀》在讲保和丸时载："神曲与山楂，苓夏陈翘菔（音卜）子加。曲糊为丸麦（芽）汤下，亦可方中用麦芽……太安丸内加白术（二两），中消兼补效堪夸。"可知太安丸为保和丸加白术一味。邵氏用此方之法消食导滞和胃，加藿香、川连、通草以清热燥湿，枳壳、红藤以行气止痛。

俞庆。热邪已去，湿火尚存，脉两寸关弦滑，脘闷，恶心，呕涎，舌根黄厚，身痛走注，大便旁流。宜和胃、化痰、清利。正月十七日。鲜竹茹三钱，马勃一钱半，象贝三钱，橘皮一钱半，原滑石四钱，丝通草一钱半，连翘三钱，焦山栀三钱，炒僵蚕三钱，银花一钱半，赤苓三钱，仙半夏一钱半。三帖。

二诊：呕恶较瘥，咳痰浓厚，脉细、两寸皆滑、右气口稍大，旁流不已，舌黄少津。湿火犹存，仍遵前法加减再进。正月十九日。鲜竹茹三钱，瓜蒌皮三钱，省头草三钱，橘皮一钱半，赤苓三钱，枳壳一钱半，川贝二钱，丝通草一钱半，银花一钱半，焦山栀二钱，郁金三钱，大腹绒三钱。二帖。

三诊：旁流已除，脘闷，夜寐未稳，左脉已静、右寸搏大，咳痰浓厚，舌微黄，溺赤。宜清肺胃、化痰。正月廿一日。冬桑叶三钱，广橘红一钱，淡竹叶一钱半，焦山栀三钱，茯苓四钱，谷芽四钱，川贝二钱，炒枳实一钱半，丝通草一钱半，老白前一钱半，光杏仁三钱，银花钱半，三帖。

俞庆。体肥湿腾，兼温邪，身疼肢楚，畏寒，脉濡、右浮滑，咳痰不爽，舌色滑白，头重。宜清解为法。三月廿八日。淡豆豉二钱，桔梗一钱半，藿香二钱，陈皮一钱半，赤苓三钱，山楂四钱，象贝一钱半，白蔻仁八分，丝通草一钱半，苏梗二钱，白芷八分，老姜三片。二帖。

俞邵妇。湿热阻气，肢楚畏寒，右脉濡、左混滞，舌滑白，咯痰带红，胃钝脘闷。宜越鞠丸法加减。四月初二日。焦神曲四钱，白蔻仁八分，藿香一钱半，赤苓三钱，焦山栀三钱，滑石四钱，香附三钱，淡竹叶一钱半，小蓟三钱，省头草三钱，川麦芽三钱。二帖。

俞钱妇。案列于前，迩夹秽湿，气机不利，脘闷肢楚，溲短，舌滑微黄，头重腰疼，神疲。宜祛湿、和中、理气分。四月二十日。独活一钱半，广藿香二钱，桑寄生三钱，白芷八分，阳春砂七分，炒条芩一钱半，新会皮一钱半，豨莶草三钱，大腹绒三钱，木蝴蝶四分，焦山栀二钱。三帖。

俞庆。湿热伤气，肢楚，小溲赤涩，脉濡左滑，舌滑白，便溏，咳痰稠浓。宜清热利湿。五月十九日。淡竹叶一钱半，广藿梗二钱，省头草三钱，白蔻仁（冲）八分，原滑石四钱，赤苓三钱，大豆卷三钱，焦神曲四钱，谷芽四钱，苦丁茶一钱，广橘红一钱半。二帖。

俞庆。湿热酿痰，呛咳，胃气仍钝，脉濡细，小溲赤涩，肢懈。宜清气养胃，便湿化痰。五月二十日。桔梗一钱半，广橘红一钱，焦神曲四钱，川贝一钱半，原滑石四钱，光杏仁二钱半，省头草三钱，丝通草一钱半。三帖。

二诊：湿犹未罢，酿痰，脉细、右濡滑，跗重，舌色滑白。借越鞠丸加减治之。五月廿三日。焦神曲四钱，绵茵陈三钱，仙半夏钱半，香附二钱，茯苓四钱，象贝三钱，炒苍术钱半，蔻仁钱半，广橘红钱半，大腹绒三钱，生米仁四钱。三帖。

俞钱妇。迩受湿热，午后微热，脉濡滑，舌根微黄，头重肢懈，胃气欠和。宜清热、渗湿、息风。六月十二日。炒条芩一钱半，桑寄生三钱，煨天麻八分，苏梗一钱半，白芷八分，炒远志肉八分，大腹绒三钱，新会皮一钱半，生谷芽四钱，绿萼梅一钱半。二帖。

俞庆。阳升嘈杂，湿热蕴伏，脉两寸搏大，舌滑，便溏不爽，溲赤，寝寐恍惚。宜清热、凝神、利湿。六月十三日。小川连五分，稽豆皮三钱，抱木茯神四钱，炒枣仁三钱，生米仁四钱，归身一钱，白芍一钱半，新会皮一钱半，丹参三钱，泽泻三钱，原滑石四钱。三帖。

俞庆。舌白脘闷，口渴欲呕，右脉滑大。此热邪内迫、气分阻闭，身疼肢楚，凝痰聚膈，势恐发热。六月十四日。仙半夏一钱半，广藿香二钱，橘皮一钱，蔻壳一钱半，煅石膏三钱，象贝三钱，光杏仁三钱，厚朴一钱，炒青皮八分，赤苓三钱，原滑石四钱。二帖。

俞钱妇。湿热内着，头晕神倦，肢懈，脉细、右弦濡，舌滑，溲溺涩少。宜越鞠丸法加减。六月廿三日。焦神曲四钱，绵茵陈三钱，淡竹叶一钱半，川芎一钱，茯苓四钱，车前子三钱，香附一钱半，蔻壳一钱半，藿梗二钱，佩兰叶三钱，白芷八分。四帖。

俞女。舌白微灰，脉弦濡，寒热交作，汗多，身疼肢楚。此湿热蕴于经络使然，姑宜清热、利湿、祛邪。六月廿三日。光杏仁三钱，绵茵陈三钱，大腹绒三钱，原滑石四钱，桂枝三分，防己一钱半，茯苓皮四钱，白蔻仁八分，姜半夏一钱半，淡芩一钱半，威灵仙一钱半。三帖。

俞庆。体肥湿胜，暴寒骤加，头疼腹痛，脉两寸中皆弦、关尺混滞，舌滑腻，大便结。宜疏散为主。七月十四日。生香附二钱，白芷八分，藿香三钱，苏梗一钱半，赤苓三钱，原滑石四钱，川芎一钱，广木香七分，厚朴一钱，范志曲三钱，光杏仁三钱。三帖。

俞庆。温热时邪，发热，周身骨节烦疼，左脉混滞、右濡滑，便溏，始起腹痛，舌滑白，恶心。防发痧疹。八月初十日。焦神曲三钱，大豆卷三钱，白蔻仁八分，原滑石四钱，赤苓三钱，连翘三钱，贯众二钱，蝉衣一钱半，丝通草一钱半，藿香二钱，生米仁四钱，桑梗尺许引。二帖。

二诊：据述腹痛肠鸣已瘥，咽喉微肿作痛，口淡，便溏溺少，舌滑白。宜清利为妥。八月十五日。马勃一钱半，大豆卷三钱，蔻壳一钱半，原滑石四钱，赤苓三钱，广郁金三钱，橘红一钱，谷芽四钱，栀子三钱，射干一钱半，淡竹叶一钱半。三帖。

三诊：湿热未净，咽喉肿痛已瘥，脉濡细、左关沉弦，齿龈浮痛，由肝风浮越。宜清利息风。八月十九日。绵茵陈三钱，大豆卷三钱，石决明四钱，焦栀子二钱，甘菊二钱，人中白三钱，钩藤三钱，淡竹叶一钱半，骨碎补三钱，原滑石四钱，泽泻三钱，白芷八分。三帖。

俞庆。湿热。舌滑白，脉两手沉混，便泻稀水，腹痛。宜和中分利，防痢。九月初八日。广藿香二钱，仙半夏一钱半，大腹绒二钱，滑石四钱，赤苓三钱，广木香八分，红藤一钱半，范志曲三钱，厚朴一钱半，山楂三钱，新会皮一钱半。

俞庆。湿痰尚多，稍夹时邪，头热胀痛，右脉独大，舌滑白。宜清解消痰。九月廿五日。贯众二钱，桑叶三钱，薄荷一钱，橘红一钱半，焦山栀三钱，象贝三钱，白芷八分，蝉衣一钱半，海石三钱，淡竹叶一钱，甘菊二钱。三帖。

俞庆。湿热温邪，始鼻衄，继便血腹痛，左脉弦、右滑数，舌滑底红，下焦湿腐。借黄连阿胶汤治之。小川连六分，炒槐米一钱，泽泻三钱，生白芍一钱半，土茯苓四钱，郁金三钱，阿胶一钱半，银花一钱半，山茶花三钱，焦山栀三钱，生甘草五分。三帖。

评议：黄连阿胶汤出自《伤寒论》，有养阴血、清湿热之功，原文用作治疗"心中烦，不得卧"。本案病由湿热温邪，鼻衄、便血为温邪伤及营血所致，病机与之相仿，故用黄连阿胶汤之法治之。

俞庆。湿热酿痰化火，脉两手搏大，舌滑白，咽痛茎肿，呛咳。宜清金、利湿、泻火。十一月三十日。桔梗一钱半，射干一钱半，龙胆草七分，生甘草八分，象贝三钱，土茯苓四钱，马勃一钱半，光杏仁三钱，银花一钱半，广橘红一钱半，原滑石四钱。三帖。

俞钱妇。湿犹未罢，阻遏气机，脘闷心泛，脉细右弦，头重肢楚，舌滑微黄，带注，腰疼，溲数。宜和中运气，以通固为主。五月初八日。大腹绒三钱，桑螵蛸一钱半，条芩一钱半，车前子三钱，苏梗一钱半，木蝴蝶八分，阳春砂（冲）七分，覆盆子三钱，豨莶草三钱，炒青皮七分，白芷八分，绿萼梅一钱半。三帖。

俞钱妇。腹痛已缓，脘闷肢懈，胃钝，左脉细、右弦滑，舌滑白、根微黄，腰疼带注，倏热乍寒，由秽湿夹杂。宜和中散满，参前损益为妥。四月廿五日。广藿香二钱，大腹绒三钱，光杏仁三钱，厚朴一钱，炒条芩一钱半，广木香七分，蔻壳一钱半，蕲艾五分，桑寄生三钱，覆盆子三钱，川断三钱，豨莶草三钱。三帖。

俞男。舌白滑，脉涩沉，按之弦濡，便溏不爽，腹痛，此湿热阻于气分，喉痰带红。姑宜清热化气。七月初八日。广藿香三钱，炒川连五分，制香附三钱，原滑石四钱，广木香八分，赤苓三钱，厚朴一钱，大腹绒三钱，焦神曲四钱，秦皮一钱半，炒枳壳一钱半。二帖。

俞胡稷。湿热伤气，已曾患疟，脉濡细，舌白，溲溺赤，咳逆，胃纳不旺。借宣明桂苓甘露饮加减治之。浙茯苓四钱，泽泻三钱，仙半夏一钱半，桂枝五分，原滑石四钱，橘红一钱，江西术一钱，光杏仁三钱，金沸花（包）三钱，蔻壳一钱半，绵茵陈三钱。二帖。

二诊：六脉濡细，湿犹未罢，胃纳不旺，肢懈神疲。借宣明桂苓甘露饮加减。茯苓四钱，泽泻三钱，绵茵陈三钱，桂枝六分，猪苓一钱半，蔻壳一钱半，厚朴一钱，江西术一钱半，原滑石四钱，大腹绒三钱，炒谷芽四钱。二帖。

俞女孩。舌色滑如前、稍薄，左脉混滞，肝逆乘中，右弦，脘腹胀闷，腹痛略缓，便溏不爽。湿热尚存，宜遵前法（安胃、泄肝、分消）损益再进。藿香钱半，大腹绒三钱，蔻壳钱半，广木香八分，原滑石四钱，川楝子钱半，赤苓四钱，新会皮钱半，厚朴一钱，香附三钱，省头草三钱。清煎。三帖。

评议：本案以藿朴夏苓汤加减治疗，此方为清热除湿的代表方剂，广泛运用于儿科各类湿热中阻型疾病，主治湿热病邪在气分而湿偏重者。案中患儿肝逆乘中，故治用芳香化湿、和胃运中，佐以疏肝理气、淡渗分利。方中藿香、省头草芳香辟秽、醒脾化湿，赤苓淡渗利湿，厚朴、新会皮健脾燥湿，香附、白蔻壳行气化湿。

俞女孩。便泻稍减，脉弦肝横，虫气上逆作吐，舌滑。姑宜安胃、泄肝、分消。七月初十日。乌梅一个，仙半夏钱半，佩兰叶三钱，焦神曲三钱，吴茱萸（拌炒川连八分）三分，赤苓三钱，白蔻壳钱半，炒川椒十四粒，扁豆壳三钱，生白芍钱半，新会皮钱半。清煎。三帖。

评议：本案患儿肝气上逆吐蛔，用乌梅、川椒酸辛以安蛔，半夏、陈皮行气降逆、燥湿祛痰，黄连与吴茱萸组成简易名方左金丸，用治肝火犯胃所生诸症，再用赤苓、扁豆壳兼以淡渗利湿，白蔻壳安胃醒脾，加用佩兰兼祛暑邪，共奏安胃泄肝、分消湿邪之效。

卅山吴。情怀郁勃，湿着经络，肢痿不舒，脉涩而濡，舌滑，咳逆。宜疏利为主。元月十九日。活络丹两粒，杏仁三钱，晚蚕沙三钱，当归二钱，海桐皮三钱，豨莶草三钱，川芎一钱，五加皮三钱，秦艽钱半，桑寄生三钱，茯苓皮四钱，桑梗尺许。四帖。

又：案列于前，舌黄滑、尖红，经络不舒，脉濡数，湿毒蕴于经络。宜和营卫，佐以清利。元月廿四日。豨莶草三钱，当归钱半，干地龙一钱，防己钱半，丝瓜络三钱，茵陈三钱，鹿含草钱半，川石斛三钱，海桐皮三钱，忍冬藤三钱，晚蚕沙三钱，丝吐头三钱。四帖。

又：案列于前，舌尖红稍和，脉尚濡数，周身经络未舒。仍遵前法加减再进。豨莶草三钱，海桐皮三钱，茵陈三钱，当归钱半，防己钱半，生米仁四钱，忍冬藤三钱，鹿含草钱半，川斛三钱，通草钱半，狗脊四钱，丝吐头三钱。五帖。

又：症已反复，脉络仍掣，步履不耐，脉濡缓，舌滑微黄，胃钝。宜防瘫痪之虞。二月五日。桑寄生三钱，丝瓜络三钱，忍冬藤三钱，当归三钱，海桐皮三钱，通草钱半，鹿含草钱半，川芎一钱，秦艽钱半，干地龙一钱，炒谷芽四钱，丝吐头三钱。

又：和络祛风渗湿颇效，脉虚濡，舌滑嫩黄，胃纳稍和。还宜前法加减为妥。二月十二日。桑寄生三钱，丝瓜络三钱，忍冬藤三钱，当归三钱，五加皮三钱，炒谷芽四钱，生米仁四钱，川牛膝二钱，通草钱半，干地龙一钱，茯苓三钱，丝吐头三钱。五帖。

安昌庞。大便仍闭，顷脉濡细，右足痹痛，不耐步履，舌白微灰，咳痰不爽。宜祛湿、和络、化痰。晚蚕沙三钱，瓜蒌子三钱，乳香钱半，片姜黄八分，川贝钱半，杏仁三钱，海桐皮三钱，络石藤三钱，豨莶草三钱，通草钱半，五加皮三钱，桑梗尺许。

又：诸损悉减，惟右足仍属痹痛，尺脉涩细，舌色灰，咳痰稍爽。湿热蕴蓄经络，宜清利为主。五月二十日。茵陈三钱，地龙一钱，桑寄生三钱，防己钱半，丝瓜络三钱，杏仁三钱，豨莶草三钱，络石藤三钱，晚蚕沙三钱，独活钱半，乳香钱半。

又：右足仍属酸痛，牵引环跳，左脉虚细、右濡滑，舌滑微灰，咳痰，湿热尚存。宜柔肝、活络、消痰。五月廿四日。桑寄生三钱，当归钱半，活络丹两粒，橘络钱半，生米仁四钱，豨莶草三钱，独活钱半，茯苓三钱，杜仲三钱，络石藤三钱，狗脊三钱。

评议：湿热阻滞经络，以致右足痹痛，在清热祛湿的同时，当不忘和络通痹。邵氏常以晚蚕沙、海桐皮、络石藤、豨莶草、桑梗、丝瓜络等化湿和络、舒筋止痹之品治之。俾湿去络通，则痹痛自除。

前方。感冒湿邪，头胀，恶寒，发热，脉浮弦，舌微黄，身痛，肢楚。防化疟患。五月廿五日。香薷八分，淡豉钱半，藿香三钱，白芷八分，苏梗三钱，炒黄芩钱半，神曲四钱，大腹皮三钱，滑石四钱，青皮四钱，蔻仁八分。

又：邪去湿留，汗出，热已，脉濡细，舌滑嫩黄，跗酸，溲赤。宜清利为妥。五月廿九日。茵陈三钱，大腹皮三钱，藿香二钱，蔻仁八分，炒苦参钱半，滑石四钱，赤苓三钱，猪苓钱半，神曲三钱，焦栀三钱，杏仁三钱。

万傅。据述病源仍属温热，以为寒热如疟，继化水泻。由寒暄失调所致，借正气散加减治之。九月三日。大腹皮三钱，苏梗钱半，川朴钱半，陈皮二钱，赤苓三钱，青皮八分，通草钱半，仙半夏二钱，范志曲三钱，藿香二钱，扁豆衣三钱，老姜三片。

又：寒热已除，顷左脉弦、右细，舌微白。湿犹未除，阻遏气分，宜越鞠丸法加减。神曲四钱，香附二钱，炒苍术钱半，川朴钱半，通草钱半，大腹皮三钱，新会皮钱半，仙半夏钱半，生米仁四钱，茵陈三钱，蔻壳钱半。五帖。

宁波。外感湿热，咳逆，发热乍寒，脉浮濡，溺赤，热结。当达表为主，防重。十月四日。杏仁三钱，桔梗钱半，淡豉钱半，紫苏钱半，滑石四钱，枳壳钱半，前胡钱半，炒菔子钱半，象贝三钱，藿香二钱，橘红一钱，鲜竹茹一丸。一帖。

又：外感湿热，投达表化痰咳嗽较减，汗彻不出，脘闷稍舒。仍照前法加减为妥。十月五日。杏仁三钱，淡豆豉二钱，滑石四钱，紫苏钱半，厚朴一钱，广郁金三钱，前胡钱半，象贝三钱，枳壳钱半，桔梗钱半，薄荷钱半，葱白三个。二帖。

又：表邪未净，咳逆，脘闷，舌厚腻。宜清气化痰，和中逐邪。十月七日。桔梗钱半，瓜蒌皮三钱，枳壳钱半，杏仁三钱，橘红一钱，象贝三钱，前胡钱半，炒菔子二钱，滑石四钱，苏梗钱半，栀子三钱。二帖。

前梅。湿阻肺卫，面浮，舌白，咳嗽痰稠，腹大，防胀。二月十六日。金沸花三钱，通草钱半，仙半夏钱半，厚朴一钱，冬瓜子三钱，赤苓四钱，杏仁三钱，橘红一钱，生蛤壳六钱，苏子钱半，炒菔子钱半。三帖。

又：腹形稍减，咳嗽，淤热。宜七气汤治。二月十九日。仙半夏钱半，苏子钱半，橘红一钱，厚朴一钱，通草钱半，炒菔子钱半，赤苓四钱，金沸花三钱，淡芩钱半，生蛤壳六钱，桑皮钱半。三帖。

狭山何。舌滑白，脉左濡滑、右寸弦滑数，呛咳气急，痰阻，面跗浮肿。此由湿阻肺卫所致，姑宜清肺化痰。三月廿二日。金沸花三钱，江西术一钱，仙半夏钱半，赤茯苓四钱，杏仁三钱，橘红一钱，葶苈子三钱，紫菀钱半，生米仁四钱，冬瓜子三钱，通草钱半，枇杷叶三片。

又：面跗犹浮，脉寸弦滑，肝火刑肺，呛咳气急，已曾失血，舌滑微黄。湿热尚存，仍遵前法加减再进。三月廿七日。金沸花三钱，杏仁三钱，江西术一钱，石决明六钱，焦栀三钱，川贝钱半，炒黄芩钱半，马兜铃一钱，海石三钱，杜赤豆三钱，赤苓三钱，通草钱半，枇杷叶三片。

下浦王何。湿阻肺卫，呛咳，跗重，脉濡缓、气口滑，目白黄，脘痞。宜清肺利湿为主。二月十五日。金沸花三钱，川贝钱半，杏仁三钱，茯苓三钱，生米仁四钱，白前钱半，通草钱半，冬瓜子三钱，豨莶草三钱，茵陈三钱，沉香曲钱半。

又：湿犹未罢，呛咳不已，脉濡细、右滑，舌色黄滑，足跗重。仍遵前法加减治之。二月廿日。金沸花三钱，川贝钱半，杏仁三钱，橘红一钱，生米仁一钱，白前钱半，豨莶草三钱，茵陈三钱，海桐皮三钱，紫菀钱半，茯苓三钱，枇杷叶三片。

江圹洪桂生。湿热未罢，酿痰，脉濡细，舌黄滑，淤热，呛咳，便利。宜利为治，防变幻。八月八日。桑叶三钱，川贝钱半，橘红一钱，赤苓三钱，白前钱半，通草钱半，滑石四钱，枳壳钱半，焦曲三钱，扁豆衣三钱，谷芽四钱，枇杷叶三片。三帖。

又：呛咳较减，脉虚，形怯，淤热，大便忽泻。宜清肺胃，佐利湿祛热。八月十三日。南沙参三钱，地骨皮三钱，蒿梗一钱，省头草三钱，扁豆衣三钱，六一散，川贝钱半，新会皮钱半，川斛三钱，谷芽四钱，通草钱半，荷叶一角。三帖。

又：便利稀水、色红如酱，脉细，舌黄滑、尖边红。此湿热伤阴，究属重险之症，候正。酒炒川连六分，生白芍钱半，丹皮二钱，扁豆衣三钱，六一散三钱，新会皮钱半，银花钱半，藿香二钱，通草钱半，秦皮钱半，石莲子三钱，荷叶半片。三帖。

前梅周。淤热不清，舌黄厚、微焦，身疼，溲赤，湿热尚存。宜清利为治，还防变端。六月七日。淡竹叶钱半，茵陈三钱，杏仁三钱，连翘三钱，陈皮钱半，炒黄芩钱半，豆卷三钱，焦山栀三钱，滑石四钱，神曲三钱，通草钱半，荷叶一角。

又：舌色和，口燥，便结，溲赤，身不大热，热伏于内，宜清热利湿为妥。六月九日。花粉三钱，瓜蒌皮三钱，晚蚕沙三钱，杏仁三钱，焦山栀三钱，赤苓三钱，滑石四钱，豆卷三钱，薏仁一钱，炒谷芽四钱，通草钱半，荷蒂一个。

又：大便仍结，湿热蕴于经络，寒热交作，脉濡细，舌厚微黄。势在尚重，宜防厥闭，候正。六月十二日。瓜蒌皮三钱，滑石四钱，晚蚕沙三钱，炒黄芩钱半，杏仁三钱，淡竹叶钱半，

更衣丸一钱，枳壳钱半，豆卷三钱，焦栀三钱，麦芽三钱，桑
梗尺许。

孙韵记。舌嫩黄，中心空，脉细、右弦濡数，午后微寒，
发热，咳痰浓厚，溲赤，肢楚。此属湿热，姑宜清利。七月
十二日。豆卷，连翘，杏仁，焦栀，川石斛，茯苓，象贝，炒
黄芩，淡竹叶，碧玉散，橘红。

又：淤热不清，痰湿尚存，脉细数，舌心空、两边微黄，
便溺不爽利。乃温热蒸迫阴分，气机阻闭，宜清热、利湿、化
痰。七月十五日。川石斛三钱，杏仁三钱，益元散三钱，川贝
钱半，扁豆衣二钱，茵陈三钱，谷芽四钱，瓜蒌皮三钱，通草
钱半，地骨皮三钱，炒黄芩钱半。

胡家塔周。湿热内着，脉弦，内热，溲赤，肝阳内炽，舌
黄滑。先以清热利湿为妥。八月九日。炒栀子三钱，炒黄芩钱
半，神曲四钱，连翘三钱，赤苓三钱，青皮八分，杏仁三钱，
茵陈三钱，大腹皮三钱，豆卷三钱，滑石四钱。三帖。

又：舌色较薄，湿热尚存，脉弦濡，呛咳痰多，胃钝。宜
清利清痰为治。八月十三日。茵陈三钱，连翘三钱，杏仁三钱，
橘红一钱，赤苓三钱，豆卷三钱，象贝三钱，滑石四钱，淡竹
叶钱半，仙半夏钱半，炒黄芩钱半。三帖。

坎山施桂记。舌黄带灰，湿热未清，脉弦濡、左细，小溲
短赤，脘闷。宜越鞠丸法加减。十月七日。焦神曲四钱，仙半
夏钱半，茵陈三钱，栀子三钱，枳实一钱，豆卷三钱，香附二
钱，炒麦芽三钱，滑石四钱，通草钱半，淡竹叶钱半，荷蒂一

个。三帖。

又：小溲仍属短赤，脘闷，脉左细、右弦滑，舌黄厚。宜和中、清热、利湿。十月十二日。瓜蒌皮三钱，炒川连七分，枳实钱半，省头草三钱，滑石四钱，淡竹叶钱半，杏仁三钱，陈皮钱半，通草钱半，鸡内金三钱，生谷芽四钱。

又：胃气未振，脉虚细、左弦，舌心微黄，大便结，神识恍惚。宜养心凝神，佐以润肠利便。十月廿日。茯神四钱，夜交藤三钱，柏子仁三钱，枣仁三钱，枳壳钱半，远志八分，麻子仁三钱，生谷芽四钱，瓜蒌皮三钱，薏仁钱半，灯芯七支，通草钱半。四帖。

保家桥长生。湿热痞结，气机不利，脘闷，胃钝，溲赤。宜越鞠丸法加减治之。焦神曲三钱，香附二钱，焦栀子三钱，赤苓三钱，川朴一钱，晚蚕沙三钱，通草钱半，麦芽三钱，沉香曲钱半，茵陈三钱，枳壳钱半。

又：脘中未和，食入尤甚，脉弦，舌黄、心灰，足跗肿，大便不爽。宜清热、和中。九月二日。瓜蒌皮三钱，仙半夏钱半，枳实钱半，赤苓三钱，川朴钱半，通草钱半，炒麦芽三钱，省头草三钱，杏仁三钱，吴萸三分拌川连七分，沉香曲钱半。三帖。

韩土表德记。湿热痞结，脘中胀闷，脉混滞，舌黄滑，胃钝，溲赤，足背肿。宜防膜胀。八月廿七日。神曲四钱，炒菔子三钱，通草钱半，香附二钱，厚朴一钱，赤苓四钱，大腹皮三钱，原滑石四钱，鸡内金三钱，吴萸三分拌川连八分，佛手花八分。

又：湿热未罢，脉滞，舌腻灰黄，足跗犹肿，腹中濯濯，大便不爽。宜防膜胀。九月二日。仙半夏钱半，赤苓三钱，川朴一钱，炒菔子三钱，大腹皮三钱，炒麦芽三钱，省头草三钱，沉香曲钱半，佛手花八分，神曲四钱，枳壳钱半。三帖。

又：跗肿未能尽退，脉混滞，面目黄，舌灰腻。症属棘手难治之症，候正。九月七日。茵陈三钱，泽泻三钱，鸡内金三钱，滑石四钱，陈皮钱半，炒菔子三钱，郁李仁三钱，海金沙四钱，佛手花八分，杏仁三钱，赤苓三钱。二帖。

袁家塔廿四。湿着气阻，舌滑白，脉弦濡，脘闷，溲赤。姑宜保和丸法加减治之。八月十日。神曲四钱，赤苓三钱，仙半夏钱半，蔻仁八分，麦芽三钱，杏仁三钱，香附三钱，鸡内金三钱，佛手花八分，茵陈三钱，滑石四钱。二帖。

又：和中利湿已效，脉濡细，脘闷，跗重。宜苦温淡渗为妥。八月十二日。茵陈三钱，厚朴一钱，生米仁四钱，茯苓三钱，海桐皮二钱，生香附三钱，鸡内金三钱，通草钱半，佛手花八分，豨莶草三钱，蔻壳钱半。四帖。

湖圹胡。湿滞，食停，脉濡细，舌厚微黄，跗重，溲赤，胃钝，食入脘闷。宜保和丸法加减治之。八月卅日。神曲四钱，赤苓三钱，麦芽三钱，新会皮钱半，滑石四钱，茵陈三钱，豨莶草三钱，大腹皮三钱，鸡内金三钱，山楂三钱，沉香曲钱半。三帖。

又：胃纳较增，湿热未净，酿痰，脉右滑濡、左关弦，舌心黄滑，偶有腹痛。宜温胆清肝为治。九月三日。仙半夏钱半，橘红一钱，茯苓四钱，川贝钱半，炒麦芽三钱，香附三钱，通草钱半，沉香曲钱半，玫瑰花七朵，省头草三钱，左金丸八分。四帖。

评议：以上两案均以朱丹溪之保和丸加减治之。《丹溪心法·积聚痞块》中记载保和丸功效为"治一切食积"。前案虽未言食积，但湿着气阻，影响中焦之气机，以致脘闷，故仍以保和丸法和中化湿；后案为湿滞食停，胃纳欠佳，食入脘闷，用保和丸治之，乃正治也。

三昧荔朱。舌滑细，脉两手混滞，食入脘中胀闷窒极。此湿阻气分，宜防胀。三月廿日。鸡内金三钱，沉香曲钱半，通草钱半，蔻壳钱半，炒麦芽三钱，生香附三钱，大腹皮三钱，乌药钱半，佛手花八分，厚朴钱半，省头草三钱。

又：舌色如前，脉两手弦濡，脘中未和，食入胀闷，偶有咳逆。宜顺气、和中、疏风。三月廿三日。生香附钱半，乌药钱半，炒麦芽三钱，厚朴一钱，薤白一钱，蔻壳钱半，青皮八分，大腹皮三钱，通草一钱，广郁金三钱，新会皮，玫瑰花七朵。

徐元记。舌滑白、根微黄，脉两手濡细，呛咳，肢冷，浮肿已减。宜清肺、利湿、化痰。指尖冷，脾阳不运也。十月五日。紫菀钱半，杏仁三钱，杜赤小豆三钱，生米仁四钱，新会皮钱半，椒目四分，通草钱半，冬瓜子三钱，泽泻三钱，茯苓皮四钱，五加皮三钱，蔻壳钱半。

又：余湿未清，舌滑白，面浮，耳鸣脘闷，脉濡左细。宜疏利为治。十一月二日。骨碎补三钱，沉香曲钱半，茯神四钱，省头草三钱，川贝钱半，杏仁三钱，煅磁石三钱，远志八分，冬瓜子三钱，生米仁四钱，豨莶草三钱，佛手花八分。四帖。

戚。湿郁脾阳，脉沉弦，舌黄滑，肢尖冷，脘闷。宜进退黄连汤加减治之。厚朴，桂枝，神曲，茯苓，生香附，枳壳，豨莶草，仙半夏，通草，吴萸拌炒川连，蔻壳。

又：脾阳未运，脉弦细，肢尖冷，溲赤舌黄。宜默运坤阳为妥。七月十日。茯苓，桂枝，江西术，橘红，生香附，厚朴，白蒺藜，通草，杏仁，滑石，仙半夏。

蒲荡下童铨记。湿阻肺卫，呛咳气急，跗重，脉濡细，舌滑白。宜苓桂术甘汤治之。二月廿三日。江西术一钱，炙甘草七分，苏子一钱，桂枝五分，杏仁三钱，橘红一钱，茯苓三钱，仙半夏钱半，通草钱半，金佛花三钱，海石三钱。三帖。

又：前药已效，咳嗽较减，大脉虚细，舌色微黄，夜寐少安。宜温胆和胃，凝神化痰。二月廿七日。仙半夏钱半，枳实八分，紫菀钱半，橘红一钱，炙草五分，枣仁三钱，茯神四钱，杏仁三钱，夜交藤三钱，干姜八分，五味子七粒，竹茹一丸。

方干溇孟。湿郁脾阳，脉沉弦、右细，舌滑，肢冷，脘腹胀闷，小溲浑浊。宜默运坤阳为妥。元月廿九日。辰茯苓三钱，乌药钱半，鸡内金三钱，猺桂心四分，沉香曲钱半，新会皮钱半，江西术一钱，川萆薢三钱，仙半夏钱半，生香附三钱，通草钱半。四帖。

文午村炳记。湿热郁于脾阳，脉两手濡细，心悸，肢冷，溲赤，舌滑微黄，目多眵，脘闷。宜默运坤阳为妥。十月七日。石决明四钱，茯苓三钱，炒川连七分，沉香曲钱半，桂枝木四分，白蒺藜三钱，通草钱半，江西术一钱，冬瓜子三钱，薏仁二钱，生白芍钱半。三帖。

又：肢尖犹冷，六脉虚细，睡中多梦，心肾并亏，头晕神倦欲寐，舌心滑而灰黄。宜补心丹加减治之。十月十五日。丹参三钱，茯神四钱，合欢皮三钱，当归二钱，枣仁三钱，滁菊钱半，怀药三钱，潼蒺藜三钱，石决明四钱，炉驴胶钱半，夜交藤三钱。

新圹头徐。舌微白，胃钝，脉沉细，四肢冷。此湿郁脾阳，宜默运坤阳为治，面浮防化肿。十月十二日。江西术一钱，桂枝五分，茯苓三钱，大腹绒三钱，厚朴一钱，炒谷芽四钱，鸡内金三钱，砂壳钱半，省头草钱半，通草钱半，新会皮钱半。

又：脾阳不运，胃钝，肢冷，食入脘闷，舌微白，面浮。宜防肿胀。十月十七日。江西术一钱，淡附片八分，省头草三钱，桂枝六分，厚朴一钱，杏仁三钱，茯苓三钱，炒谷芽四钱，蔻壳钱半，甘松四分，通草钱半。

大树下戚增有。湿郁脾阳，脉沉弦，舌滑白，肢冷，脘中格拒作痛引于胁。宜默运坤阳为主。元月三十日。茯苓三钱，香附三钱，降香八分，桂枝七分，厚朴钱半，延胡三钱，炒江西术一钱，沉香曲钱半，川楝子钱半，炒谷芽四钱，佛手花八分。三帖。

又：脾阳未运，脉弦细，脘中胀闷，四肢不煦。仍遵前法加减治之。二月四日。茯苓三钱，沉香五分，香附三钱，桂枝七分，青皮八分，枣槟三钱，江西术一钱，厚朴一钱，佩兰钱半，谷芽四钱，蔻壳钱半。

又：脾阳稍运，脉弦濡，舌滑白，脘格，溲赤。湿未净尽，仍遵前法加减为妥。二月九日。茯苓四钱，桂枝七分，江西术一钱，厚朴钱半，枣槟三钱，仙半夏钱半，通草钱半，杏仁三钱，滑石四钱，茵陈三钱，炒谷芽四钱。

又：舌滑白，面黄溲赤，脉濡细，跗重，气滞为痛。仍遵前法加减为妥。二月十九日。茵陈三钱，白蔻仁八分，神曲三钱，泽泻三钱，海金沙三钱，萆薢三钱，生米仁四钱，鸡内金三钱，佛手花八分，厚朴钱半，赤苓三钱。

靖江殿威。劳伤夹湿，蕴于经络，倏寒忽热，脉濡细，舌微黄，肢楚，睡中汗出。宜宣明甘露饮加减治之。二月廿五日。茯苓三钱，茵陈三钱，生牡蛎四钱，桂枝五分，滑石四钱，泽泻三钱，江西术一钱，沉香曲钱半，豨莶草三钱，海桐皮三钱，防己钱半，清炙芪八分。四帖。

又：前药已效，诸款悉减，左脉弦细、右寸濡滑，腰痹酸楚，午后头晕。还宜前法加减再进。茯苓三钱，独活钱半，寄生草三钱，桂枝五分，防己钱半，泽泻三钱，江西术一钱，杜仲三钱，豨莶草三钱，归身二钱，川芎一钱，桑枝尺许。

安昌陈。湿未净，脉右濡、左弦，舌滑，足跗肿，肢梢乍冷。仍遵前法加减为妥。元月十四日。茯苓四钱，桂枝五分，炒江西术一钱，泽泻三钱，大腹皮三钱，茵陈三钱，蔻壳钱半，仙半夏钱半，防己钱半，生牡蛎四钱，炒谷芽四钱。

又：肢冷息，足肿减，脉弦细，舌滑，心不交肾，夜不安寐。宜去湿、和胃、凝神为治。元月二十日。生牡蛎四钱，泽泻三钱，杜赤豆三钱，仙半夏钱半，辰砂染抱木茯神四钱，夜交藤三钱，生米仁四钱，新会皮钱半，通草钱半，枣仁三钱。

又：余湿不清，左脉濡细、气口滑缓，肝气攻冲作痛，夜寐未稳，胃纳稍增，形怯。宜疏利为妥。元月廿八日。川楝子钱半，大腹皮三钱，生米仁四钱，延胡二钱，沉香曲钱半，冬瓜子三钱，左金丸八分，辰茯神四钱，新会皮钱半，丹参三钱，豨莶草三钱，绿萼梅钱半。七帖。

又：肝气稍平，脉弦细，齿滑，目多眵，舌微白，神疲。湿未净尽，宜清利为妥。二月九日。桑叶三钱，滁菊三钱，蕤仁钱半，石决明六钱，女贞子三钱，泽泻三钱，冬瓜子三钱，丹参三钱，川石斛三钱，白蒺藜三钱，茯苓三钱，绿萼梅钱半。

王幼记。湿热郁遏，气机不利，脉涩细、左涩，腹痛，癸水迟滞，舌微黄，胃钝，手足酸疼。姑宜理气和中。六月七日。大腹皮三钱，藿梗二钱，广木香七分，苏梗二钱，新会皮钱半，炒谷芽四钱，蕲艾三钱，厚朴钱半，蔻壳钱半，神曲三钱，炒川连六分。

又：癸水延长，六脉混滞，舌微白，腹痛泻利，脘闷心悸。宜和中化气为主。六月九日。藿香三钱，扁豆衣三钱，春砂八分，厚朴一钱，新会皮钱半，木瓜钱半，炒川连五分，蕲艾四分，广木香七分，炒白芍钱半，炒谷芽四钱。

瓜沥陆。肾水亏，肝木旺而夹湿热，脉弦涩，舌黄厚，头晕肢懈，气冲扰膈至咽，胃钝。宜清利疏肝。五月廿三日。茵陈三钱，杏仁三钱，石决明六钱，茯苓六钱，沉香曲钱半，白蒺藜三钱，金钗斛三钱，左金丸八分，冬瓜子三钱，豨莶草三钱，通草钱半。

又：清利疏肝，胃气稍振，顷脉弦濡，湿犹未罢，舌色如前，头晕心悸，夜不安寐。宜温胆、清肝、和中。五月廿九日。仙半夏，金钗斛，夜交藤，新会皮，枳壳，远志，辰茯神，左金丸，丹参，白蒺藜，通草。

周。胃气较增，脉混滞，舌滑白、根微黄，胕重酸楚。宜和中利湿为治。焦神曲，厚朴，蔻壳，茵陈，生米仁，豨莶草，通草，佛手花，鸡内金，沉香曲，炒谷芽。

又：诸款悉减，惟湿未尽，脉虚，胕酸，饱食则脘闷。宜和中渗湿。七月十日。茵陈，生苡仁，川石斛，豨莶草，鸡内金，沉香曲，佛手花，仙半夏，通草，茯苓，海桐皮。

前梅高。案列于前，脉尚濡细，舌滑白，间日潮热，缘湿阻于气分，溲赤肢楚。仍遵前法加减再进。八月十七日。茵陈三钱，蔻仁八分，豆卷三钱，茯苓皮四钱，杏仁三钱，淡竹叶钱半，大腹皮三钱，麦芽三钱，通草钱半，神曲四钱，生米仁四钱，荷蒂一个。三帖。

又：湿独未罢，阻遏气分，脉濡、右寸关弦细，舌滑白，微热溲黄，胃气未振，大便已润。还宜清热利湿为治。八月廿日。茵陈三钱，蔻仁八分，豆卷三钱，猪苓钱半，大腹皮三钱，炒黄芩钱半，神曲四钱，炒谷芽四钱，晚蚕沙三钱，生米仁四钱，滑石四钱，荷蒂一个。三帖。

又：热已，湿尚存，舌色滑白，脉混滞、右弦濡。借甘露饮加减治之。九月二日。茯苓三钱，泽泻三钱，江西术一钱，猪苓钱半，滑石四钱，仙半夏钱半，炒谷芽四钱，晚蚕沙三钱，杏仁三钱，茵陈三钱，新会皮钱半，荷蒂二个。三帖。

又：诸款悉减，脉虚细，舌色透明，中气虚馁。借六君子汤加减治之。九月七日。炒元党钱半，炒江西术一钱，炙草五分，新会皮钱半，茯苓三钱，桑葚三钱，生米仁四钱，泽泻三钱，豨莶草三钱，仙半夏钱半，狗脊三钱。四帖。

又：补中和胃已效，左脉虚濡、右细，余湿不清，腰疼酸坠，睡卧恍惚。借独活寄生汤加减治之。九月十一日。独活钱半，杜仲三钱，炙草五分，当归钱半，鹿角霜钱半，桑寄生三钱，生米仁四钱，茯神四钱，炒狗脊三钱，元党钱半，豨莶草三钱。四帖。

长江沈佩记。舌厚微黄，头重耳木，身疼，溲赤，脉濡、寸口滑，神识恍惚。此属湿热，宜清利为主，恐防变幻。十月十九日。晚蚕沙三钱，连翘三钱，防己钱半，淡竹叶钱半，茵陈三钱，滑石四钱，豆卷三钱，茯苓皮四钱，焦栀三钱，杏仁三钱，炒黄芩钱半。二帖。

又：湿热尚存，夜寐未稳，左脉濡、气口大而虚，溲赤便结，舌色里半截黄，口干。宜清热、利湿、凝神。十月廿二日。炒川连七分，辰茯神四钱，鲜生地四钱，豆卷三钱，焦栀三钱，通草钱半，瓜蒌皮三钱，杏仁三钱，淡竹叶钱半，远志八分，滑石四钱。三帖。

又：潮热不清，舌黄口渴，左脉濡细、右沉弦，腹痛泄气稍和，溲溺赤。宜清利为治。十月廿五日。晚蚕沙三钱，连翘三钱，红藤钱半，杏仁三钱，花粉三钱，广郁金三钱，炒黄芩钱半，滑石四钱，省头草三钱，远志八分，淡竹叶钱半。三帖。

又：湿热未清，肝木偏横，腹痛气滞，脉濡、气口滑、右弦细，舌色微黄，便结溲赤，胃钝。宜清利疏肝为妥。十月廿八日。瓜蒌皮三钱，广郁金三钱，省头草三钱，鸡内金三钱，川楝子钱半，延胡三钱，川石斛三钱，生米仁四钱，杏仁三钱，通草钱半，晚蚕沙三钱。三帖。

项江记。跗肿较瘥，胃气稍振，食入脘闷，脉沉涩。湿阻气滞，仍遵前法加减再进。大腹皮，车前子，杜赤小豆，通草，海金沙，猪苓，佛手花，生米仁，炒谷芽，省头草，沉香曲，鸡内金。

又：跗肿已减，脉濡弦，舌白、根微黄，脘闷不已。宜瓜蒌薤白汤治之。七月七日。瓜蒌皮，薤白，厚朴，通草，冬瓜皮，沉香，鸡内金，绿萼梅，大腹皮，豨莶草，香附，炒谷芽。

又：中焦稍和，跗肿已退，脉涩、左弦细，舌色尚厚，肢楚力怯。最怕膜胀。七月十二日。瓜蒌皮三钱，薤白钱半，川石斛三钱，炒谷芽四钱，通草钱半，鸡内金三钱，川楝子钱半，左金丸八分，新会皮钱半，省头草三钱，木蝴蝶四分，绿萼梅钱半。

又：胃纳不旺，舌色尚厚，脉涩左弦，临晚跗肿，天晓则退，齿浮龈痛。肝经气火上升，宜清少阳，参前加减再进。苦丁茶钱半，丹皮二钱，淡竹叶钱半，女贞子三钱，通草钱半，生米仁四钱，旱莲草钱半，谷芽四钱，冬瓜子三钱，省头草三钱，蔻壳钱半，石决明六钱。

施家坂缪。湿热瘀结，脘中胀闷，脉沉弦小，溲不利，足肿。宜防膜胀。八月十七日。大腹皮三钱，车前三钱，杜赤豆三钱，猪苓钱半，茯苓皮四钱，生香附二钱，通草钱半，鸡内金三钱，佛手花八分，海金沙四钱，砂壳钱半。三帖。

又：腹形仍大，脉混滞，舌微白，面跗皆肿。究属重险之症。八月廿三日。鸡内金，沉香曲，通草，橘核，车前，冬瓜皮，杜赤小豆，茯苓皮，佛手花，大腹皮，生香附。

评议：此案湿热之邪壅盛，以致胃脘胀闷，腹大足肿，并有小便不利，病情非轻。邵氏以车前、赤小豆、猪苓、茯苓皮、通草等清热利水，使湿热从小便而出，大腹皮、生香附、佛手花等行气化湿，使气行则水行，以期湿去肿退，方有病愈之机。

谢宝记。湿热阻于肺卫，咳痰稠白，脉两手濡细，舌黄滑、微灰，便溺涩少。借四苓汤加减治之。茯苓，泽泻，江西术，杏仁，瓜蒌皮，橘红，川贝，猪苓，大腹皮，滑石，桔梗。

又：呛咳较减，湿痰尚存，脉虚、左关弦细，舌黄滑，脘闷。肺气失宣，借瓜蒌薤白汤主之。瓜蒌皮，薤白，杏仁，潼蒺藜，橘红，川贝，通草，泽泻，省头草，茯苓，石决明。

又：痰湿已减，脉沉弦，肝木偏横，舌白、根微黄，胸闷稍和。姑宜滋水和肝，参前损益再进。七月十二日。潼蒺藜三钱，左金丸八分，生牡蛎四钱，川贝钱半，生香附二钱，木蝴蝶四分，杏仁三钱，新会皮钱半，绿萼梅钱半，省头草三钱，蔻壳钱半。

又：胸次犹闷，脉虚细、气口滑，左按之沉弦，脐腹偶坚，精关犹滑，缘水亏不能涵养肝木，舌微黄，痰湿不净。仍宜滋水和肝，渗湿化痰。七月十七日。潼蒺藜三钱，左金丸八分，生牡蛎四钱，薤白一钱，香附二钱，谷芽四钱，茯神四钱，桑螵蛸钱半，庵闾子三钱，木蝴蝶四分，杏仁三钱。

三岔路任。湿着气阻，胕重溲赤，食入脘闷，脉濡，舌滑白。宜苦温淡渗。八月九日。茵陈三钱，厚朴一钱，白蔻仁八分，茯苓三钱，杏仁三钱，通草钱半，鸡内金三钱，生米仁四钱，豨莶草三钱，大腹皮三钱，沉香曲钱半。三帖。

又：湿热未罢，脉濡，舌滑白，脘闷稍和，头胀，溲赤。仍遵前法加减治之。八月十五日。茵陈三钱，赤苓三钱，苦丁茶钱半，沉香曲钱半，生米仁四钱，省头草三钱，白蔻仁八分，海桐皮三钱，通草钱半，川萆薢三钱，豨莶草三钱。

又：湿热未罢，舌滑白，脉濡细，胕重。宜和中清利。八月廿二日。茵陈三钱，茯苓三钱，鸡内金三钱，生米仁四钱，新会皮钱半，蔻壳钱半，通草钱半，海桐皮三钱，豨莶草三钱，大腹皮三钱，沉香曲钱半。三帖。

坎山沈保全。劳伤夹湿热，胃钝，脘闷，胕重，脉濡细，舌滑微黄，溲赤。宜苦温淡渗为妥。十月十五日。茵陈三钱，厚朴钱半，省头草三钱，鸡内金三钱，泽泻三钱，炒谷芽四钱，豨莶草三钱，海桐皮三钱，通草钱半，新会皮钱半，生米仁四钱。

又：湿未尽，舌滑白，胃钝口淡，脉濡细，盗汗，胕重，溲溺未清。仍遵前法再进。十月十九日。茵陈三钱，泽泻四钱，生牡蛎四钱，炒谷芽四钱，蔻壳钱半，杏仁三钱，川石斛钱半，新会皮钱半，通草钱半，豨莶草三钱，生米仁四钱。四帖。

又：湿尚存，舌微白，胃气仍钝，潮热汗出，脉濡细，溲溺不清，腰骱痛。宜宣明桂苓甘露饮加减治之。十月廿三日。茯苓四钱，桂枝六分，泽泻三钱，茵陈三钱，蔻仁八分，防己钱半，炒黄芩钱半，滑石四钱，厚朴一钱，杏仁三钱，豨莶草三钱。四帖。

长河头徐。腹痛未除，中脘痞结，脉弦濡、按之混滞，舌滑微黄。湿热盘踞，以防膜胀。五月十八日。仙半夏钱半，厚朴钱半，鸡内金三钱，吴萸四分拌川连七分，制香附三钱，麦芽三钱，大腹皮三钱，赤苓三钱，炒菔子三钱，海金沙三钱，佛手花八分，路路通十粒。

又：腹痛较瘥，中脘仍属痞结，脉弦濡，舌滑。湿热尚存，仍遵前方加减为妥。五月廿四日。仙半夏钱半，鸡内金三钱，大腹皮三钱，吴萸三分拌川连七分，赤苓三钱，麦芽三钱，厚朴钱半，枳实一钱，生香附二钱，川楝子钱半，砂壳钱半，通草钱半。

高。重感湿热，肢酸发热，汗出不畅，脉两手弦濡，舌白，溲赤。宜清利。七月十日。晚蚕沙三钱，仙半夏钱半，焦栀三钱，炒淡芩钱半，蔻仁八分，大腹皮三钱，豆卷三钱，赤苓三钱，杏仁三钱，焦神曲四钱，滑石四钱。

又：湿热未罢，气机阻痹，脘闷，便闭，脉弦濡，舌黄滑，溲赤。仍遵前法加减。七月十三日。晚蚕沙三钱，茵陈三钱，滑石四钱，赤苓三钱，豆卷三钱，栀子三钱，瓜蒌皮三钱，杏仁三钱，炒淡芩钱半，陈皮钱半，枳壳钱半。三帖。

蒲荡下童茂法。前药已效，寒热已除，脉濡，舌微白，大便已调，湿犹未罢，溲赤。宜清利为主。八月四日。茵陈三钱，蔻仁八分，豆卷三钱，杏仁三钱，滑石四钱，青皮八分，豨莶草三钱，生米仁四钱，麦芽三钱，大腹皮三钱，赤苓三钱。

又：余湿不清，脉两手濡细，足跗重，舌色滑白。宜苦温淡渗为治。八月八日。茵陈三钱，厚朴钱半，大腹皮三钱，生米仁四钱，海桐皮三钱，白蔻仁八分，炒谷芽四钱，泽泻三钱，新会皮钱半，豨莶草三钱，赤苓三钱。三帖。

义桥傅。诸款悉减，适有微热，脉濡细，舌微黄。湿未尽，还宜前法加减为妥。八月十七日。神曲四钱，焦栀三钱，香附钱半，豆卷三钱，晚蚕沙三钱，大腹皮三钱，麦芽二钱，白芷八分，山楂三钱，茵陈三钱，滑石四钱，荷叶二角。四帖。

又：湿热未清，渗入肾水则遗，脉细、左关弦，舌微白，肢楚力怯。宜疏补肝肾为主。八月廿二日。潼蒺藜三钱，茯神四钱，豨莶草三钱，泽泻三钱，狗脊三钱，生米仁四钱，大腹皮三钱，蔻壳钱半，炒谷芽四钱，生牡蛎四钱，新会皮钱半。五帖。

草毛桥杜。湿热伤气，脉濡细，舌色黄滑，晕眩，溲赤。胃不和则卧不安，姑宜清利。二月九日。茵陈三钱，茯苓三钱，川斛三钱，石决明六钱，杏仁三钱，冬瓜子三钱，沉香曲钱半，夜交藤三钱，生米仁四钱，白蒺藜三钱，泽泻三钱。四帖。

又：案列于前，清利已效，脉虚、右濡细，舌滑，诸款悉减，大便不畅，溲赤短涩。还宜前法加减再进。二月十五日。茵陈三钱，泽泻三钱，川石斛三钱，杏仁三钱，茯苓三钱，白蒺藜三钱，省头草三钱，车前三钱，海金沙三钱，新会皮钱半，蕤仁钱半。八帖。

衙前王。湿滞胃钝，脉濡细，舌滑微黄，脘闷，小溲乍赤。姑宜清利。八月三日。茵陈三钱，沉香曲钱半，省头草三钱，赤苓三钱，仙半夏钱半，炒谷芽四钱，通草钱半，大腹皮三钱，泽泻三钱，豆卷三钱，枳壳钱半。三帖。

又：湿热尚存，中焦未和，脉濡、左沉弦，舌黄腻，大便忽泻忽结。仍遵前法加减为妥。八月八日。茵陈三钱，茯苓三钱，鸡内金三钱，沉香曲钱半，通草钱半，炒谷芽四钱，新会皮钱半，泽泻三钱，蔻壳钱半，大腹皮钱半，香附二钱。三帖。

蒲荡下纪法。感邪已去，湿热尚存，脉濡细，舌微黄，形寒畏风，溲赤。姑宜清利。八月四日。茵陈三钱，杏仁三钱，大腹皮三钱，茯苓皮四钱，蔻仁八分，青皮八分，神曲三钱，仙半夏钱半，炒黄芩钱半，豆卷三钱，滑石四钱。二帖。

又：胃气稍振，脉濡细，舌微黄，潮热，溲犹未清。仍遵前法加减为妥。八月七日。茵陈三钱，杏仁三钱，大腹皮三钱，茯苓皮四钱，川石斛三钱，青皮八分，生米仁四钱，藿梗二钱，炒黄芩钱半，豆卷三钱，省头草三钱。三帖。

又：舌滑微黄，胕重，潮热不清。乃湿热尚存，宜清利为治。八月十四日。茵陈三钱，豨莶草三钱，海桐皮三钱，生米仁四钱，豆卷三钱，通草钱半，大腹皮三钱，炒麦芽四钱，杏仁三钱，晚蚕沙四钱，枳壳钱半。

又：余湿未尽，脉虚细，舌微白，足重不健。宜疏补肝肾，佐渗利为妥。豨莶草三钱，茯苓三钱，炒狗脊三钱，生米仁四钱，五加皮三钱，海桐皮三钱，独活钱半，新会皮钱半，省头草三钱，茵陈三钱，泽泻三钱，蔻壳钱半。四帖。

新林周小荣。湿邪发热，头重神倦少安，脉濡细，舌黄滑，溲赤，四肢酸痛。宜和中清利为治，防剧。五月十七日。大腹皮三钱，茵陈三钱，仙半夏钱半，白芷八分，蔻仁八分，炒黄芩钱半，厚朴钱半，陈皮钱半，豆卷三钱，滑石四钱，神曲三钱。

又：热去湿尚留，脉濡、左关弦，胃不和则夜不寐，舌黄滑，溲赤。宜清利为妥。大腹皮三钱，豆卷三钱，茵陈三钱，赤苓三钱，炒黄芩钱半，生米仁四钱，神曲三钱，仙半夏钱半，滑石四钱，炒谷芽四钱，焦山栀三钱。

瓜力任。舌黄滑，脉濡右弦，脘闷，跗酸，溲赤，目白微黄。此属湿热，宜和中清利。八月廿三日。焦神曲三钱，赤苓三钱，麦芽三钱，沉香曲钱半，豨莶草三钱，晚蚕沙三钱，鸡内金三钱，大腹皮三钱，通草钱半，茵陈三钱，生米仁四钱。四帖。

又：湿热已减，脉弦细，舌白滑，食入脘闷，足重不快。宜开气分为主。八月廿八日。瓜蒌皮三钱，厚朴一钱，通草一钱，杏仁三钱，晚蚕沙三钱，茵陈三钱，蔻壳钱半，海桐皮三钱，沉香曲钱半，新会皮钱半，豨莶草三钱。

龙尾山邵。迩由湿热阻气，脘闷窒格作痛，脉濡细，舌微黄，心泛欲呕，头重肢懈。癸水后期，宜疏利为治。八月廿日。生香附钱半，厚朴一钱，大腹皮三钱，吴萸三分拌川连七分，茯苓三钱，炒谷芽四钱，仙半夏钱半，沉香曲钱半，通草钱半，省头草三钱，佛手花八分。四帖。

又：湿未尽净，脉弦细、气口滑，脘痛，心泛吞酸，此肝气犯胃，舌微白，纳谷不旺。仍遵前法加减。八月廿五日。生香附二钱，厚朴一钱，大腹皮三钱，吴萸四分拌川连八分，草蔻一钱，金铃子钱半，通草钱半，佛手花八分，延胡二钱，仙半夏钱半，白檀香末四分拌炒谷芽四钱。四帖。

又：脘痛较减，肝气犹横，脉两手沉涩，心泛未除，带下如注。系冲任不固，姑宜涩下平肝。九月二日。化龙骨三钱，生牡蛎四钱，杜仲三钱，左金丸八分，新会皮钱半，覆盆子三钱，蔻壳钱半，川楝子钱半，延胡二钱，仙半夏钱半，木蝴蝶四分。四帖。

王家婚殿庆。疏利中焦，脘闷稍和，脉混滞，舌黄滑。仍遵前法加减为妥。八月廿五日。生香附二钱，川朴钱半，省头草三钱，沉香曲钱半，通草一钱，大腹皮三钱，茵陈三钱，枳壳钱半，佛手花八分，炒谷芽四钱，蔻壳钱半。三帖。

又：脘闷稍和，脉虚细，舌嫩黄，头晕心悸。姑宜柔肝、养胃、息风。九月二日。桑寄生三钱，石决明六钱，炒谷芽四钱，省头草三钱，沉香曲钱半，白蒺藜三钱，茯神四钱，远志八分，川石斛三钱，煨天麻八分，绿萼梅钱半。三帖。

又：诸款悉减，胃气稍振，脉虚细，舌转微白。仍遵前法加减再进。九月五日。桑寄生三钱，生牡蛎四钱，煨天麻钱半，生首乌四钱，白蒺藜钱半，沉香曲钱半，仙半夏钱半，蔻壳钱半，新会皮钱半，茯神四钱，炒谷芽三钱。三帖。

南阳沈。舌滑白，脉濡细，肢冷便溏，食入脘闷，此湿阻气机，腰痛。宜温脾、理气、渗湿。破故纸钱半，蔻壳钱半，乌药钱半，茯苓三钱，炒菟丝子三钱，新会皮钱半，厚朴钱半，甘松四分，炒米仁四钱，泽泻三钱，玫瑰花七朵。

又：脾阳已运，便溏较瘥，脉沉涩、左弦细，脘闷气滞，腰胕酸，舌滑白。仍遵前法加减。二月廿九日。破故纸二钱，茯苓三钱，厚朴钱半，香附二钱，川楝子钱半，砂壳钱半，大腹皮三钱，通草钱半，玫瑰花七朵，乌药钱半，甘松四分。五帖。

千亩头郑。湿热伤气，舌黄滑，脘闷呕恶，暮夜寒热交作，脉濡，便溏溲赤。宜干姜泻心汤加减治之，防变。七月十三日。姜川连七分，干姜二钱，酒炒淡芩钱半，厚朴一钱，大腹皮三钱，猪苓钱半，滑石四钱，仙半夏钱半，神曲四钱，赤苓三钱，藿梗二钱。

又：呕恶寒热悉除，脉混滞，脘腹胀闷，舌黄滑，面黄溲赤。湿热尚存，借宣明桂苓甘露饮加减治之。七月十五日。茯苓三钱，桂枝五分，江西术一钱，滑石四钱，厚朴钱半，猪苓钱半，蔻壳钱半，沉香曲钱半，神曲三钱，茵陈三钱，泽泻三钱。

新林周周景生。湿热伤气，夹食作热，脘格呕恶，脉濡细，舌厚腻，身痛溲赤。宜泻心汤加减治之。十月九日。姜川连七分，仙半夏钱半，酒芩钱半，枳实钱半，生白芍钱半，杏仁三钱，藿香三钱，滑石四钱，山楂四钱，午时茶二钱，豆卷三钱，鲜竹茹一丸。

又：湿热未罢，舌色仍属黄厚，嘈杂呕恶，脉混滞、右弦细。系肝阳犯胃，虑恐变幻。十月十二日。仙半夏钱半，吴萸三分拌川连七分，茯神四钱，归身钱半，枳实钱半，蔻壳钱半，麦芽三钱，石决明四钱，鸡内金三钱，神曲三钱，通草钱半，鲜竹茹一丸。二帖。

又：舌色仍属黄厚，脉弦濡，呕恶便结，上下格拒。宜厥阴阳明同治。十月十四日。仙半夏钱半，吴萸三分拌川连七分，枳实钱半，归身钱半，茯神四钱，生地三钱，沉香五分，石决明四钱，枣槟三钱，更衣丸钱半，玫瑰花七朵，鲜竹茹一丸。

沈四八。阳虚夹湿，脉细、右寸濡滑，舌滑白、根微黄，潮热，神识昏寐，肢尖乍冷，便溺赤。症非轻，宜人参泻心汤加减，恐内脱外闭，候正。七月七日。仁记参五分，炒小川连七分，干姜二钱，仙半夏钱半，炒黄芩钱半，杏仁三钱，远志八分，石菖蒲七分，生白芍钱半，炒枳实一钱，橘红一钱。

又：阳虚夹湿，进人参泻心汤颇效，据述仰即头晕欲厥，系体虚内风鼓舞使然，大便如酱，正气已亏，湿热尚存。虑恐内脱外厥，仍遵前法加减。七月十日。仁记参五分，炒川连八分，石菖蒲七分，光杏仁三钱，远志八分，仙半夏钱半，茯神四钱，干姜二钱，煨天麻八分，苏合丸一丸，炒僵蚕钱半，炒黄芩钱半，灯芯七支。

评议：以上三案均以泻心汤类方治疗，前两案为湿热伤气，第三案为阳虚夹湿。证型虽不同，但都以泻心汤打底，以半夏、黄芩、黄连、干姜等辛开苦降之品为主要药物。由此亦可见泻心汤类方运用之广泛。

陈松记。闺女湿热伤阴化肿，脉两手混浊，唇舌绛，癸水不调，大便忽溏忽稀，口渴喜饮，阴火不敛。症属重极，借六味地黄汤法，候正。八月九日。生地三钱，怀药三钱，丹皮二钱，陈萸肉钱半，带皮苓四钱，车前三钱，新会皮钱半，省头草三钱，绿萼梅钱半，泽泻三钱，扁豆衣三钱，杜赤豆二钱。三帖。

又：闺女浮肿稍减，脉濡、左沉弦，大便下血，阴络受戕，舌绛而干，口燥津液耗少。究属极重之症。八月三十日。生地四钱，怀药三钱，泽泻三钱，茯苓四钱，车前三钱，炒驴胶钱半，冬瓜子三钱，麦冬三钱，新会皮钱半，丹皮三钱，生白芍钱半，杜赤小豆三钱。四帖。

衙前张。湿热伤阴，舌黄、中心空，脉虚细，睡卧恍惚，胃钝，跗重。姑宜清热、凝神、育阴分。炒小川连五分，辰茯神四钱，生谷芽四钱，远志肉八分，生米仁四钱，茵陈三钱，通草钱半，新会皮钱半，晚蚕沙四钱，川石斛三钱，鲜生地四钱。三帖。

又：胃纳较增，睡卧未稳，脉细虚，舌心空稍和。宜调和心脾为主。九月三日。丹参三钱，合欢皮三钱，枣仁三钱，远志八分，茯神四钱，川石斛三钱，新会皮钱半，晚蚕沙三钱，怀药三钱。四帖。

南沿河张虎亭兄。诸款悉减，惟湿未除，脉虚濡，舌滑白，足跗重无力。宜疏补以淡渗。八月廿九日。豨莶草三钱，炒狗脊三钱，生米仁四钱，茯苓三钱，五加皮三钱，白蒺藜三钱，冬瓜子三钱，生牡蛎四钱，泽泻三钱，川牛膝二钱，杜仲三钱。

四帖。

又：诸款悉瘥，脉虚细，四肢乍冷，舌白，胃纳已和。借建中汤加减治之。九月四日。文元钱半，桂枝五分，炙草五分，茯苓四钱，江西术一钱，炒狗脊三钱，生米仁四钱，杜仲三钱，豨莶草三钱，当归钱半，淮牛膝二钱，泽泻三钱，生姜三片，红枣四枚。五帖。

燥

盛陵徐。闺女秋燥发热，脉浮数，咳嗽气急，舌微黄，渴不多饮，症非轻藐。宜防昏变，候正。九月初四日。薄荷钱半，桑叶三钱，光杏仁三钱，象贝三钱，连翘三钱，蝉衣钱半，广橘红一钱，淡豆豉三钱，花粉三钱，前胡钱半，淡竹叶三钱，引活水芦根一两。二帖。

介按：燥有凉燥、温燥之殊。凉燥治法，宜遵《内经》燥淫所胜，平以苦温之旨。而此案系是温燥之症，即《内经》所谓燥化于天，热反胜之之候。须防化热劫液。兹从叶氏上燥治气，辛凉宣上之意，而清燥救肺，俾上焦之燥热，逐渐清解。

蜀阜张。闺女秋燥发热，脉滑数，呛咳痰阻。症非轻藐，姑宜清燥消痰。九月十五日。冬桑叶三钱，炒知母钱半，白前钱半，秦艽钱半，象贝三钱，光杏仁三钱，甘菊钱半，焦山栀二钱，前胡钱半，广橘红一钱，老式天竺黄钱半，引枇杷叶（去毛）三片。三帖。

介按：此系温燥化热，烁液成痰而为呛咳。最防内合胃热，引动肝风，骤变痉厥。治以辛凉清解，滋液豁痰，俾痰热稍蠲，则诸证自痊。

义桥徐。秋感燥化，头晕而疼，咳逆发热，脉右浮滑、左微劲，舌黄尖红。姑宜辛凉清解。七月初四日。薄荷钱半，冬桑叶三钱，银花三钱，淡竹叶钱半，连翘三钱，甘菊钱半，焦栀子三钱，象贝三钱，桔梗钱半，前胡钱半，橘红一钱。清煎。二帖。

介按：先哲何廉臣先生曰：六气之中，惟燥气难明。盖燥有凉燥、温燥、上燥、下燥之分。凉燥者，燥之胜气也，治以温润，杏苏散主之。温燥者，燥之复气也，治以清润，清燥救肺汤主之。上燥治气，吴氏桑杏汤主之。下燥治血，滋燥养营汤主之。今此案系是燥之复气，故治法悉宗叶氏辛凉清宣之意。

大西庄杨。童年咳嗽，已曾失血，脉细右大，舌微黄，身热头胀，此燥气内逼。宜防成损。八月十七日。霜桑叶二钱，焦山栀三钱，炒知母钱半，苦丁茶钱半，光杏仁三钱，广郁金三钱，川贝钱半，银花二钱，池菊二钱，橘络钱半，白前钱半。清煎。三帖。

又：童年血后咳嗽较减，顷脉两手皆弦，舌尖红，头晕。宜清燥以育阴。八月廿二日。冬桑叶三钱，南沙参三钱，天冬三钱，白前钱半，光杏仁三钱，川贝钱半，女贞子三钱，胖大海三钱，生石决明六钱，橘络钱半，黄草石斛三钱。清煎。

介按：时令燥气，挟肝经之燥火，互相上蒸，冲肺则咳呛失血，冲脑则头晕目眩。初诊脉细右大，治在气分，所以咳嗽较减。次则治以清肝肃肺，和胃止血。俾肺气复肃降之权，则咳晕自止。此后如能再进顾松园之八仙玉液，更为稳妥。又据叶氏《幼科要略》自注云：秋燥一证，气分先受，治肺为急。若延绵数十日之久，病必入血分，又非轻浮肺药可治。须审体质证端，古谓治病当活泼泼地，如盘走珠耳。

横河周阿高。冬温化燥，身不大热，热伏于内，脉小数，舌焦唇裂，口燥面垢，目多眵，经停三月，癸水适至，腹痛，神识乍愦。症属重险，宜治防厥脱，候正。十月十八日。黑犀角三钱，天花粉三钱，银花钱半，牛蒡子钱半，连翘三钱，茯神四钱，鲜生地四钱，桑叶三钱，焦山栀三钱，鲜石斛三钱，生白芍钱半，鲜竹茹三十片。

又：温邪化燥，清营热已效，血舍已清，顷脉滑带数，舌焦口燥，心神不安，余烟未熄，白痦已达。宜化阴增液，不致变端无虑。十月廿三日。鲜生地四钱，生白芍钱半，花粉钱半，鲜石斛三钱，滁菊二钱，生谷芽四钱，银花钱半，远志八分，桑叶三钱，麦冬三钱，茯神四钱，淡竹叶卅片。二帖。

评议：本案为冬温化燥，初起已热入营分，病势较重，故以犀角地黄汤加减治之。复诊时营热渐清，阴液受损，故继以化阴增液之法为治，以防变端。立法方药颇为清晰，可为借鉴。

肖山冯。秋感化燥，湿热内着，呛咳痰黏，不寐发热，脉浮数、右弦滑，舌焦腻，大便溏如酱，溲溺赤。症非轻，最怕昏蒙之变。桑叶三钱，连翘三钱，橘红钱半，淡豉钱半，桔梗钱半，银花钱半，薄荷一钱，滑石四钱，山楂三钱，栀子三钱，赤苓三钱，瓜蒌根三钱。二帖。

又：清解已效，身热较缓，顷左脉寸关弦、气口滑，舌已蜂起，底红口干，呛咳咽不爽，头晕，溲赤。还宜前法损益。桑叶三钱，连翘三钱，甘菊二钱，川贝钱半，元参三钱，银花钱半，橘红一钱，瓜蒌根三钱，杏仁三钱，射干钱半，焦栀三钱，牛蒡子钱半。二帖。

又：舌色已清，身热亦退，左脉濡细、右弦滑，暮夜呛咳。系肺气失旷，痰气交阻，宜清上焦为主。八月廿二日。瓜蒌皮二钱，川贝钱半，通草钱半，广郁金三钱，元参三钱，杏仁三钱，桑叶三钱，淡豉一钱，甘菊二钱，橘红二钱，石决明六钱，柿蒂七个。三帖。

又：呃逆除，大便通，舌薄白夹红润，脉弦滑、右稍大，微热偶咳。气分之热未清，宜两清为主。八月廿五日。鲜生地四钱，炒知母一钱，地骨皮三钱，川贝钱半，丹皮二钱，淡竹苓钱半，通草钱半，茯神四钱，生谷芽四钱，杏仁三钱，石决明四钱，枇杷叶三片。三帖。

又：两清气血，胸前白瘔已现，神识较爽，左脉虚细、右弦，肝热内燔，夜寐未稳，舌微白。宜清利为要。八月廿八日。淡竹叶钱半，抱木茯神四钱，生米仁四钱，石决明六钱，蔻壳钱半，生谷芽四钱，远志八分，省头草三钱，杏仁三钱，桑叶三钱，通草钱半，荷蒂一个。三帖。

又：夜寐稍安，顷脉两手皆弦，肝阳化风，偏左头角痛，舌红润，偶觉脐下闷。由湿热未能尽净，宜清热凝神，佐息风利湿。九月三日。炒小川连六分，辰茯神四钱，石决明六钱，白蒺藜三钱，蝎梢二钱，钩藤三钱，通草钱半，苦丁茶钱半，蔻壳钱半，煨天麻八分，生谷芽四钱，荷蒂一个。四帖。

山头李李光楣。伏暑化燥，头痛发热，渴饮，脉濡数，舌微白、里半黄，心泛欲呕，身痛自利。症非轻，宜防剧。十月十四日。薄荷一钱，连翘三钱，六一散三钱，淡豆豉钱半，广郁金三钱，豆卷三钱，桑叶三钱，丝瓜络三钱，通草钱半，枳壳钱半，天花粉三钱，银花钱半。二帖。

又：伏暑未清，舌黄潮热，脉虚耳鸣，自利未除，胸闷。宜清利为妥，不致变端无虑。十月十九日。苦丁茶一钱，六一散三钱，豆卷三钱，焦山栀三钱，通草钱半，淡竹叶钱半，枳壳钱半，省头草三钱，扁豆衣三钱，广郁金三钱，生米仁四钱，荷蒂二个。

南钱清马。闺女秋感化燥，始起寒热，脉数浮弦，呛咳胸闷，神识昏寐，舌黄口燥。症非轻，尤防痉厥，宜清燥解肌，候正。桑叶三钱，甘菊二钱，桔梗一钱，炒黄芩钱半，银花钱半，葛根钱半，炒僵蚕三钱，广郁金三钱，橘红钱半，酒炒柴胡一钱，连翘三钱，石菖蒲七分。一帖。

又：闺女秋燥发热，解肌不应，脉数右滑，舌燥黄，呛咳昏谵，口燥。症属重险，宜清燥豁痰，候正。八月九日。桑叶三钱，杏仁三钱，蝉衣钱半，连翘三钱，炒僵蚕一钱，橘红一钱，石菖蒲五分，花粉三钱，广郁金三钱，牛蒡子钱半，天竺黄二钱，薄荷一钱，活水芦根一两。一帖。

又：闺女疹点隐约，昼轻夜剧，邪热已入营络。症尚重险，宜治足厥阴，佐清解消痰，候正。黑犀角四分，牛蒡子二钱，元参三钱，炒僵蚕三钱，橘红钱半，石菖蒲七分，连翘三钱，大青叶七分，银花钱半，桑叶三钱，天竺黄二钱，活水芦根一两。一帖。

又：闺女疹点仍属隐约，昏谵未除，脉数目瞪，此痰热迷漫包络，咳逆口燥喜饮。究属棘手重险之症，尤防厥闭，候正。紫雪丹二分，牛蒡子三钱，橘红钱半，炒僵蚕三钱，天竺黄二钱，石菖蒲七分，贯众钱半，马勃钱半，象贝三钱，紫草钱半，连翘三钱，活水芦根一两。一帖。

又：闺女昏谵未除，舌红口燥喜饮，脉左数、气口滑，内风鸱张，偶有肢战，咳逆痰阻。势尚重，究属棘手重症，立法候正。羚羊角七分，连翘三钱，牛黄清心丸一粒，天竺黄二钱，炒僵蚕三钱，银花钱半，元参三钱，橘红一钱，钩藤三钱，石菖蒲七分，白薇三钱，活水芦根一两。一帖。

古城陈。燥风外乘，头晕而痛，身疼发热神昏，脉浮数、左弦细，舌黄燥，咳逆耳鸣。姑宜清燥祛邪，虑恐变幻。桑叶三钱，甘菊二钱，焦栀三钱，广郁金三钱，瓜蒌皮三钱，杏仁三钱，天花粉三钱，银花钱半，薄荷八分，连翘三钱，石菖蒲五分，鲜竹茹卅片。

又：热缓神爽，脉右浮数、左弦，肝气偏横，头晕咳逆，腹中气机不和，舌黄燥、尖边红润，口干喜饮。仍遵前法加减再进。桑叶三钱，杏仁三钱，元参三钱，广郁金三钱，鲜石斛一钱，桔梗钱半，炒知母钱半，省头草三钱，花粉三钱，橘红一钱，川贝钱半，鲜竹茹。二帖。

又：舌燥黄，呛咳口燥，微寒潮热，脉数、气口滑、右弦，胸闷。仍遵前法加减，防变。八月十日。桑叶三钱，杏仁三钱，橘红钱半，炒知母钱半，瓜蒌根三钱，淡竹叶钱半，银花钱半，川贝钱半，苦丁茶钱半，蒿梗一钱，连翘三钱，枇杷叶三张。

又：呛咳未能尽除，头晕耳鸣，左脉细、右滑数，舌心黄、尖边红润，微热不清，缘余烟未熄。宜清上燥，佐熄余邪。十月十三日。桑叶三钱，甘菊二钱，苦丁茶钱半，地骨皮三钱，生谷芽四钱，元参三钱，橘红一钱，川石斛三钱，杏仁三钱，蒿梗一钱，川贝钱半，鲜竹叶廿张。三帖。

夏仙奎。伏暑化燥，呛咳发热吸粗，脉数，舌红苔黄，停经数月。宜清燥、解肌、化痰。十月五日。桑叶三钱，滁菊钱半，杏仁三钱，连翘三钱，天冬三钱，银花钱半，条芩二钱，兜铃子一钱，象贝三钱，苏梗钱半，花粉三钱，鲜竹叶卅片。二帖。

又：案列于前，舌黄尖红，呛咳未除，脉滑数，耳鸣，潮热，便闭。慎恐昏变，非轻藐之症。十月九日。桑叶三钱，连翘三钱，元参四钱，栀子三钱，象贝三钱，条芩二钱，瓜蒌子三钱，杏仁三钱，天冬三钱，知母钱半，橘红钱半，鲜竹叶卅片。

又：大便稍下不多，脉小数，呛咳已减，舌色较和，热退邪去。宜清肺胃、化痰。十月十三日。桑叶三钱，桔梗钱半，条芩二钱，杏仁三钱，川贝钱半，马兜铃一钱，忍冬藤三钱，天冬三钱，元参三钱，橘红一钱，生麦芽四钱，鲜竹叶卅片。

前梅高东生。秋燥发热，脉浮数，舌黄，呛咳咽痛，目白红，身疼，走注。姑宜清解，防变。八月四日。桑叶三钱，连翘三钱，杏仁三钱，炒僵蚕三钱，薄荷钱半，银花钱半，丝瓜络三钱，桔梗钱半，人中黄八分，马勃钱半，广橘红钱半，鲜竹叶卅片。二帖。

又：身热已缓，咽痛较瘥，脉浮数，呛咳，舌黄，身疼，溲赤。仍遵前法加减再进。八月七日。桑叶三钱，杏仁三钱，人中黄八分，滑石四钱，丝瓜络三钱，秦艽钱半，银花钱半，射干一钱，防风钱半，马勃钱半，橘红一钱，鲜竹叶卅片。三帖。

又：咽痛已除，大便亦通，脉濡细，舌微黄，左肩臂肿痛。宜防成痈。八月十日。秦艽钱半，片姜黄八分，丝瓜络三钱，制乳香一钱，干地龙一钱，当归二钱，桑寄生三钱，川芎一钱，杏仁三钱，忍冬藤三钱，赤芍钱半，桑梗尺许。三帖。

袁家塔三二。秋感化燥，发热乍寒，脉浮呛咳，痰阻，舌白根厚。宜清解为治。八月十三日。桑叶三钱，甘菊二钱，杏仁三钱，连翘三钱，淡豆豉钱半，桔梗钱半，前胡钱半，枳壳钱半，橘红一钱，薄荷钱半，象贝三钱，竹茹二丸。二帖。

又：案列于前，热犹不解，脉浮弦，呛咳，胸胁痛，口燥，小溲热结。宜清燥消痰，防变。八月十五日。薄荷钱半，连翘三钱，前胡钱半，广橘红一钱，枳壳钱半，桔梗钱半，象贝三钱，广郁金三钱，桑叶三钱，牛蒡子钱半，蝉衣一钱，竹茹二丸。二帖。

又：呛咳较减，胁痛已瘥，脉弦数，舌红润，身微热。仍遵前法加减为妥。八月十七日。桑叶三钱，连翘三钱，元参二钱，广郁金三钱，枳壳钱半，象贝三钱，通草钱半，前胡钱半，银花钱半，橘络钱半，杏仁三钱，鲜竹叶卅片。二帖。

评议： 邵氏治疗秋燥为患之表证，常取法吴鞠通所创桑菊饮和银翘散之意，师其法而不泥其方，随症情变化灵活运用。此案即是以桑菊饮为主，治疗秋感化燥之身热呛咳。

卅山邵。秋燥发热，脉浮数、气口滑，舌黄燥，呛咳，肢楚。宜清燥、利膈、消痰。八月廿二日。桑叶三钱，牛蒡子钱半，象贝三钱，连翘三钱，橘红一钱，前胡钱半，焦栀三钱，甘菊钱半，杏仁三钱，薄荷八分，枳壳钱半，竹茹二丸。三帖。

又：清燥、利膈、消痰，热缓神爽，咳痰较减，脉濡数、气口滑，舌厚微黄，小溲不利，大便欲解不得。缘肺气不利使然，仍遵前法加减为稳。八月廿四日。桑叶三钱，橘红一钱，杏仁三钱，生甘草梢五分，海金沙八钱，瓜蒌皮三钱，象贝三钱，白前钱半，通草钱半，桔梗钱半，栀子三钱，鲜竹茹二丸。

中梅陈。风邪袭肺化燥，呛咳，头晕，耳木，脉浮濡，舌微黄，跗肿，溲赤。宜清燥消痰为主，治防血溢。九月三日。桑叶三钱，杏仁三钱，滁菊钱半，象贝三钱，橘红一钱，白前钱半，通草钱半，马兜铃一钱，元参三钱，桔梗钱半，焦栀三钱，枇杷叶三片。四帖。

又：呛咳较减，已曾失血，脉濡数，肺移热于大肠，则便利，舌黄滑。防成损怯。九月七日。桑叶三钱，六一散三钱，银花钱半，扁豆衣三钱，川贝钱半，橘络钱半，茜草三钱，小蓟草二钱，通草钱半，生米仁二钱，茯苓三钱，荷叶半张。四帖。

周勤记。秋感化燥，呛咳，寒热交作，脉浮数、右浮滑，舌根黄厚。姑宜轻清解消痰，防重。八月十九日。桑叶三钱，连翘三钱，淡豆豉钱半，象贝三钱，前胡钱半，滑石四钱，桔梗钱半，炒黄芩钱半，薄荷二钱，麦芽三钱，橘红一钱，竹茹二丸。

又：辛凉清解颇安，热势较缓，脉两寸浮数，舌白、中心灰腻，身疼溲赤。宜遵前法损益为妥。八月廿二日。桑叶，牛蒡子，前胡，苏梗，橘红，枳壳，薄荷，神曲，蔻仁，杏仁，滑石，桑梗。

英家坂洪。痛利已除，脉濡细，呛咳未除，舌微黄，口燥。宜清燥化痰为治。八月廿二日。桑叶三钱，杏仁三钱，桔梗钱半，象贝三钱，前胡钱半，通草钱半，兜铃子一钱，苏梗钱半，橘红一钱，白前钱半，广郁金三钱，枇杷叶三片。三帖。

又：呛咳欲呕，痰不易出，脉细数，舌滑白。宜清气、和胃、消痰。八月廿七日。桔梗钱半，藿梗二钱，百部八分，川贝钱半，橘红一钱，蔻壳钱半，仙半夏钱半，白前钱半，通草钱半，光杏仁三钱，炒谷芽四钱，鲜竹茹二丸。

又：呛咳痰不易出，脉浮数，身热，胃钝，溲赤。宜清肺、化痰、疏风。八月三十日。桔梗钱半，川贝钱半，白前钱半，苏梗二钱，橘红一钱，桑叶三钱，通草钱半，马兜铃一钱，佛耳草三钱，杏仁三钱，生谷芽四钱，鲜竹茹二丸。

又：呛咳痰阻，脉浮数，舌根燥，潮热肢楚，齿浮。姑宜清降化痰。九月四日。桑叶三钱，川贝钱半，白前钱半，炒知母钱半，马兜铃一钱，炒黄芩钱半，天冬三钱，旋覆花三钱，橘红钱半，佛耳草三钱，苏子钱半，枇杷叶三片。三帖。

孙家桥长兴。秋感化燥，呛咳，气衰，发热乍寒，脉浮滑，舌黄厚，胃钝，溲赤。宜清燥、解表、化痰。九月二日。桑叶三钱，橘红钱半，杏仁三钱，象贝三钱，通草钱半，射干钱半，枳壳钱半，薄荷钱半，知母钱半，淡豆豉钱半，白前钱半，天竺黄钱半，鲜竹茹二丸。二帖。

又：秋燥发热乍寒，脉浮数、气口滑，舌黄厚，身疼，呛咳气逆。尤防昏蒙之变。九月四日。桑叶三钱，滁菊二钱，杏仁三钱，连翘三钱，象贝三钱，炒黄芩钱半，生蒡子三钱，前胡钱半，枳壳钱半，薄荷钱半，滑石四钱，鲜竹茹二丸。二帖。

湖塘朱。气燥，呛咳，音低，夹杂温邪潮热，吸短气粗，脉浮数，舌滑白。势在非轻，宜防变。二月三日。桑叶三钱，兜铃一钱，象贝三钱，杏仁三钱，连翘三钱，天竺黄，元参三钱，橘红一钱，瓜蒌皮三钱，苏子二钱，广郁金三钱，竹茹二丸。二帖。

又：前药已效，吸短气粗稍缓，顷脉弦细，舌滑腻，咳痰未除。症尚重，宜清降消痰，候正。二月五日。苏子二钱，象贝三钱，杏仁三钱，化橘红八分，天竺黄，射干一钱，瓜蒌皮三钱，金沸花三钱，生蒡子钱半，白前钱半，佛耳草三钱，姜汁二匙，竹沥二杯。

丁港傅。秋燥伤肺，呛咳，气促，日久不已，脉数、气口滑，潮热汗多，舌心微黄。宜防血溢。二月十日。南沙参三钱，生牡蛎四钱，桑叶三钱，抱木茯神四钱，川贝钱半，白石英三钱，穭豆衣三钱，杏仁三钱，地骨皮三钱，紫菀钱半，谷芽四钱。五帖。

又：呛咳稍减，汗出喜饮，顷左脉弦细数、右寸滑数，肝热内燔，腰疼气促。宜清上益下为妥。二月十五日。北沙参三钱，生牡蛎四钱，甜杏仁三钱，杜仲三钱，川贝钱半，茯神四钱，地骨皮三钱，稽豆衣三钱，枣仁三钱，马兜铃一钱，谷芽四钱，丝瓜络三钱。

又：咳动肺分，胸次痛，脉细右弦，潮热汗出。系心液外泄，慎恐血溢。二月廿三日。北沙参三钱，稽豆衣三钱，生首乌三钱，茯神四钱，川贝钱半，杏仁三钱，清炙芪八分，地骨皮三钱，炒谷芽四钱，紫菀钱半，橘络钱半。八帖。

徐禹记。迩受燥风，呛咳，胸胁刺痛，脉虚细，舌心光。恐血溢，宜清燥救肺为治。八月十二日。桑叶三钱，川贝钱半，炙草七分，北沙参三钱，兜铃子一钱，橘红钱半，杏仁三钱，茯神四钱，款冬花三钱，炒驴胶钱半，扁豆衣三钱，甘蔗三寸。

又：呛咳不减，咯痰稠黏，脉数、气口滑，身微热，头胀。肺气受戕，究属非轻藐之症，仍遵前法加减治之。八月十七日。桑叶三钱，炙草七分，杏仁三钱，川贝钱半，橘络钱半，白前钱半，兜铃子一钱，南沙参三钱，丝瓜络三钱，紫菀钱半，茯苓三钱，枇杷叶三片。五帖。

又：呛咳不已，形肉日削，脉虚细，腰疼背掣，舌微白。症尚重，宜清上益下。八月廿五日。北沙参三钱，杜仲三钱，甜杏仁三钱，炙草七分，茯苓三钱，冬虫夏草钱半，紫菀钱半，橘络钱半，兜铃子一钱，桑叶三钱，丝瓜络三钱，枇杷叶三片。五帖。

又：咳痰浓厚，腰疼不已，脉虚数、气口滑，舌心光绛，形削气逆。究非轻藐之症。九月二日。北沙参三钱，杜仲三钱，川石斛三钱，生蛤壳六钱，海石三钱，丝瓜络三钱，冬虫夏草钱半，茯苓三钱，骨碎补三钱，紫菀钱半，橘红一钱，小橘饼三个。

湖门孙。气烁，呛咳，阴分尚亏，脉细数，外寒内热，足底痛，形怯。宜防血溢。三月十八日。鲜生地四钱，怀药三钱，丹皮钱半，川贝钱半，茯苓三钱，杏仁三钱，淡秋石八分，淮牛膝二钱，豨莶草三钱，紫菀钱半，橘红一钱，禹余粮三钱。四帖。

又：呛咳未除，脉弦右坚，舌微白，咽痛，便滑形怯。究非轻藐之症，仍遵前法加减。鲜生地四钱，茯苓三钱，丹皮二钱，怀药三钱，金果榄钱半，淡秋石八分，桑叶三钱，橘红一钱，胖大海三钱，北沙参三钱，石莲子三钱，生米仁四钱，枇杷叶三片。

评议：淡秋石，为秋石之别称。《中药大辞典》载淡秋石制作方法："取漂净晒干的人中白，研成粉末，加白及浆水作辅料，拌和后，用模型印成小方块，晒干。"秋石有滋阴降火之功，可用于治疗虚劳赢瘦、骨蒸劳热、咳嗽、咳血、口疮等。此案患者虚劳咳痰，颇为合拍。

类伤寒

高方世。类伤寒，身疼发热，畏寒，脉浮濡，舌微黄，四肢酸。非轻藐之症，防痉厥，候正。八月七日。瓜蒌根三钱，桂枝七分，生甘草四分，防风钱半，豆卷三钱，通草钱半，大腹绒三钱，藿香二钱，滑石四钱，川芎一钱，茯苓皮四钱，炒黄芩钱半。二帖。

又：前药已效，虽热较瘥，脉濡脘闷，便利。宜和中清利。八月十日。藿香钱半，白蔻仁八分，豆卷三钱，苏梗二钱，通草钱半，神曲四钱，枳壳钱半，猪苓钱半，生米仁四钱，大腹皮三钱，赤苓三钱。三帖。

又：湿未净尽，脉濡细，舌微白，寒热不清。宜和中清利为妥。八月十三日。青皮八分，厚朴钱半，大腹皮三钱，赤苓三钱，白蔻仁八分，枳壳钱半，炒麦芽三钱，猪苓钱半，生米仁四钱，茵陈三钱，通草钱半。三帖。

又：余湿不清，食入脘闷，脉濡细，跗重，舌滑。宜祛湿和中。八月廿四日。豨莶草三钱，厚朴钱半，生米仁四钱，沉香曲钱半，蔻仁钱半，大腹皮三钱，防己钱半，通草钱半，佛手花八分，茵陈三钱，海桐皮三钱。四帖。

又：湿热未清，胃纳不旺，脉细左弦，舌色滑白，两腿仍属酸重。宜苦温淡渗为治。茵陈三钱，沉香曲钱半，生苡仁四钱，厚朴钱半，海桐皮三钱，豨莶草三钱，蔻壳钱半，鸡内金三钱，炒麦芽三钱，大腹皮三钱，赤苓三钱。四帖。

前梅钟。类伤寒，汗出发热恶寒，脉浮濡，渴饮肢冷，神识乍惯，癸水适至。此症最易痉厥之变，借瓜蒌桂枝汤加减，候正。八月九日。瓜蒌根三钱，桂枝六分，炙甘草五分，防风钱半，豆卷三钱，泽兰钱半，通草钱半，石菖蒲五分，炒黄芩钱半，川芎一钱，枳壳钱半，丝瓜藤一把。二帖。

血舍未清，脉濡数、左弦细，寒热不清，呛咳，舌嫩黄，少津，神识偶惯，胸发现白痦。症尚重，借泽兰汤加减治之。八月十四日。泽兰钱半，酒炒柴胡一钱，川芎一钱，延胡二钱，当归钱半，炒黄芩钱半，通草二钱，杏仁三钱，橘红钱半，石菖蒲五分，天竺黄钱半，竹茹一丸。二帖。

坎山单。类伤寒，身痛酸楚，发热乍寒，左脉浮濡、右大，舌微黄，口渴，溲数，防重。十月卅日。瓜蒌根三钱，桂枝五分，生草五分，豆卷三钱，焦曲四钱，焦山栀三钱，川芎一钱，防己钱半，炒黄芩钱半，滑石四钱，防风钱半，桑梗尺许。二帖。

又：类伤寒，身曾发热，舌滑口渴，大便自利，面浮溲赤，脉濡、气口稍大。还防变幻。十一月二日。羌活一钱，炒黄芩钱半，川芎一钱，滑石四钱，防风钱半，枳壳钱半，独活钱半，赤苓三钱，豆卷三钱，白芷八分，葛根钱半，桑梗尺许。

评议：关于"类伤寒"一病，清代医家程钟龄在《医学心悟》中专门作过论述，其中"伤寒类伤寒辨"篇言："伤寒者，冬令感寒之正病也。类伤寒者，与伤寒相似而实不同也。世人一见发热，辄曰伤寒，率尔发表，表之不去，则以和解、清凉诸法继之，其间有对证而即愈者，有不对证而不愈者，有幸愈而垂危复生者，皆由施治之初，辨证未明也。"指出不能一见发热，就视为伤寒而用发表之法，否则会因错治导致生命垂危。程氏认为，冬温、湿温、时行寒疫、风温、暑病、痉病、伤食、脚气等均属类伤寒范畴。邵氏生平服膺程氏，故在其医案中专列此门。从以上三案可以看出，邵氏在治疗此类疾病时，初诊多以瓜蒌桂枝汤治之，而后根据病情灵活施治。

感冒

体虚受邪，寒热久羁，脉弦、两尺虚细，苔白，腰痛。宜补中益气汤加减。东洋参一钱，当归二钱，仙半夏一钱五分，升麻五分，陈皮一钱五分，茯苓四钱，炒江西术一钱，清炙芪一钱五分，酒炒柴胡一钱，桑寄生三钱，炙虎骨三钱。三帖。

小儿咳逆发热，关纹青，此由燥风外乘。防变惊风。冬桑叶三钱，薄荷七分，前胡一钱五分，天竺黄一钱五分，甘菊二钱，连翘二钱，炒僵蚕一钱五分，广橘红八分，桂枝一钱，象贝三钱，光杏仁三钱，引鲜竹肉一丸。二帖。

头疼不已，脉浮弦，呛咳多痰，苔色微黄，恶风微寒。宜解表消痰。荆芥一钱五分，桔梗一钱五分，蔓荆子三钱，白芷八分，川芎一钱，甘菊三钱，前胡一钱五分，光杏仁三钱，防风一钱五分，象贝三钱。二帖。

感邪未解，身热乍寒，脉浮数，苔黄滑。宜清解，防剧。桔梗一钱五分，炒栀子三钱，大豆卷三钱，薄荷八分，连翘三钱，炒淡芩一钱五分，滑石四钱，光杏仁三钱，冬桑叶三钱，前胡一钱五分，橘红一钱。二帖。

秋感化燥，呕恶发热，脉浮滑，苔黄燥，呛咳。症势非轻，宜防昏蒙之变幻，候正。冬桑叶三钱，炒栀子三钱，橘红一钱，天竺黄一钱五分，连翘三钱，淡豆豉一钱五分，象贝三钱，牛蒡子一钱五分，天花粉三钱，蝉衣一钱，前胡一钱五分，引活水芦根五钱。二帖。

秋感发热乍寒，脉浮数，苔黄，头胀而疼。姑宜辛凉轻解。薄荷一钱五分，桔梗一钱五分，桑叶三钱，荆芥一钱五分，连翘三钱，广郁金三钱，甘菊二钱，丝通草一钱五分，淡豆豉三钱，前胡一钱五分，炒枳壳一钱五分。

评议：此为风热感冒，症势尚轻，故以辛凉轻解为治。方取吴鞠通之辛凉轻剂桑菊饮加减。

感冒发热，脉浮数，头胀痛，苔滑微黄，脘闷肢楚。宜达表为主，防剧。光杏仁三钱，荆穗一钱五分，桔梗一钱五分，广郁金（原杵）三钱，苏梗二钱，枳壳一钱五分，山楂四钱，通草一钱五分，桑叶三钱，薄荷一钱，炒莱菔子三钱。二帖。

俞钱妇。秋盛时邪，头痛发热，恶寒，左脉弦数，右浮大，舌根黄，呛咳，身痛胸闷。宜辛凉清解，防剧。九月二十日。

薄荷（后入）一钱半，桔梗一钱半，枳壳一钱半，连翘三钱，蝉衣一钱半，广郁金三钱，荆芥一钱半，象贝三钱，广橘红一钱半，甘菊二钱，苏梗一钱半，前胡一钱半。二帖。

二诊：身热较缓，顷脉两寸浮滑，呛咳，恶心，舌黄燥，周身痛如刺戳，头晕而痛，眩闷便结。仍宜清解消痰为稳。九月二十三日。薄荷一钱，冬桑叶三钱，前胡一钱半，连翘三钱，甘菊二钱，蝉衣一钱，牛蒡子（杵）一钱半，象贝三钱，焦山栀三钱，桔梗一钱半，莱菔子（生杵）二钱，光杏仁三钱，鲜竹茹一丸。二帖。

俞钱妇。娠，寒热日作，脉滑数，舌微黄，咽痛，溲溺热结，腰胯酸坠，手足麻木。宜柔肝、清热、护胎。桑寄生三钱，生甘草七分，炒条芩三钱，川断三钱，马勃一钱半，苏梗一钱半，杜仲三钱，栀子三钱，青皮八分，银花一钱半，薄荷八分，鲜竹叶三十片。三帖。

俞邵妇。舌滑腻，头胀畏寒，脉两寸弦细，脘闷，背掣。宜疏散为妥。九月初八日。香附一钱半，羌活一钱，桑寄生三钱，丝瓜络三钱，苏梗二钱，蔻壳一钱半，川芎一钱，炒青皮八分，丝通草一钱半，晚蚕沙（包）三钱，海风藤三钱。三帖。

杨凤张阿大。秋感发热，当脘食阻而痛，脉浮弦，头痛身疼，呕渴，舌微黄。症属重险，宜防厥闭，借辛寒以彻邪，候正。八月二日。仙半夏钱半，煅石膏三钱，淡豆豉钱半，广郁金三钱，山楂三钱，薄荷钱半，藿香二钱，牛蒡子钱半，焦神曲三钱，厚朴一钱，枳壳钱半，香橼叶三片。二帖。

又：辛寒微邪，热缓神爽，脘痛已瘥，脉较缓，舌黄滑，便结。宜开气分为治。瓜蒌皮三钱，厚朴钱半，通草钱半，广郁金三钱，淡竹叶钱半，蔻壳钱半，薄荷一钱，枳壳钱半，省头草三钱，焦栀三钱，杏仁三钱，鲜荷叶一角。

又：热已便通，舌转薄白，脉细、气口大，夜不能寐。宜温胆、和胃、凝神。八月八日。仙半夏钱半，陈皮一钱，辰茯神四钱，远志八分，杏仁三钱，炒川连五分，生米仁四钱，炒谷芽四钱，省头草三钱，炒枳实钱半，夜交藤三钱，竹茹二丸。

双桥湾王。风邪乘卫，舌白呛咳，寒热交作，头痛肢楚。宜清风化痰。八月廿八日。荆芥钱半，杏仁三钱，橘红钱半，前胡钱半，苏梗二钱，蝉衣钱半，川芎一钱，桔梗钱半，淡豆豉钱半，象贝三钱，竹茹二丸，防风钱半。二帖。

又：寒热已除，舌滑白，咳嗽，肢楚，溲赤，脉濡，胃气已振。宜清肺、利湿、化痰。九月三日。桔梗钱半，杏仁三钱，滑石四钱，橘红一钱，枳壳钱半，前胡钱半，象贝三钱，神曲三钱，生米仁四钱，赤苓四钱，苏梗二钱。三帖。

孙家桥周元奎。风邪袭肺，呛咳气急，脉浮滑、右弦数，头痛，畏寒，发热。防变幻。三月廿二日。荆芥钱半，杏仁三钱，枳壳钱半，川芎一钱，苏梗钱半，广郁金三钱，防风钱半，前胡钱半，生菔子二钱，白前钱半，丝瓜络三钱，竹茹二丸。二帖。

又：呛咳未除，头痛未瘥，脉浮数、气口滑，舌色较薄，潮热肢楚。宜清肺疏风化痰。三月廿四日。桔梗钱半，秦艽钱半，白前钱半，象贝三钱，苏梗钱半，枳壳钱半，杏仁三钱，橘红一钱，佛耳草三钱，桑叶三钱，马兜铃一钱，竹茹二丸。

山头李张发。风邪头疼，恶寒发热，脉浮弦，舌根厚腻，脘闷心泛。宜消风消食，防变。二月廿日。荆芥钱半，川芎一钱，防风钱半，连翘三钱，蔓荆子三钱，前胡钱半，橘红一钱，山楂三钱，麦芽三钱，神曲四钱，枳壳钱半，桑梗尺许。三帖。

又：邪从汗出，头疼已瘥，脉细右弦，舌腻，脘闷。宜保和丸法。二月廿二日。焦神曲四钱，陈皮钱半，藿香二钱，山楂三钱，炒菔子三钱，枳壳钱半，炒麦芽三钱，厚朴一钱，生香附三钱，广郁金三钱，通草钱半。三帖。

蒲荡永松记。感冒夹食，腹痛肢木，恶寒，脉濡浮弦，脘闷。宜开达为主。元月十三日。桔梗钱半，蝉衣一钱，枳壳钱半，广郁金三钱，藿香二钱，连翘三钱，青木香七分，苏梗钱半，麦芽三钱，淡豆豉钱半，山楂四钱。二帖。

又：呛咳不已，头疼肢冷，发热，脉细、气口滑，舌黄厚。宜防变幻。元月十五日。荆芥钱半，淡豆豉钱半，桔梗钱半，川芎一钱，苏梗三钱，蝉衣钱半，防风钱半，仙半夏钱半，前胡钱半，山楂四钱，橘红一钱，桑梗二尺。

东庄王玉田。经传六旬，夹杂风邪，呛咳，头晕心泛，脉弦细，气口内溢、左涩、人迎滑，腹痛，胃钝。宜芎苏散加减治之。元月十八日。川芎八分，桔梗钱半，藿香二钱，苏梗二钱，蔻壳钱半，白芷八分，滁菊钱半，淡豆豉钱半，炒谷芽四钱，阳春砂七分，橘红一钱，竹茹二丸。三帖。

案列于前，脉左细、右滑，舌根黄，呛咳心泛，头晕而痛，经停。防恶阻。元月廿四日。南沙参三钱，桑寄生三钱，藿香二钱，苏梗钱半，滁菊钱半，橘红一钱，阳春砂七分，炒谷芽四钱，白芷八分，桔梗钱半，川贝钱半，竹茹二丸。三帖。

蒋老友。重感发热乍寒，舌黄尖红，呛咳，耳鸣，头痛如破，便闭，脉弦细、右寸浮滑，左腿酸痛。宜清解为治。元月廿七日。桑叶三钱，鲜石斛三钱，杏仁三钱，滁菊二钱，川贝钱半，桑寄生三钱，川芎一钱，瓜蒌子四钱，豨莶草三钱，煨天麻八分，蔓荆子三钱，桑枝尺许，鲜竹叶卅片。三帖。

又：重感潮热乍寒，脉数、右寸关弦，舌黄，大便仍闭，咳呛较减，头疼未除。宜养血清邪。元月卅日。生地四钱，酒炒柴胡七分，瓜蒌子三钱，当归钱半，炒淡芩钱半，枳实一钱，川芎一钱，滁菊二钱，滚痰丸三钱，煨天麻八分，秦艽钱半，鲜竹叶卅片。三帖。

又：寒热不清，汗出不解，头痛，脉数，苔焦，大便已通。症还重，宜升麻鳖甲散加减。二月四日。升麻七分，黑犀角尖四分，炒黄芩钱半，生鳖甲三钱，枳实一钱，滁菊二钱，细生地三钱，炒柴胡一钱，川芎一钱，乌梅二个，花粉三钱，竹叶卅片。二帖。

又：头痛较瘥，寒热未清，脉细舌黄，便结。还宜前法加减再进为妥。二月七日。升麻七分，枳实钱半，明天麻八分，炙鳖甲四钱，秦艽钱半，滁菊二钱，柴胡一钱，鲜生地四钱，蕤仁钱半，炒黄芩二钱，川芎一钱，桑梗尺许。三帖。

又：潮热不清，脉形小数，舌色黄滑，便结，胃气未振。深虑变端，若变则险。二月十二日。瓜蒌子四钱，厚朴钱半，杏仁三钱，陈皮钱半，晚蚕沙三钱，淡竹叶钱半，秦艽钱半，豆卷三钱，炒黄芩钱半，通草钱半，麻子仁四钱。三帖。

又：据述舌色较和，小溲已利，大便仍闭。还宜前法加减为稳。二月十五日。瓜蒌子四钱，厚朴钱半，杏仁三钱，川石斛三钱，更衣丸钱半，枳实钱半，省头草三钱，通草钱半，淡竹叶钱半，陈皮一钱，谷芽四钱。三帖。

又：胃气已振，舌转微白，六脉濡细，腿跗酸痛。宜厥阴阳明同治。二月廿五日。川楝子钱半，晚蚕沙三钱，桑寄生三钱，延胡索二钱，豨莶草三钱，海桐皮三钱，当归二钱，独活钱半，茵陈三钱，蔻壳钱半，炒狗脊四钱。三帖。

方午纪。感冒夹食，寒热交作，脉浮滑、左弦濡数，舌厚腻，身疼溲赤。宜消食以疏解，防剧。九月二日。神曲四钱，薄荷一钱，豆卷三钱，滑石四钱，炒黄芩钱半，麦芽三钱，炒菔子二钱，连翘三钱，桑叶三钱，山楂三钱，苏梗钱半。二帖。

又：邪去湿留，寒热不清，脉濡细，舌微黄，腰酸溲赤。姑宜清利为主。九月四日。茵陈三钱，赤苓四钱，豆卷三钱，山楂四钱，大腹皮三钱，仙半夏钱半，藿香钱半，晚蚕沙三钱，豨莶草三钱，神曲三钱，炒黄芩钱半。三帖。

又：湿热未罢，胃气欠和，舌根黄厚，脉弦濡，夜寐不安，溲犹赤。宜温胆和胃以清利。九月七日。仙半夏钱半，陈皮一钱，茯神四钱，豆豉钱半，枳实钱半，炒黄芩钱半，大腹皮三钱，晚蚕沙三钱，豨莶草三钱，栀子三钱，滑石四钱，炒谷芽四钱。二帖。

丈午村倪。风邪袭肺，呛咳痰多，夜不安寐，右寸浮滑，脉左濡，舌微白，肢软，身微热。宜温胆化痰为治。八月卅日。

仙半夏钱半，橘红一钱，茯苓三钱，豆豉钱半，杏仁三钱，象贝三钱，白前钱半，桔梗钱半，前胡钱半，栀子三钱，苏梗二钱，鲜竹茹二丸。

又：夜寐不安，呛咳稍减，右脉浮滑，口燥。宜清肺化痰为妥。九月五日。桑叶三钱，杏仁三钱，花粉三钱，炒知母一钱，白前钱半，象贝三钱，橘红钱半，元参三钱，马兜铃一钱，桔梗钱半，茯神四钱，枇杷叶三片。

北沿河何。重感呛咳，肢冷恶寒，脉浮弦，舌黄。借止嗽散加减为治。二月二日。百部八分，桔梗钱半，川贝钱半，炙甘草五分，紫菀钱半，杏仁三钱，荆芥钱半，前胡钱半，橘红一钱，白前钱半，兜铃子一钱，枇杷叶三片。三帖。

又：咳嗽稍减，脉虚细，肢犹冷，气血两亏，不能荣贯于四末。借建中汤加减治之。二月五日。当归二钱，白芍钱半，紫菀钱半，桂枝七分，白石英三钱，川贝钱半，炙甘草七分，杏仁三钱，南沙参三钱，桑叶三钱，款冬花三钱，红枣三枚。

许。感冒夹杂，胸闷，倏热忽寒，脉寸浮弦，舌红，咯痰黏稠。宜瓜蒌薤白主治。七月八日。瓜蒌皮，薤白，蔻仁，通草，川石斛，省头草，广郁金，扁豆衣，橘红，炒谷芽，苏梗。二帖。

又：感冒未净，舌色转白，脉弦濡、右滑，呛咳鼻塞，寒热不清。仍遵前法加减再进。七月十日。瓜蒌皮，薤白一钱，仙半夏，茯苓，通草，蔻壳，川贝，杏仁，橘红，苏梗，桔梗。

如意菴赵。重感发热乍寒，脉浮数、口气滑，两腋刺痛，呛咳气急。宜防血溢。三月十九日。栝蒌皮三钱，橘络钱半，苏子二钱，象贝三钱，前胡钱半，枳壳钱半，丝瓜络三钱，金佛花三钱，焦山栀三钱，桑叶三钱，广郁金三钱，竹茹二丸。三帖。

又：感邪已去，脉细、右弦滑，睡即气冲呛咳，舌微白，脘闷。仍遵前法加减再进。三月廿三日。栝蒌皮钱半，苏子钱半，白前钱半，薤白一钱，象贝三钱，橘红一钱，仙半夏钱半，浮海石三钱，白石英三钱，紫菀钱半，杏仁三钱，枇杷叶三片。

长巷沈炳记。风邪夹杂湿热，脉细左弦，寒热不清，舌滑，溲乍赤，脘闷，腹中乍痛。宜清肝和中以疏利。二月九日。酒炒柴胡七分，左金丸八分，厚朴一钱，延胡二钱，通草钱半，炒青皮八分，仙半夏钱半，生香附三钱，豨莶草三钱，川楝子钱半，栀子三钱。三帖。

又：疏利已效，寒热较轻，脉弦带濡，舌黄，跗重，溲未清，腹痛已瘥。还宜前法加减。二月十二日。酒炒柴胡七分，左金丸八分，青皮八分，茯苓三钱，豨莶草三钱，通草钱半，海桐皮三钱，晚蚕沙三钱，泽泻三钱，茵陈三钱，川楝子钱半。

如意巷。风邪发热，神昏，脉浮，舌微白。头疼，脘闷，面色有青。症属重险，宜防痰厥，候正。五月廿四日。酒炒柴胡一钱，瓜蒌根三钱，钩勾三钱，连翘三钱，葛根钱半，滑石四钱，石菖蒲五分，炒黄芩钱半，豆卷三钱，贯众三钱，淡竹叶钱半。

又：痦已现，热亦退，脉弦濡，舌微黄，风邪已得外泄。宜清利为治。五月廿九日。淡竹叶钱半，神曲三钱，赤苓三钱，生米仁四钱，滑石四钱，豆卷三钱，连翘三钱，贯众二钱，山楂三钱，麦芽三钱，蔻壳钱半。

两感症

肖山傅士记。秋感引动伏暑，呕恶不寐，脉浮弦濡数，舌黄厚，倏热乍寒，大便自利。恐防昏变，宜栀鼓汤主治，候正。栀子三钱，淡豆豉三钱，仙半夏钱半，六一散三钱，豆卷三钱，银花钱半，贯众二钱，焦神曲四钱，通草钱半，藿香二钱，连翘三钱，荷叶二角。

又：呕恶已瘥，脉濡细数，舌黄，余暑不清，宿垢不落，溲溺不利。姑宜清利。八月廿四日。瓜蒌皮三钱，滑石四钱，淡竹叶钱半，焦栀三钱，豆卷三钱，通草钱半，苦丁茶钱半，神曲四钱，晚蚕沙三钱，杏仁三钱，花粉三钱，荷叶二角。三帖。

评议：本节所列医案均为秋感引动伏暑，病情有轻重之别，治法有表里之殊。轻者多以辛凉清解发表；重者则要表里同治，以防昏蒙之变。细读医案，便可体会。

郑安记。秋感引动伏暑，呕恶发热，恶寒，身疼肢楚，右脉大，舌黄，脘闷，神识乍愦。症尚重，尤防厥闭之变，候正。九月五日。淡豉，焦栀，仙半夏，蝉衣，石菖蒲，炒黄芩，橘红，枳壳，薄荷，牛蒡子，连翘，活水芦根。

又：痦已现，热不解，脉数，舌黄，口燥，汗多，身疼，胸闷，神识昏寐。还防变幻，候正。九月七日。淡竹叶钱半，蝉衣钱半，石菖蒲七分，连翘二钱，通草钱半，贯众钱半，豆卷三钱，枳壳钱半，焦栀三钱，瓜蒌皮三钱，茯苓皮四钱，活水芦根一两。二帖。

又：白痦屡发，神识较安，脉寸滑，舌厚灰黄，呛咳，大便虽落，宿垢未能尽下。宜清上焦为治。九月九日。瓜蒌皮三钱，杏仁三钱，桑叶三钱，川贝钱半，淡竹叶钱半，豆卷三钱，谷芽四钱，省头草三钱，通草钱半，广橘红一钱，栀子三钱，活水芦根一两。三帖。

张炳光。秋感引动伏暑，身疼寒热交作，舌厚黄滑，脉弦濡，脘闷，恶心，溲赤。宜清解为治，防剧。八月十七日。神曲四钱，薄荷钱半，豆卷三钱，山楂三钱，苏梗二钱，麦芽四钱，藿香三钱，滑石四钱，炒黄芩钱半，橘皮钱半，苦丁茶钱半。三帖。

又：邪从汗泄，伏暑未清，舌黄厚、中心灰，脉濡、左弦细，自利溲赤，寒热稍轻。宜清暑利湿为妥。八月廿日。藿香二钱，滑石四钱，神曲四钱，扁豆衣三钱，通草钱半，豆卷三钱，大腹皮三钱，麦芽三钱，苦丁茶钱半，青蒿一钱，山楂四钱，荷叶二角。二帖。

沃。秋感引动伏暑，倏热乍寒，脘闷肢楚，脉浮濡，舌滑白，溲赤。姑宜辛凉轻解。八月八日。薄荷一钱，范志曲三钱，滑石四钱，广郁金三钱，荆穗钱半，青蒿钱半，白蔻仁八分，连翘三钱，通草钱半，淡豉钱半，杏仁三钱，桑梗尺许。二帖。

又：案列于前，热扰不解，脉弦，舌根厚，溲赤，足肿。治宜清利，防变。八月十二日。淡竹叶钱半，豆卷三钱，酒炒淡芩钱半，焦栀三钱，滑石四钱，枳壳钱半，青蒿钱半，连翘三钱，省头草三钱，通草钱半，杏仁三钱，荷叶二角。二帖。

河南王。秋感引动伏暑，脉濡，舌白，身热乍寒，脘闷，溺赤。法当轻解为妥。七月廿九日。淡豉，神曲，蒿梗，连翘，赤苓，滑石，仙半夏，白蔻仁，枳壳，桔梗，通草。

又：秋感引动伏暑，热犹不解，舌黄，脘闷，溺赤。还宜防变。淡豉二钱，炒黄芩钱半，藿香三钱，连翘三钱，赤苓四钱，杏仁三钱，滑石四钱，青蒿钱半，神曲四钱，银花钱半，石菖蒲五分，荷叶二角。

周。秋感引动伏暑，头疼身痛，发热，脉浮弦，舌滑白，肢楚。姑宜辛凉轻解，防重。七月廿九日。薄荷钱半，范志曲三钱，连翘三钱，蝉衣钱半，杏仁三钱，广郁金三钱，青蒿钱半，牛蒡子钱半，通草钱半，淡豉钱半，荆芥钱半，桑梗二尺。二帖。

又：辛凉轻解已效，身热较缓，脉浮濡、左弦，舌嫩黄，肢楚，溲赤。仍遵前法加减。八月二日。薄荷钱半，范志曲三钱，栀子炭三钱，滑石四钱，豆卷三钱，山楂三钱，青蒿钱半，连翘三钱，麦芽三钱，炒淡芩钱半，杏仁三钱。二帖。

又：身热已退，脉濡细、左弦濡，舌滑嫩黄，便利溲赤，湿热未罢。宜理三焦。八月四日。藿香二钱，猪苓钱半，炒小川连六分，泽泻三钱，神曲四钱，枳壳钱半，仙半夏钱半，滑石四钱，通草钱半，厚朴二钱，赤苓四钱，荷叶二角。三帖。

郭宝记。秋感引动伏暑，头疼，发热，口燥，脉寸浮弦，舌黄，胸闷，便结。当清表里，慎防昏蒙之变，候正。八月廿二日。薄荷钱半，牛蒡子钱半，炒黄芩钱半，连翘三钱，栀子三钱，枳壳钱半，银花钱半，瓜蒌皮三钱，花粉三钱，元明粉一钱，广郁金三钱，鲜竹叶卅片。三帖。

又：大便已通，热犹不解，脉弦动，舌黄，胸闷。尤防昏蒙之变。薄荷钱半，牛蒡子二钱，炒黄芩钱半，焦栀子三钱，滑石四钱，桑叶三钱，石菖蒲五分，蝉衣钱半，银花钱半，豆卷三钱，鲜竹叶卅片。二帖。

周。秋感引动伏暑，头疼，发热，神昏，脉浮滑，舌厚嫩黄，身疼肢楚。宜治防蒙。七月十四日。薄荷一钱，牛蒡子钱半，蝉衣钱半，滑石四钱，石菖蒲七分，花粉三钱，淡豆豉钱半，连翘三钱，栀子炭三钱，荆穗钱半，焦曲三钱，鲜竹茹二丸。二帖。

又：白痦略现，神识仍愦，脉数，舌黄，渴饮，溲赤，便结，汗多，身疼。热扰不解，症尚重险，宜防厥闭，候正。七月十八日。紫雪丹二分，牛蒡子钱半，广郁金三钱，橘红钱半，银花钱半，贯众二钱，石菖蒲五分，连翘三钱，焦栀三钱，蝉衣钱半，花粉三钱，活水芦根五钱。二帖。

又：痦未尽达，昏谵已除，脉濡、气口滑，舌黄，口燥，喜饮。热扰不解，宜清解为治，还防变幻。七月廿日。天花粉三钱，炒栀子三钱，滑石四钱，杏仁三钱，银花钱半，广郁金三钱，贯众二钱，连翘三钱，豆卷三钱，淡竹叶钱半，蝉衣钱半，活水芦根七钱。二帖。

又：案列于前，疹瘩已现，热犹不解，脉小数，舌黄，口燥，喜饮，神识乍清乍愦。症尚重，宜防厥闭。七月廿二日。花粉三钱，银花钱半，广郁金三钱，蝉衣一钱，水红子钱半，甘菊二钱，牛蒡子钱半，连翘三钱，紫雪丹二分，石菖蒲七分，淡竹叶钱半，活水芦根七钱。二帖。

又：疹瘩已达，午夜烦热，神识乍愦，脉细数、左弦，舌色仍属燥黄，大便犹结。症尚重，宜防厥闭，候正。瓜蒌子三钱，银花钱半，蝉衣钱半，滑石四钱，石菖蒲七分，贯众二钱，铁皮斛二钱，连翘三钱，杏仁三钱，炒子芩钱半，花粉三钱，鲜竹茹卅片。

又：瘩发如麻，头汗溅溅，发热，脉小数，舌滑着、根嫩黄，神识乍愦。势在尚重，还防厥闭。七月廿五日。淡竹叶钱半，银花钱半，广郁金三钱，杏仁三钱，通草钱半，贯众钱半，豆卷三钱，连翘三钱，花粉三钱，石菖蒲七分，苦丁茶钱半，荷叶边二圈。二帖。

韩古王小奎。秋感引动伏暑，头疼寒热往来，脉浮数，舌黄，便闭，溲赤。姑宜清解，防变。八月五日。薄荷钱半，连翘三钱，牛蒡子钱半，枳壳钱半，豆卷三钱，荆芥钱半，杏仁三钱，广郁金三钱，六一散三钱，淡芩钱半，焦栀三钱，桑梗尺许。二帖。

又：清解已效，表里已和，脉濡，溲赤。湿热尚存，宜清利为妥。八月十日。淡竹叶钱半，苦丁茶钱半，杏仁三钱，滑石四钱，豆卷三钱，通草钱半，栀子三钱，省头草三钱，麦芽四钱，茵陈三钱，赤苓三钱。三帖。

新邪引动宿恙

江南周阿宏。新邪引动宿恙，咳嗽气急，身疼发热，舌色黄滑。宜杏苏散加减治之。八月廿九日。杏仁三钱，苏梗二钱，川朴一钱，枳壳钱半，前胡钱半，荆芥钱半，白前钱半，仙半夏钱半，炒知母钱半，瓜蒌皮三钱，生蛤壳六钱，象贝三钱，鲜竹茹二丸。三帖。

又：气逆稍平，呛咳子后尤甚，脉弦，舌滑腻，胃钝，胸闷，周身脉络不舒展。宜清降消痰。九月三日。瓜蒌皮三钱，杏仁三钱，白前钱半，天竺黄钱半，象贝三钱，仙半夏钱半，通草钱半，苏子钱半，海石三钱，金沸草三钱，橘红钱半，鲜竹茹二丸。二帖。

评议：本节所列医案均为患者宿有旧疾，近感新邪之后被引动，两疾相加，病多危重，故需厘清轻重，明了缓急，方能从容而治。

丁乾记。宿恙夹杂新邪，寒热头疼，口燥，脉寸滑数象，系冬温，舌微黄，寐不安。宜温胆祛邪为治。十月十二日。仙半夏钱半，橘红一钱，茯苓三钱，淡豉钱半，连翘三钱，花粉三钱，桑叶三钱，象贝三钱，薄荷五分，前胡钱半，杏仁三钱，鲜竹茹二丸。

又：热已病减，顷右脉弦细、左浮滑，咳嗽气粗，舌微白，头痛，小溲短赤。宜清肺、疏风、化痰为妥。十月十四日。桑叶三钱，滁菊二钱，荆芥钱半，前胡钱半，杏仁三钱，象贝三钱，仙半夏钱半，橘红一钱，茯苓三钱，金沸花三钱，通草钱半。

又：邪去正虚，舌心微黄、少津，脉虚细，咳嗽痰稠，溲溺赤。系肾虚不能变化，色道宜滋，清金水以化痰。十月十八日。北沙参三钱，怀药三钱，生地三钱，川贝钱半，甜杏仁三钱，盐水炒橘红一钱，泽泻三钱，茯苓三钱，炙草五分，沉香五分，盐水炒黄柏一钱，川石斛三钱。

钱清马。宿喘夹风温，身疼发热，脉浮滑，舌黄，呛咳气急。症属重险，宜治防厥，候正。薄荷八分，黄芩钱半，杏仁三钱，天竺黄二钱，石菖蒲七分，苏子钱半，橘红一钱，前胡钱半，白薇三钱，胆星七分，象贝三钱，鲜竹茹二丸。

又：汗出热解，脉数、气口滑，疹瘖并现，舌滑白，咳痰，神识乍愦。症尚重，还防变，候正。二月廿三日。苏子钱半，天竺黄二钱，银花钱半，象贝三钱，连翘三钱，蝉衣钱半，杏仁三钱，橘红一钱，通草钱半，金沸花三钱，前胡钱半，鲜竹茹二丸。二帖。

又：潮热不清，脉数、寸口滑，舌根黏腻，痰多，咳逆，汗出。症尚重，还防变端。二月廿五日。胆星七分，川贝钱半，杏仁三钱，天竺黄钱半，远志八分，桑叶三钱，枳壳钱半，银花钱半，通草钱半，白前钱半，焦山栀三钱，枇杷叶三片。二帖。

前梅施。宿恙夹新邪，呛咳、痰多，气急，发热，脉浮滑，舌黄燥，神识昏愦。症势重险，宜防痉厥，候正。三月廿二日。瓜蒌皮三钱，杏仁三钱，花粉三钱，象贝三钱，天竺黄钱半，胆星七分，橘红一钱，桑叶三钱，生菔子钱半，白前钱半，焦山栀三钱，鲜竹茹二丸。二帖。

又：大便已通，呛咳痰阻，脉右浮滑，舌黄尖红，神识昏寐。症尚重，还防厥闭，候正。三月廿四日。元参三钱，天竺黄三钱，杏仁三钱，石菖蒲七分，牛蒡子钱半，炒僵蚕三钱，花粉钱半，栀子三钱，白薇三钱，象贝三钱，橘红一钱，鲜竹叶卅片。

肖山王。新邪引动宿恙，咳嗽气急，身热，脉弦濡细，舌尖红，肩背板掣。宜防痰壅。五月廿九日。瓜蒌皮钱半，杏仁三钱，丝瓜络三钱，川贝钱半，橘红一钱，通草钱半，苏子钱半，白前一钱，白蛤壳六钱，马兜铃一钱，海石三钱，枇杷叶三片。

又：顷脉右虚、左弦，舌黄，呛咳，溲赤。此暑热夹杂，系病上加病，慎恐变端。六月八日。北沙参三钱，淡竹叶钱半，紫菀钱半，六一散三钱，扁豆衣三钱，川贝钱半，杏仁三钱，新会皮钱半，通草钱半，瓜蒌皮三钱，马兜铃一钱，荷叶二角。

临浦汤。宿恙夹杂新邪，咳嗽气急，胸格，舌滑腻，身疼，倏热乍寒，右脉浮滑，胃钝。宜防变端。元月廿四日。瓜蒌皮三钱，杏仁三钱，淡豉钱半，象贝三钱，橘红一钱，金沸花三钱，枳壳钱半，前胡钱半，海石三钱，苏子二钱，天竺黄钱半，鲜竹茹三钱。三帖。

又：新邪已去，神识较爽，顷脉左小数、右气口浮滑，咳痰不已，胸次犹闷。宜清肺、降气、消痰。元月廿七月。苏子二钱，川贝钱半，紫菀钱半，广郁金三钱，杏仁三钱，白前钱半，盐水炒橘红一钱，天竺黄钱半，生蛤壳六钱，瓜蒌皮三钱，海石三钱，鲜竹茹二丸。三帖。

又：顷脉寸口弦滑，乃痰饮犹存，舌滑白，足胫冷，晨起呛咳。借瓜蒌桂枝汤加减治之。二月三日。瓜蒌根三钱，桂枝七分，炙草五分，海石三钱，茯苓四钱，苏子二钱，杏仁三钱，橘络钱半，降香七分，胆星七分，川贝钱半，鲜竹茹二丸。

又：顷左脉细、气口滑，痰气未平，脘闷，嗳逆，舌色滑白，呛咳。宜四七汤加减治之。二月七日。法半夏钱半，苏子二钱，金沸花三钱，厚朴一钱，杏仁三钱，海石三钱，赤苓三钱，沉香曲钱半，赖氏红八分，紫菀钱半，白石英三钱，制礞石钱半，鲜竹茹三钱。四帖。

又：痰饮尚存，脉弦滑，呕嗳，子后咳嗽，舌滑微黄。仍遵前法加减再进。二月十三日。法半夏钱半，川贝钱半，橘红一钱，代赭石三钱，沉香七分，蔻壳钱半，杏仁三钱，海石三钱，白前钱半，金沸花三钱，白石英三钱，竹茹二丸。五帖。

又：痰饮胶固，咳呕，动辄气促，脉虚细、气口滑，舌黄，便结。宜补虚消痰为妥。淡苁蓉二钱，甜杏仁三钱，茯苓三钱，川贝钱半，白石英三钱，巴戟肉钱半，仙半夏钱半，炙草七分，紫菀钱半，煅磁石三钱，淡秋石八分，姜汁炒竹茹二丸。

又：痰饮尚存，咳痰欲呕，左脉虚细、右滑，腰夜板掣，肾不摄纳。宜贞元饮加减治之。三月二日。熟地四钱，当归二钱，炙草五分，川贝钱半，淡苁蓉三钱，五味子十粒，杏仁三钱，紫菀钱半，白石英三钱，仙半夏二钱，干姜二分。八帖。

温热

遗风漏。风温发热咳嗽，气急不耐，脉弦数，舌厚腻。症势非轻，宜治防变。元月廿九日。姜半夏三钱，莱菔子三钱，前胡钱半，枳壳钱半，光杏仁三钱，连翘三钱，焦山栀三钱，花粉三钱，霜桑叶三钱，象贝三钱，广橘红一钱，引竹肉一丸。二帖。

介按：风温先伤肺分，肺气不舒，以致咳嗽气急，脉数，舌腻。治法大忌辛温汗散，宜与辛凉轻剂，肃降肺气，清解表邪。姜半夏虽能消痰止咳，尚宜慎用。

安昌徐。温邪未净，脉尚大，午后肌热，舌白滑，呛咳面浮，大便溏薄。宜养胃，清肺熄邪。丹参三钱，生米仁四钱，银花钱半，金沸草（包煎）三钱，川贝二钱，茯苓三钱，丹皮二钱，通草钱半，省头草三钱，桔梗钱半，白前钱半。清煎。三帖。

介按：温邪湿热未净，上冲于肺，则咳嗽面浮，阴液未复，而湿热蕴蓄则肌热便溏，必先清肺热，则咳嗽自止，渗湿扶脾，则便溏自瘥，佐清营热，则肌热亦退。惟丹参恐是元参之误。

白马山李。温邪上郁，头目不爽，脉数，舌微黄，身热肢楚。宜清解为主。二月廿七日。淡竹叶钱半，苦丁茶钱半，滑石四钱，炒枳壳钱半，焦栀子二钱，炒远志肉八分，广郁金三钱，炒麦芽三钱，甘菊钱半，石菖蒲八分，干地龙钱半。清煎。二帖。

介按：温病发出之途自少阳，热病发出之途由阳明，此病由少阳而上郁清窍，则头目不爽，渐次由阳明而化热，故身热肢楚。今以少阳、阳明同治，参用地龙、竹叶，借清胃络之热。

遗风庞。温邪发热，神识乍清乍愦，脉滑数，口燥，咳逆，便闭。宜防变端，候正。四月十七号（三月初二日）。瓜蒌皮三钱，石菖蒲七分，干地龙钱半，焦栀子三钱，广郁金三钱，连翘三钱，枳壳钱半，天花粉钱半，银花钱半，光杏仁三钱，淡竹叶钱半。清煎。二帖。

又：大便稍下，热犹不解，脉滑数，咳逆。宜清上焦为主，不致变端无虑。三月初四日。瓜蒌皮三钱，淡条芩钱半，前胡钱半，莱菔子二钱，焦山栀三钱，广郁金三钱，光杏仁三钱，象贝三钱，枳壳钱半。二帖。

介按：温邪上受，首先犯肺，传于阳明，胃热挟痰而渐逼心胞，致神识乍愦，口燥咳逆而便闭。治以清热化痰，芳香宣窍。胃热清降则大便稍下。然肺分之余热不清，故咳逆未止，继方再清上焦气分，庶无变幻之虑。

渔庄沈妇。癸水色尚紫，正夹温邪，咳嗽尤甚，脉浮大，舌红，头疼身热。邪热已极营络，宜清解消痰。杏月十一日。天花粉三钱，象贝三钱，元参三钱，旋覆花（包煎）三钱，连翘三钱，甘菊钱半，橘红一钱，光杏仁三钱，丹参三钱，白前钱半，银花钱半，引枇杷叶（去毛）三片。三帖。

介按：阴虚内热则癸水色紫，更感温邪，上犯于肺，致咳嗽、身热、头疼，而脉象浮大，足气分热炽，已属显然。但两热相并，易入营分，故此方于清肺止咳之中，兼顾营热为治。

安昌顾。温热言谵，脉促数，舌微黄，疹点隐约，咳逆，发热，肢战。症属棘手，宜防痉厥，候正。四月廿四号（甲辰初八日）。玳瑁一钱，紫草一钱，银花三钱，天花粉三钱，连翘三钱，蝉衣一钱，广郁金（杵）三钱，僵蚕三钱，石菖蒲七分，象贝三钱，老式天竺黄三钱，引鲜竹叶卅片。一帖。

介按：病由肺卫而逼入营分，劫液动风，以致言谵肢战。所幸疹现而咳，邪势外达，然症象已属热极，故用玳瑁、紫草凉解营分，余味开窍豁痰，清热透邪。洵治温邪逼入营分之良方。

盛陵龙。湿温杂受，中焦格拒，脉涩滞，舌厚嫩黄，便溺不利。借小陷胸汤，防变，候正。五月三号（甲辰十七日）。杜栝蒌子钱半，枳实一钱，原滑石四钱，炒麦芽三钱，姜炒川连八分，山楂肉三钱，焦栀子三钱，光杏仁三钱，仙半夏钱半，淡竹叶钱半，省头草三钱。清煎。二帖。

介按：内湿素盛，更感温邪，蕴伏中焦，化痰而阻其气化之流行，故以小陷胸汤加味，借除中焦之湿热以化痰。

盛陵徐。湿热温邪杂受，寒热交作，脉濡数，大便自利，舌心灰黄。宜防昏蒙之变，候正。五月十号（甲辰廿四日）。焦六曲四钱，赤苓四钱，原滑石四钱，银花钱半，连翘三钱，大豆卷三钱，防己钱半，石菖蒲五分，仙半夏钱半，陈皮钱半，淡黄芩钱半。二帖。

介按：湿热凝滞，大便自利，感受温邪，寒热交作，最怕湿阻气机，挟痰而上蒙清窍，变现神识昏愦。此症既不能表，又不能下，故治法以宣窍而清湿热为首要。

道墟陶。湿温杂受，烦热口燥，身发疹斑，神识乍清乍愦，脉数，舌黄，清窍失聪。症属棘手，宜防厥闭，候正。五月廿三号（乙巳初七日）。焦栀子三钱，贯众二钱，银花二钱，牛蒡子钱半，淡豆豉三钱，蝉衣钱半，连翘三钱，淡竹叶钱半，石菖蒲八分，天花粉三钱，滑石四钱，引活水芦根一两。先服牛黄清心丸一粒。一帖。

介按：湿热相蒸，先阻气分，津液被烁，未能上升，是以烦热口燥，日久不解，邪热无处发泄，渐走营分，则神昏谵语，上蒙清窍，则耳聋无闻。幸喜肺胃之邪，渐从疹斑而透现。然症势已在险途，故治以芳香通神，淡渗宣窍，俾秽浊湿邪，由此分消。

盛陵蒋。热入血室，疹斑稍现，舌黄滑，脘闷，大便泻痢，微热。势在重险，宜清解，防厥。六月廿一号（丙午初七日）。贯众二钱，碧玉散（荷包）三钱，大豆卷三钱，小青草一钱，原滑石四钱，赤苓四钱，连翘三钱，通草钱半，银花三钱，炒枳壳钱半，省头草钱半，引活水芦根一两。二帖。

又：血舍已清，泻痢较瘥，脉濡数，舌黄，呛咳，微热不清，胸前发斑白痦。宜清解为主。六月廿四号（丙午初十日）。淡竹叶钱半，银花三钱，省头草钱半，桔梗钱半，京川贝二钱，赤苓四钱，广郁金三钱，大豆卷三钱，碧玉散（荷包）四钱，小青草一钱，通草钱半。清煎。二帖。

又：泻痢已瘥，身热亦退，脉濡细，脘腹胀闷，咳逆，宜治防变。七月四号（丙午二十日）。桔梗钱半，枳壳钱半，新会皮钱半，白前钱半，川贝二钱，赤苓四钱，广郁金三钱，蔻壳钱半，佩兰钱半，通草钱半，谷芽四钱，引荷叶一角。三帖。

介按：伏热由阳明而陷入血室，血下则阳热上浮，而神识不清，语言谵妄。张仲景屡有刺期门之训，因期门是肝经之募，泻其热而通其经，则汗得遍身而蓄热外泄，下血自止而谵语自已。此案治法，虽不宗小柴胡汤之例，而悉遵仲景无犯胃气及上二焦之戒，仍以清热利窍，俾郁热外泄而疹斑透现，确是良法。但肝经之热，恐难速解，故防劫液动风而变痉厥。幸其郁热渐由大肠而自寻出路，治以清解而斑痦更现，泻痢较瘥，身热亦退，初二两方之着力，显然可见。惟初方既用碧玉散，则滑石可以去之。第三方若再注重清解，庶免久咳之累。

西庄易。血舍已清，脉数、气口滑，呛咳头晕，身热未退，舌黄尖红，腰疼肢楚。还防变幻，候正。五月廿号（乙巳初四日）。瓜蒌根三钱，冬桑叶三钱，象贝三钱，干地龙钱半，连翘三钱，甘菊钱半，广橘红一钱，光杏仁三钱，前胡钱半，贯众二钱，老式天竺黄钱半，引竹肉一丸。二帖。

介按：温邪由肺而传于胃，表邪虽解而里热尚在熏蒸，是以肌热未退，上熏于肺，则呛咳头晕。故治法仍以肃降肺气，蠲除胃热，俾胃热清解，则身热咳嗽可除。因其腰疼肢楚，又佐地龙善走经络以退热。

　　遗风徐。冬温汗出发热，脉数右劲，舌心黄厚。咳逆吸短，右胁刺痛，神识乍愦。症势重险，宜防厥闭，候正。十月十二日。干地龙钱半，象贝三钱，冬桑叶三钱，牛蒡子钱半，连翘三钱，前胡钱半，原郁金三钱，橘红一钱，光杏仁三钱，银花钱半，老式天竺黄二钱，卷心竹叶卅片。二帖。

　　又：右胁犹痛，脉滑数，舌黄，吸粗，咳逆痰阻，神色乍愦。还防变幻。干地龙钱半，石菖蒲八分，前胡钱半，广郁金三钱，银花三钱，连翘三钱，炒淡黄芩钱半，丝瓜络钱半，赖橘红八分，光杏仁三钱，老式天竺黄二钱，枇杷叶（去毛）三片。三帖。

　　介按：冬温犯肺，不得外解，最易逆传心胞，而现神识昏愦。兹以温邪激动肝阳，烁液成痰，阻滞气机而致咳逆吸促，右胁刺痛。治以辛凉之剂，肃清肺胃之痰，而解气分之热。然至次诊，神色犹愦，症势已属棘手矣。

　　温邪未清，身热口燥，痰壅气塞，脉弦数，苔黄腻，呛咳便利。症尚重险，宜防变幻。前胡一钱五分，象贝四钱，银花二钱，赤苓四钱，老式天竺黄二钱，原滑石四钱，焦山栀二钱，光杏仁三钱，炒黄芩一钱五分，赖橘红八分，丝通草一钱五分，引鲜竹肉一丸。三帖。

　　潮热不清，苔黄口渴，大便自利，瘄疹已现，癸水适至，脉小数，神识恍惚。宜清热祛邪。瓜蒌根三钱，琥珀八分，青蒿梗一钱五分，泽兰一钱，益元散（包）四钱，丹参三钱，丹皮三钱，淡竹叶一钱五分，银花三钱，扁豆壳三钱，川贝一钱五分，灯心一丸。三帖。

俞庆。温热尚存，夹杂风邪。始恶寒，继发热。脉浮数、右浮滑。舌黄，口渴，身疼肢楚，恶心欲呕。姑宜辛凉清解。正月十五日。薄荷一钱，连翘三钱，桔梗一钱半，广郁金三钱，丝通草一钱半，天花粉三钱，蝉衣一钱，象贝三钱，橘红一钱半，前胡一钱半，银花一钱半，鲜竹茹一丸。二帖。

评议：此案温热未去，又夹风邪，而现恶寒发热、身疼肢楚、恶心欲呕之症。邵氏法银翘散之意，行辛凉清解之功。热势较轻，故以薄荷、蝉衣解表，加少量银花、连翘清热；舌黄口渴，故用郁金、通草、鲜竹茹、天花粉等泄热生津。

俞陈妇。温邪侵肺，呛咳，咽干不爽，脉浮滑数，舌微黄，头胀眩晕，倏热忽寒，周身酸楚。姑宜清解化痰。十二月十七日。冬桑叶三钱，橘红一钱半，前胡一钱半，光杏仁三钱，苏梗二钱，甘菊二钱，桔梗一钱半，象贝三钱，丝瓜络三钱，白前一钱半，射干一钱。三帖。

俞庆。暴热伤气，头重渴饮，口腻有痰，夜不安寐，脉濡细、右寸大而虚，舌色纯黄，溲赤。宜辛寒主治。四月十日。仙半夏一钱半，橘红一钱，煅石膏三钱，辰茯神四钱，焦神曲三钱，丝通草一钱半，厚朴八分，淡竹叶一钱半，焦山栀三钱，原滑石四钱，省头草三钱。二帖。

俞女孩。温邪咳呕发热，夜烦少安。脉浮滑，舌根厚。宜栀豉主治。三月廿五日。炒栀子三钱，广藿香二钱，炒枳壳钱半，蝉衣一钱，淡豉钱半，广橘红一钱，光杏仁三钱，象贝三钱，前胡钱半，桔梗钱半，薄荷（后入）八分，鲜竹茹一丸。二帖。

吴家浜耀记。温邪夹食，腹痛便闭，脉弦，舌微白，溲溺少。宜防变幻。元月十九日。藿香二钱，红藤钱半，滑石四钱，枳壳钱半，青皮八分，瓜蒌皮三钱，麦芽三钱，郁李仁三钱，佛手花八分，桔梗钱半，广郁金三钱。

又：大便已通，脐下闷痛未除，脉弦，舌滑腻，胃钝。宜疏泄厥阴为主。元月二十二日。川楝子三钱，炒白芍钱半，省头草三钱，延胡三钱，枳壳钱半，炒谷芽四钱，青皮八分，红藤钱半，通草钱半，广郁金三钱，佛手花八分。三帖。

瓜力沈德兴。温邪夹食，以致头晕，倏热忽寒，夹起肝气，脘腹联痛，牵引腰胯，左脉弦急、气口脉大，舌厚微黄，咳逆。宜防昏厥之变。十月二十七日。瓜蒌皮三钱，广郁金三钱，杏仁三钱，桔梗钱半，枳壳钱半，丝瓜络三钱，川楝子三钱，延胡二钱，麦芽三钱，焦栀二钱，红藤钱半。二帖。

又：温邪未清，腹痛，咳痰浓稠，左脉弦、右寸大，舌色黄滑，大便稍下。宜开达为治，还防变幻。十月二十九日。桔梗一钱，蝉衣一钱，橘红一钱，红藤钱半，枳壳钱半，通草钱半，瓜蒌皮三钱，广郁金三钱，杏仁三钱，牛蒡子三钱，象贝三钱，竹茹一丸。二帖。

山头李北棠。温邪呕恶，倏热乍寒，舌黄腻，右脉浮弦、左细，当脘食阻而痛，气逆。宜防变端。十月廿五日。焦山栀三钱，淡豆豉钱半，仙半夏钱半，炒麦芽三钱，连翘三钱，枳实钱半，瓜蒌皮三钱，山楂四钱，藿香二钱，橘红一钱，焦曲三钱，竹茹一丸。

呕恶已除，舌黄滑，脉两手皆弦，腹胀闷作痛，湿热盘踞，气机不利。还防变端。瓜蒌皮三钱，枳壳钱半，省头草三钱，藿香二钱，红藤钱半，滑石四钱，川楝子钱半，延胡二钱，焦山栀三钱，豆卷三钱，佛手片钱半。二帖。

吴家坂吴。温邪夹食，胸脘格拒，心泛，脉濡细，舌根黄，不寐不食，呕恶。宜温胆祛邪。仙半夏钱半，橘红一钱，抱木茯神四钱，焦栀二钱，川石斛三钱，枳实钱半，省头草三钱，瓜蒌皮三钱，藿梗二钱，淡豆豉钱半，广郁金三钱，竹茹三钱。

又：心泛较瘥，脘中未和，连腹作痛，脉涩细，夜不安寐。系胃气不和，仍遵照前法加减再进。仙半夏钱半，焦栀钱半，川楝子钱半，新会皮钱半，淡豆豉钱半，延胡二钱，茯神四钱，枳实一钱，木蝴蝶四分，川石斛三钱，佛手花八分，竹茹一丸。三帖。

又：腹痛已瘥，脉涩胃钝，夜寐不稳，正宜和胃凝神。元月卅日。仙半夏钱半，夜交藤三钱，炒谷芽四钱，新会皮钱半，淡豆豉钱半，延胡索二钱，茯神四钱，枣仁三钱，川斛三钱，合欢皮三钱，绿萼梅钱半。四帖。

张湖渡郑。冬温发热，脉浮弦，左脸赤，呛咳，烦躁，昏谵。症属棘手，宜防痉厥，候正。十月廿九日。桔梗钱半，蝉衣钱半，石菖蒲五分，薄荷一钱，象贝三钱，前胡钱半，牛蒡子三钱，连翘三钱，天竺黄钱半，炒僵蚕三钱，杏仁三钱，竹茹一丸。二帖。

又：清邪已效，昏谵较瘥，脉弦右滑，舌厚微黄，呛咳，口燥，便结。仍宜前法加减为妥。十一月二日。桔梗钱半，蝉衣钱半，桑叶三钱，象贝三钱，瓜蒌皮三钱，生菔子二钱，薄荷八分，牛蒡子二钱，橘红一钱，银花钱半，连翘三钱，竹茹一丸。二帖。

东河老龙。冬温发热乍寒，身疼走注，右脉浮弦，呛咳神昏，舌色厚腻。尤宜防重。十月卅日。桔梗钱半，蝉衣钱半，牛蒡子二钱，枳壳钱半，山楂三钱，薄荷一钱，淡豆豉三钱，连翘三钱，橘红钱半，前胡钱半，象贝三钱，竹茹一丸。二帖。

又：冬温发热，清解获效，顷脉细数，舌黄燥，呛咳，饥不欲食，口燥。仍遵前法加减再进。十一月二日。桔梗钱半，蝉衣钱半，杏仁三钱，枳壳钱半，前胡钱半，橘红钱半，桑叶三钱，连翘三钱，象贝三钱，瓜蒌皮三钱，生菔子三钱。二帖。

小庄溇沈。温邪夹食，呕恶发热，脉寸浮滑，呛咳自利，舌黄，口燥。症非轻，宜防变幻。元月十五日。淡豆豉三钱，连翘三钱，蝉衣钱半，薄荷钱半，前胡钱半，桔梗钱半，通草钱半，枳壳钱半，神曲四钱，桑叶三钱，赤苓三钱，鲜竹茹一丸。二帖。

又：温邪呛咳，胸襟发痦，脉小数、左弦细，形短吸短，舌黄滑。症尚重，尤防壅厥。元月二十八日。淡竹叶钱半，蝉衣钱半，象贝三钱，连翘三钱，天竺黄钱半，通草钱半，生米仁四钱，银花钱半，橘红一钱，枳壳钱半，僵蚕三钱，竹茹一丸。二帖。

又：热退神爽，脉已和缓，病减之象，呛咳未除，自利已瘥。宜治防复。元月廿二日。淡豆豉三钱，连翘三钱，生米仁四钱，川贝钱半，通草钱半，银花钱半，橘红一钱，远志八分，栀子三钱，杏仁三钱，茯神四钱，竹茹一丸。

又：呛咳未尽除，脉弦细，舌滑白，寒不调则泻剧。宜清气和中。藿梗二钱，川贝钱半，六一散三钱，茯苓三钱，通草钱半，生米仁四钱，新会皮钱半，桔梗钱半，砂仁八分，省头草三钱，扁豆衣三钱。四帖。

又：呛咳未能尽除，脉虚、左弦细，肝气作痛，舌滑，便泻，胃气已振。宜理脾肺为主。南沙参三钱，石莲子三钱，新会皮钱半，扁豆衣三钱，怀药三钱，砂仁八分，茯苓三钱，生米仁四钱，川楝子钱半，通草钱半，玫瑰花七朵。四帖。

又：前药已效，腹痛已瘥，便泻较减，右脉细、左弦，溲赤，舌滑。宜疏补为主。江西术一钱，枳壳钱半，砂仁七分，怀药三钱，通草钱半，川楝子钱半，炒米仁四钱，乌药钱半，玫瑰花七朵，广木香七分，炒白芍钱半。

高云记郎。温邪发热，头痛颧赤，舌心黄，呛咳口燥，右脉浮滑，神识乍愦，大便闭。宜清表里为治。元月二十日。薄荷一钱，元明粉一钱，桔梗钱半，牛蒡子三钱，连翘三钱，前胡钱半，炒黄芩钱半，焦山栀三钱，蝉衣一钱，瓜蒌皮三钱，枳壳钱半，天竺黄钱半，竹茹一丸。

又：清表里热缓便通，痛减之象，脉濡滑，呛咳，胸闷。宜清肺为主。元月廿二日。桔梗一钱，象贝三钱，炒黄芩钱半，连翘三钱，橘红一钱，枳壳钱半，麦芽三钱，前胡钱半，桑叶三钱，杏仁三钱，广郁金二钱，鲜竹茹三钱。二帖。

又：呛咳未除，潮热胃馁，脉虚细、气口滑，鼻衄，舌色尚和。宜清热肃肺，和胃化痰。二月四日。银胡一钱，金沸花三钱，焦栀三钱，地骨皮三钱，川贝钱半，橘红一钱，川石斛三钱，谷芽四钱，桑叶三钱，白前钱半，淡竹叶钱半，枇杷叶三片。

东庄王老渭。温邪外袭，头痛，发热乍寒，脉寸浮滑，舌黄厚，呛咳不寐，恶心。宜清解防剧。九月廿五日。薄荷钱半，焦山栀二钱，桔梗钱半，连翘三钱，淡豆豉钱半，前胡钱半，牛蒡子钱半，仙半夏钱半，生菔子钱半，山楂四钱，橘红一钱，竹茹一丸。三帖。

又：脉静热退，头痛较瘥，病减之象，舌色微黄，呛咳痰稠。宜清肺消痰为治。元月廿八日。桑叶三钱，桔梗钱半，白前钱半，滁菊二钱，杏仁三钱，焦栀三钱，象贝三钱，枳壳钱半，广郁金三钱，瓜蒌皮三钱，橘红一钱，竹茹二丸。

板桥魏。温邪心烦，发热乍寒，左脉微劲、右寸独大，胸脘痰气搏击作痛，舌黄口干，不寐，自利，神识乍愦。症非轻，宜防变端。元月十九日。栀子三钱，淡豆豉钱半，天花粉三钱，广郁金三钱，天竺黄钱半，银花钱半，通草钱半，蝉衣钱半，象贝三钱，橘红一钱，连翘三钱，鲜竹茹一丸。二帖。

又：据述前药已效，腹背串痛已瘥，溲赤，邪火内郁不得发越，咯痰不爽，口燥，汗微出。姑宜清利为治，防变。元月廿一日。炒小川连七分，栀子三钱，枳壳钱半，白芍钱半，广郁金三钱，水红子钱半，红藤钱半，桔梗钱半，通草钱半，豆卷三钱，滑石四钱，竹茹一丸。

又：酸苦泄热疏利，诸款稍减，顷脉弦细，舌心黄，腹中乍痛，系属肝气偏横，胃钝。以河间法治之。元月廿三日。川楝子钱半，延胡二钱，省头草三钱，白芍钱半，枳壳钱半，炒谷芽四钱，炒川连七分，木蝴蝶四分，通草钱半，杏仁三钱，陈皮钱半。

又：神识较减，脉虚细，大便艰黑，腹痛已缓，寤寐欠安，肝气尤横。宜酸枣仁汤加减治之。元月廿七日。枣仁三钱，炒知母钱半，枳壳钱半，合欢皮三钱，辰茯神四钱，川楝子钱半，谷芽四钱，淡苁蓉钱半，木蝴蝶四分，丹参三钱，延胡三钱。三帖。

又：宿垢已净，胃气较振，脉两关皆弦，肝气未平，寤寐少安。宜润幽平肝为主。二月二日。当归二钱，茯神四钱，木蝴蝶四分，新会皮钱半，枣仁三钱，川楝子钱半，丹参三钱，合欢皮三钱，绿萼梅钱半，淡苁蓉钱半，沉香曲钱半。四帖。

诸款悉减，惟肝气未平，左脉弦、右坚，腹中乍痛，大便犹坚。宜润肺疏肝为妥。二月七日。淡苁蓉三钱，当归钱半，红花七分，延胡三钱，九香米一钱，娑婆子三钱，木蝴蝶四分，炒白芍钱半，石决明四钱，川楝子三钱，沉香曲钱半。五帖。

又：肝木已和，顷左脉虚细、右弦而不坚，舌转微白，足背微肿。借金匮肾气丸法加减治之。二月十三日。熟地炭四钱，陈萸肉一钱，泽泻三钱，茯苓四钱，怀药三钱，猺桂心四钱，怀牛膝三钱，沉香曲钱半，冬瓜子三钱，丹皮二钱，车前子三钱，绿萼梅钱半。

又：诸款悉减，脉尚弦坚，肝木犹横。仍遵照前法加减，滋水和肝为妥。二月十七日。熟地黄炭，陈萸肉，泽泻，怀药，茯苓，猺桂心，豨莶草，白蒺藜，沉香曲，牡丹皮，怀牛膝，玫瑰花。七帖。

寝食尚安，脉虚细、右弦，临晚跗浮，天晓则退，舌滑白，系气虚下陷。借补中益气汤加减治之。二月廿五日。炒元党钱半，柴胡七分，当归钱半，茯苓四钱，升麻五分，清黄芪一钱，生牡蛎四钱，泽泻三钱，通草钱半，江西术一钱，陈皮钱半。

又：补中益气，跗浮已减，顷左脉虚细，三部弦长，咳痰。宜六君子汤加减治之。三月三日。元党钱半，茯苓四钱，江西术一钱，橘红一钱，川贝钱半，生牡蛎四钱，白蒺藜三钱，炒狗脊三钱，豨莶草三钱，仙半夏钱半，泽泻三钱。五帖。

评议：此案病情较为复杂，变化较多，从开始的温邪壅盛，到肝木偏横，再到气虚下陷，邵氏抽丝剥茧，一一应对，先以清利之法对治温邪，再用河间之法、酸枣仁汤对治肝横，后以补中益气汤、六君子汤对治气虚下陷，合理用方，值得玩味。

板桥魏。温邪发热，口燥，脉弦数，舌黄，昼轻夜剧，暮夜神昏。症非轻，尤防变幻，候正。三月十七日。瓜蒌根三钱，连翘二钱，蝉衣钱半，焦栀三钱，银花钱半，滁菊钱半，淡竹叶钱半，贯众钱半，元参三钱，滑石四钱，苦丁茶钱半，广郁金三钱。三帖。

又：潮热不清，脉细数、左关弦，舌黄尖红，大便结，身疼肢楚。宜清热养胃，以熄余烟。三月廿二日。鲜生地四钱，当归钱半，地骨皮三钱，谷芽四钱，蒿根一钱，新会皮钱半，丝瓜络三钱，瓜蒌皮三钱，牡丹皮二钱，川石斛三钱，杏仁三钱，淡竹叶卅片。三帖。

旷头施。温邪夹食，咳逆心泛欲吐，舌微黄，临晚倏热忽寒。宜清降为主，防重。二月廿七日。淡豆豉钱半，仙半夏二钱，藿香二钱，枳壳钱半，陈皮钱半，蔻仁八分，薄荷八分，赤苓四钱，山楂三钱，前胡钱半，神曲四钱，竹茹一丸。二帖。

又：热未已，便秘呕逆，舌黄厚。还宜防重。二月廿九日。瓜蒌皮五钱，姜川连七分，陈皮钱半，广郁金三钱，赤苓四钱，杏仁三钱，栀子三钱，仙半夏钱半，枳实钱半，藿香二钱，山楂四钱，竹茹一丸。

又：大便稍下，身热已退，惟舌色未清。还宜前法加减为妥。三月三日。瓜蒌皮四钱，焦神曲四钱，麦芽三钱，广郁金三钱，山楂三钱，枳壳钱半，栀子钱半，陈皮一钱，滑石四钱，藿梗二钱，姜川连七分，生菔子二钱。

某。温邪夹湿，头痛潮热，身痛，舌黄、中焦、边微黄，脉弦细而数，溲短少。宜清解为治。元月廿二日。薄荷钱半，杏仁三钱，赤苓三钱，连翘三钱，桔梗钱半，通草钱半，元参三钱，牛蒡子二钱，淡竹茹钱半，知母二钱，金银花三钱。二帖。

又：风邪入肺，胸中胀闷，气阻不爽，身热头痛，溲溺赤，大便闭结，舌中黑、边微黄，脉弦数濡细。宜清解和中。元月廿四日。连翘三钱，桔梗钱半，焦栀三钱，知母二钱，僵蚕三钱，赤苓三钱，元参三钱，牛蒡子三钱，滑石四钱，制军三钱，葛根钱半，金银花二钱，淡竹叶卅片。二帖。

孙家桥七斤。风热头胀，左脉浮数、右濡，呛咳畏寒，状若冬温。宜清解防重。十月十七日。淡豉钱半，连翘三钱，象贝三钱，牛蒡子钱半，橘红一钱，荆芥钱半，桑叶三钱，杏仁三钱，桔梗钱半，前胡钱半，枳壳钱半，蝉衣钱半，竹茹一丸。

又：前议清解已效，畏寒较瘥，左脉浮数、右气口滑，呛咳，左偏龈痛，舌滑腻。宜清肺、疏风、化痰。十月十九日。桑叶三钱，炒僵蚕三钱，薄荷八分，淡竹叶三钱，焦栀三钱，前胡钱半，桔梗钱半，象贝三钱，杏仁三钱，苦丁茶一钱，滁菊二钱，橘红钱半，竹茹一丸。

又：风热未清，呛咳头木，脉浮濡、左弦细，舌白滑。宜桑菊饮加减治之。十月廿二日。桑叶三钱，苦丁茶钱半，滁菊二钱，淡竹叶钱半，苏梗二钱，瓜蒌皮三钱，橘红钱半，象贝三钱，杏仁三钱，生菔子三钱，枳壳钱半。

田里湖徐。温邪发热，身疼肢楚，左脉浮滑，舌黄，脘闷心泛。姑宜清解防剧。二月十七日。淡豉钱半，薄荷八分，桔梗钱半，连翘三钱，炒黄芩钱半，前胡钱半，蝉衣钱半，枳壳钱半，广郁金三钱，银花钱半，橘红一钱。

又：温邪未清，咳痰，热犹不解，脉浮滑，身疼肢楚。势在防变，若昏蒙则险。二月十九日。薄荷一钱，前胡钱半，银花钱半，牛蒡子二钱，枳壳钱半，连翘三钱，蝉衣钱半，象贝三钱，橘红一钱，杏仁三钱，生菔子钱半，竹茹一丸。二帖。

双桥湾胡。冬温呛咳音嘶，脉浮滑数，身热倏寒，舌滑微黄，手足酸痛。宜辛凉清解为治，防失血。十月廿日。薄荷八分，牛蒡子钱半，桔梗钱半，枳壳钱半，兜铃子一钱，杏仁三钱，马勃一钱，橘红一钱，象贝三钱，前胡钱半，焦栀三钱，竹茹一丸。二帖。

又：温邪未清，呛咳不已，音出犹嘶，脉寸浮数，舌滑白，溲赤。宜清解为妥。十月二四日。马勃一钱，牛蒡子钱半，兜铃子一钱，桔梗钱半，杏仁三钱，象贝三钱，元参三钱，连翘三钱，射干一钱，桑叶三钱，橘红钱半，竹茹一丸。二帖。

又：温邪尚存，呛咳暮夜尤甚，脉濡数、右寸弦，舌微白，音嘶稍爽。宜清肺化痰为治。十月廿五日。桔梗钱半，生甘草五分，象贝三钱，杏仁三钱，石决明四钱，白前钱半，瓜蒌皮三钱，橘红钱半，马兜铃一钱，桑叶三钱，生米仁四钱，竹茹一丸。三帖。

又：肺气未清，呛咳不已，音则犹嘶，脉细数、气口滑，舌微白，胸次痛。宜防血溢。十月廿九日。元参三钱，橘红一钱，桑叶三钱，白前钱半，马兜铃一钱，丝瓜络三钱，象贝三钱，广郁金三钱，杏仁三钱，佛耳草三钱，射干钱半，枇杷叶三片。三帖。

坎山周。风热侵肺，头胀恶寒发热，脉寸滑弦滑，舌黄燥嫩焦，呛咳，身痛肢楚，状若温邪。宜防变幻，候正。十月十四日。冬桑叶三钱，连翘三钱，元参三钱，桔梗钱半，蝉衣钱半，牛蒡子钱半，薄荷八分，象贝三钱，焦山栀三钱，橘红一钱，银花钱半，鲜竹叶卅片。二帖。

又：清解已效，恶寒较瘥，舌滑微黄，脉数、右弦细，呛咳未除，溲溺赤。仍遵前法加减为妥。十月十八日。杏仁三钱，桑叶三钱，元参三钱，橘红一钱，通草钱半，竹叶钱半，滁菊二钱，象贝三钱，焦山栀三钱，麦芽三钱，桔梗钱半，竹茹一丸。三帖。

诸款悉减，胃气略振，脉虚细，腹中气机不和，大便结。宜开气分为主。十月廿七日。瓜蒌皮四钱，厚朴一钱，杏仁三钱，晚蚕沙三钱，蔻壳钱半，绿萼梅钱半，省头草三钱，茯苓三钱，炒谷芽四钱，薏仁钱半，陈皮钱半。四帖。

南庄王。温邪发热，右脉独大，咳嗽多痰。宜防昏变。二月十八日。桑叶三钱，炒蒡子钱半，薄荷一钱，天竺黄三钱，象贝三钱，连翘三钱，杏仁三钱，桔梗钱半，化橘红八分，银花三钱，前胡钱半，鲜竹茹一丸。二帖。

又：身热已缓，舌心焦，咳嗽多痰。仍照前法加减为妥。三月一日。桑叶三钱，元参三钱，象贝三钱，天竺黄三钱，连翘三钱，广郁金三钱，杏仁三钱，银花钱半，淡芩钱半，化橘红一钱，丝瓜络三钱，鲜竹茹一丸。三帖。

沙河沈。舌燥黄，汗彻身热，脉劲呛咳。此属温邪，宜清解。四月十二日。桑叶三钱，贯众钱半，银花三钱，连翘三钱，炒僵蚕三钱，橘红一钱，杏仁三钱，元参三钱，前胡钱半，桔梗一钱，滑石六钱，鲜竹茹一丸。二帖。

又：温邪咳逆，烦热不寐，脉动，口燥，汗微彻。势防昏变，当以栀豉为主。栀子三钱，桑叶三钱，象贝三钱，淡豆豉钱半，炒僵蚕三钱，仙半夏钱半，前胡钱半，元参三钱，杏仁三钱，连翘三钱，银花三钱，鲜竹茹一丸。二帖。

坎山。胁痛发热，脉数，呛咳，此属温邪，舌干口燥。法当清解化痰，防变。二月十七日。桑叶三钱，元参三钱，象贝三钱，天竺黄三钱，连翘三钱，栀子三钱，杏仁三钱，前胡钱半，薄荷一钱，橘红一钱，丝瓜络三钱，淡芩钱半，鲜竹茹一丸。三帖。

又：温邪袭肺，脉浮数，咳逆气紧，发热身疼。宜治防重。二月十九日。瓜蒌皮三钱，栀子三钱，苏子三钱，杏仁三钱，淡豆豉钱半，象贝三钱，桑叶三钱，前胡钱半，橘红一钱，广郁金三钱，炒菔子钱半，竹茹一丸。二帖。

孙家桥王凤梧。舌黄头胀，脉浮滑，呛咳，倏寒乍热，此属温邪。宜清解，防重。元月卅日。淡豆豉钱半，杏仁三钱，前胡钱半，焦栀三钱，苏梗钱半，枳壳钱半，仙半夏钱半，橘红一钱，桑叶三钱，广郁金三钱，象贝三钱，竹茹一丸。二帖。

又：寝寐较安，脉数、气口滑，邪犹未净，呛咳，右胁刺痛。此痰气入络，宜防血溢。二月四日。瓜蒌皮三钱，杏仁三钱，焦栀三钱，橘络钱半，广郁金三钱，象贝三钱，丝瓜络三钱，枳壳钱半，前胡钱半，降香七分，白芥子七分。

下浦方。温邪夹食，呛咳发热，胸胁刺痛，右脉浮滑，舌心黄厚，口燥。宜清解消痰，防变幻。二月七日。薄荷一钱，连翘三钱，牛蒡子三钱，淡豆豉钱半，广郁金三钱，前胡钱半，象贝三钱，枳壳钱半，橘红一钱，桑叶三钱，蝉衣钱半，竹茹一丸。二帖。

又：汗出热已，病减之象，脉小数，呛咳，身痛，肺气不清。宜治防复。瓜蒌皮三钱，广郁金三钱，丝瓜络三钱，杏仁三钱，通草钱半，枳壳钱半，白前钱半，桑叶三钱，干地龙一钱，象贝三钱，栀子三钱，竹茹一丸。三帖。

板桥魏。温邪呛咳痰阻，潮热胁痛，神识乍愦，舌焦口燥，肺气不降，汗出津津。宜治防厥，候正。二月廿四日。瓜蒌皮三钱，杏仁三钱，橘红一钱，象贝三钱，元参三钱，天竺黄钱半，丝瓜络三钱，桑叶三钱，焦栀三钱，花粉三钱，广郁金三钱，鲜竹茹一丸。

又：温谵较瘥，汗出热解，脉弦滑，舌黄燥。还防变幻。二月廿七日。瓜蒌皮三钱，天竺黄二钱，前胡钱半，杏仁三钱，焦栀三钱，枳壳钱半，炒黄芩钱半，象贝三钱，桑叶三钱，元参三钱，赖橘红一钱，鲜竹茹一丸。

又：邪热未清，呛咳耳木，脉数、右寸关弦，舌黄，口燥。宜清少阳，佐肃肺消痰为治。三月二日。桑叶三钱，淡竹叶钱半，花粉三钱，焦栀三钱，川贝钱半，杏仁三钱，苦丁茶钱半，远志八分，元参三钱，夏枯草钱半，石菖蒲五分。二帖。

遗风庞。温邪发热，神识乍清乍愦，脉浮数，口燥，咳逆便闭。宜防变端，候正。三月二日。瓜蒌皮三钱，石菖蒲七分，干地龙钱半，广郁金三钱，连翘三钱，枳壳钱半，银花钱半，杏仁三钱，淡竹叶钱半，栀子三钱，花粉三钱。二帖。

又：大便稍下，热犹不解，脉滑数，咳逆。宜清上焦为主，不致变端无虑。三月四日。瓜蒌皮三钱，淡条芩钱半，前胡钱半，焦山栀三钱，广郁金三钱，杏仁三钱，枳壳钱半，莱菔子二钱，象贝三钱。二帖。

遗风徐。冬温汗出发热，脉数右劲，舌心黄厚，咳逆吸短，右胁刺痛，神识乍愦。症势重险，宜防厥变，候正。十月十二日。干地龙钱半，象贝三钱，连翘三钱，前胡钱半，广郁金三钱，杏仁三钱，银花钱半，天竺黄二钱，牛蒡子钱半，橘红钱半，卷心竹叶卅片。二帖。

又：右胁尤痛，脉浮数，舌黄，吸粗咳逆，痰阻，神识乍愦。还防变幻。干地龙钱半，石菖蒲八分，前胡钱半，银花三钱，连翘三钱，炒淡芩钱半，赖橘红一钱，杏仁三钱，天竺黄二钱，广郁金三钱，丝瓜络三钱，枇杷叶三片。三帖。

某。顷诊六脉弦数，神识昏蒙，舌根厚阳缩，此系痰食并蔽心窍。春温极险之症，宜清心透络法，候正。元月廿八日。牛黄清心丸一粒，牛蒡子三钱，蝉衣钱半，天竺黄二钱，荆芥钱半，石菖蒲四分，全福花三钱，薄荷钱半，银花三钱，鲜石斛二钱，橘红钱半。一帖。

前议芳心灵心之法，稍知人事，身热，苔多芒刺、中黄旁红。系湿火内陷，食积停滞中元，虚势难骤下，姑拟润阴消滞，合情再酌。元月廿九日。羚羊角钱半，水红子钱半，广郁金二钱，石菖蒲八分，净蝉衣钱半，枳壳钱半，鲜生地三钱，白燕屑二钱，蒌仁泥三钱，荆芥钱半，霍石斛。

又：春温之邪，内陷心宫，志迷神识昏蒙。前拟芳香通络之法，难胜效力，姑拟扶肾阴兼行透达，合情再酌。症属极险，候正。二月初二日。上毛白燕钱半，广郁金钱半，净蝉衣钱半，蒌仁泥三钱，霍石斛三钱，片竺黄二钱，大力子三钱，九节菖蒲八分，赖氏红一钱，至宝丹一粒，水红子钱半，陈胆星钱半。一帖。

王虞记。迩由温邪入络呛咳，左胁刺痛，右气口独大，舌白，大便不畅，胃纳不旺。宜金沸草散加减治之。元月廿日。

金沸花三钱，橘络钱半，新绛一钱，广郁金三钱，杏仁三钱，炒谷芽四钱，紫菀钱半，瓜蒌皮钱半，川贝钱半，苏梗钱半，丝瓜络三钱。

又：痰气仍属上咳，脉濡滑、气口滑，舌滑白厚腻，腰胯串气作痛。宜清肺和络。元月廿五日。金沸花三钱，桑寄生三钱，豨莶草三钱，丝瓜络三钱，新绛一钱，茯苓三钱，杏仁三钱，紫菀钱半，川贝钱半，白前钱半，苏子钱半。三帖。

又：呛咳未除，胃钝少纳，脉两手弦细，舌根厚腻，腰胯串痛略减。还宜前法损益再进。元月廿八日。金沸花三钱，白前钱半，鸡内金三钱，丝瓜络三钱，川贝钱半，橘络钱半，杏仁三钱，炒谷芽四钱，豨莶草三钱，瓜蒌皮钱半，通草钱半。二帖。

冯家坞。舌黄，呛咳，身热，便闭，此属温邪，唇焦。症属重险，宜防变幻。四月十一日。瓜蒌子三钱，前胡钱半，桑叶三钱，广郁金三钱，枳壳钱半，天竺黄三钱，光杏仁三钱，焦栀三钱，象贝三钱，炒菔子三钱，滑石六钱。二帖。

又：身热稍缓，大便仍秘，舌心焦，唇疮。宜防变端。四月十三日。瓜蒌子五钱，银花三钱，栀子三钱，炒川连六分，枳实钱半，炒菔子三钱，杏仁三钱，滑石六钱，橘红一钱，淡竹叶钱半，象贝三钱。二帖。

肖山陆。体质阴虚，夹杂温邪，呛咳，周身脉络不舒，舌嫩黄，湿酿成痰，夜寐少安。宜清肺凝神，利湿化痰。二月九日。紫菀钱半，抱木茯神四钱，杏仁三钱，橘红一钱，淡豆豉钱半，象贝三钱，桑叶三钱，瓜蒌皮三钱，丝瓜络三钱，金沸花三钱，苏梗钱半，竹茹一丸。

又：夜寐未稳，呛咳不已，子夜尤甚，左脉小数、右弦滑，寒热不清，余烟未熄。姑宜温胆祛邪，防成虚劳。二月十三日。仙半夏钱半，栀子炭二钱，杏仁三钱，橘红一钱，淡豆豉钱半，苏梗钱半，辰茯神四钱，白前钱半，瓜蒌皮三钱，桔梗钱半，象贝三钱，竹茹一丸。四帖。

黄山头徐。温邪热灼之后，肝风内震，肢战不寐，左脉虚细、右弦，舌腻，身疼。宜和补、息风、凝神。归身钱半，清炙芪一钱，陈皮钱半，滁菊二钱，夜交藤三钱，枣仁三钱，远志八分，谷芽四钱，钩藤三钱，煨天麻八分，辰茯神四钱，灯芯七支。三帖。

又：和补息风，身疼肢战悉瘥，脉虚细，舌微黄，寝寐略安。仍遵前法加减。归身钱半，天麻八分，川石斛三钱，茯神四钱，白蒺藜三钱，炒谷芽四钱，丹参三钱，枣仁三钱，鸡距子三钱，钩藤三钱，合欢皮三钱，灯芯七支。

评议：温邪为患，灼热伤津，阴亏血少，以致肝风内动，神失所养。邵氏治以和补息风，兼以凝神，效果颇佳，为感受温邪后期病症的治疗提供了有效方法，值得临床实践。

痰饮

俞庆。舌滑白，头晕而痛，心泛欲呕，脉两寸濡滑，系停痰积饮，兼肝风犯胃使然。宜息风和胃，利湿化痰。七月廿二日。煨天麻一钱半，仙半夏一钱半，蔻壳一钱半，防风一钱半，赤苓四钱，白蒺藜三钱，江西术一钱，新会皮一钱半，丝通草一钱半，甘菊二钱，白芷八分，三帖。

俞胡稷。心肾并亏，湿滞胃钝，脉虚细，舌薄滑，食入不运，故宜和胃利湿。姜半夏一钱半，江西术一钱，骨碎补三钱，新会皮一钱半，合欢皮三钱，甘松四分，浙茯苓四钱，潼蒺藜三钱，泽泻三钱，通草一钱半，原柱砂仁一钱。二帖。

俞华，男。脉两关大，舌微黄，呕吐酸水，洞泄肠鸣，查不思纳，气微逆，肢痛微热。此系中焦停饮，感寒化火，宜用泻心法治之。三月十三日。原滑石六钱，枳壳一钱，淡干姜二分，小川连三分，姜半夏一钱半，郁金一钱半，柴胡八分，淡豉三钱，桔梗一钱，焦六曲一钱半，黄芩一钱半。

俞程妇。湿热之体。近因饮邪上逆，咳吐涎沫，入暮则剧。夫薄为饮而厚为痰。饮从肾虚而发，痰由肺热而生。自觉气往上冲则咳，气向下泄则平。脉缓，舌淡黄而腻，拟温咳降逆。九月廿三日。旋覆花（包）三钱，半夏三钱，云苓三钱，薤白头三钱，新会皮一钱，炒枳实一钱，瓜蒌皮三钱，范志曲三钱，姜竹茹一钱半，猪苓三钱，生谷芽三钱，白通草一钱，炙远志一钱半，抱木茯神三钱，沉香一分半。

咽喉病

白马山李。温热寒热，脉弦寸口芤，呛咳咽痛，舌白尖赤。症属阴虚，宜防喉燥。元参三钱，橘红一钱，金果榄钱半，桑叶三钱，象贝三钱，焦山栀三钱，光杏仁三钱，射干钱半，马勃钱半，白前钱半，胖大海三钱，引枇杷叶（去毛）五片。三帖。

又：咽痛稍瘥，脉弦、右寸大，舌黄红，呛咳，寒热不清。宜防喉燥。二月十二日。元参三钱，薄荷钱半，金果榄钱半，桔梗二钱，象贝三钱，橘红钱半，粉丹皮二钱，甘草八分，马勃钱半，炒知母钱半，山茶花钱半，引枇杷叶五片。三帖。

又：咳逆稍减，自利未除，脉濡数，舌滑、根焦，尚润形光。最怕变幻。四月廿一号（甲辰初五日）。桔梗钱半，银花钱半，广郁金三钱，淡竹叶钱半，连翘三钱，大豆卷三钱，橘红一钱，蔻仁（冲）七分，光杏仁三钱，赤苓四钱，通草钱半。清煎。二帖。

介按：张仲景云：少阴病，下利咽痛，胸满心烦者，猪肤汤主之。今此案，是属伏气自少阴而内发之咽痛，虽不用猪肤汤，而初方以宣散温邪，清火解毒，得以咽痛少瘥，次方则从甘桔汤加味，以清少阴内发之热，而咳逆稍减，三方因其自利，兼用辛淡渗湿，俾湿走健脾，自能告痊。

俞邵妇。温邪侵肺，呛咳咽痛，头胀鼻塞，脉浮滑，舌根厚，倏热乍寒。宜辛凉清解消痰。三月廿八日。薄荷一钱，马勃一钱半，炒枳壳一钱半，连翘三钱，桔梗钱半，牛蒡子二钱，橘红一钱半，前胡一钱半，象贝三钱，射干一钱半，荆芥穗一钱半，蝉衣一钱半，鲜竹茹三钱。

俞钱妇。呛咳未除，舌红、根黄，咽痛。脉弦数、右滑大，夜不成寐。借黄连安神丸法加减治之。十月初三日。炒川连五分，炒枣仁三钱，抱木茯神（辰砂拌）四钱，夜交藤三钱，川贝一钱，冬桑叶三钱，天冬三钱，鲜生地四钱，炒远志肉八分，白前一钱半，橘络一钱半，鲜竹叶三十片。三帖。

俞女。阴火不敛，午夜咽痛，脉两手细劲，舌黄带注，腿跗酸楚。宜养阴清火，涩下柔肝。十一月廿二日。金果榄一钱半，细生地三钱，覆盆子三钱，生甘草五分，石决明四钱，川断三钱，桔梗一钱半，元参三钱，粉丹皮一钱半，冬桑叶三钱，胖大海三钱。三帖。

二诊：阴火稍敛，咽痛较减，右脉弦、人迎大而虚，舌微黄，足膝酸痛，带下如注。仍遵前法加减为妥。十二月廿四日。鹿衔草一钱半，金果榄一钱半，扁钗斛三钱，元参三钱，粉丹皮二钱，女贞子三钱，炒知母八分，细生地三钱，旱莲草一钱半，胖大海三钱，覆盆子三钱。

耳目口齿病

渔庄沈。女孩邪火上郁，始喉痹，继及耳内颐部，延久不清，鼻塞气粗。宜清上焦为主。桔梗钱半，苦丁茶钱半，焦山栀三钱，淡竹叶三钱，连翘三钱，光杏仁三钱，僵蚕钱半，人中黄钱半，夏枯草三钱，银花二钱，通草钱半。清煎。三帖。

介按：风热之邪，干于上焦气分，以致清窍不利，而喉痛颐肿，故治法以清解宣散。

安昌王。风热目涩，头疼胃馁，脉浮弦，呛咳，便结，舌微黄。宜清疏为妥。桑叶三钱，蔓荆子三钱，天麻八分，生石决明六钱，甘菊花二钱，刺蒺藜三钱，杏仁三钱，丹皮二钱，蕤仁钱半，青葙子三钱，谷精珠三钱。清煎。四帖。

又：风热未净，脉弦濡，头疼已减，目涩，胃馁。仍遵前法为妥。十二月十二日。桑叶三钱，钗斛三钱，煨天麻八分，蔓荆子三钱，甘菊一钱，生石决明六钱，刺蒺藜三钱，谷芽四钱，蕤仁钱半，蝎梢二钱，谷精珠三钱。清煎。四帖。

又：胃气尚馁，脉虚细，舌微黄，夜寐少安。姑宜养胃凝神。钗斛三钱，炒枣仁三钱，谷芽四钱，远志八分，夜交藤三钱，茯神四钱，石决明六钱，丹皮二钱，薏仁钱半，丹参三钱，刺蒺藜三钱。清煎。四帖。

介按：《局方》蝉花散，为治肝经郁热，风毒上攻，以致眼目涩痛之良剂。今此人头疼咳嗽，是属风热郁于肺经，故加杏仁以止咳，薏仁以退赤，洵是对症发药。惟初诊之方，系从蝉花散脱胎，则蝉衣不必减去，俾风热容易退净；次诊又加蝎梢，尤能善祛肝经蕴热，亦为佳妙；三诊则肝热虽退，胃液未复，致肝不藏魂而夜寐少安，故以养胃柔肝，安神退热以善后。

评议：《局方》蝉花散由蝉蜕、谷精草、炒白蒺藜、菊花、防风、炒草决明、密蒙花、羌活、黄芩、蔓荆子、山栀子、炒甘草、川芎、木贼草、荆芥穗各等分组成，诸药为末，用茶清或荆芥汤入茶少许调服。

盛陵徐。温邪上郁，齿浮口臭，牙缝出血，脉细数，肢木。宜防牙疳。淡竹叶三钱，乌元参三钱，细生地三钱，天花粉三钱，人中黄三钱，僵蚕钱半，丹皮三钱，生石决明六钱，银花三钱，焦山栀三钱，知母钱半。清煎。四帖。

介按：胃脉络于上龈，大肠脉络于下龈，而胃又为五脏六腑之海，最善容纳，邪热入胃，逼动肝阳，血溢而上结于龈，转成牙疳。此方清肝凉胃，为治牙疳之良剂。

衄血

俞广。舌滑白，痰多，衄血，脉寸弦滑。肺气失司清肃之令，宜凉血、清肺、消痰。九月廿三日。茜根三钱，生蛤壳八钱，白薇三钱，川贝钱半，茯苓三钱，海浮石三钱，广橘红一钱，焦山栀三钱，生米仁四钱，粉丹皮钱半，夏枯草二钱。四帖。

咳嗽

某。新邪咳嗽气急，右胁刺痛。宜防血溢之变。五月初三日。干地龙钱半，枳壳钱半，金沸草三钱，光杏仁三钱，象贝三钱，广郁金三钱，焦栀子三钱，马兜铃一钱，白前钱半，橘络钱半，前胡钱半，鲜竹肉一丸。二帖。

介按：此是温邪烁肺，故治以清肺宁络之方。

安昌徐。咳呛不已，脉弦细，口甜，舌色嫩黄。宜清肺胃以化痰。瓜蒌皮三钱，仙半夏钱半，广橘红一钱，金沸花（包煎）三钱，光杏仁三钱，炒川连七分，茯苓四钱，石决明五钱，紫菀钱半，白前钱半，冬瓜子三钱，川贝钱半。清煎。四帖。

介按：肝热烁肺，脾湿酿痰，此方清宣肺气，兼平肝热，又佐渗湿化痰为治。

某。咳痰不爽，脉弦，舌微白，脐下气机不运。姑宜清气消痰为主。四月廿三日。瓜蒌皮三钱，霜桑叶三钱，金沸花

（包煎）三钱，炒枳壳钱半，川贝钱半，石决明六钱，广郁金一钱，新会皮钱半，光杏仁三钱，白前钱半，焦栀子三钱。清煎。三帖。

介按：肝阳逆阻枢机，以致肺气不宣。治以清宣肺痹，平肝理气，庶几痰蠲肝和，而诸恙自瘳。

安昌高。舌白滑，脉细数，咳嗽痰迷，咯不易出，气逆，周身骨骺痛。宜防损。五月廿三日。北沙参三钱，生石决明六钱，甜杏仁三钱，炙甘草八分，茯苓四钱，川贝二钱，怀药二钱，冬瓜子三钱，生地三钱，紫菀钱半，盐水炒橘红一钱。清煎。五帖。

又：咳不减，喉中贮痰不爽，咳不易出，脉濡细，舌滑，头晕肢楚。宜清气息风，利湿化痰。六月初五日。瓜蒌皮三钱，煨天麻八分，冬瓜子三钱，生石决明四钱，川贝三钱，白蒺藜三钱，茯苓四钱，通草钱半，甘菊钱半，光杏仁三钱，广橘红一钱。清煎。四帖。

又：湿酿成痰，喉中咯不易出，舌滑，大便不快。仍遵前法损益。瓜蒌皮三钱，金沸花（包煎）三钱，川贝二钱，通草钱半，广橘红一钱，广郁金三钱，杏仁三钱，焦山栀三钱，茯苓四钱，紫菀钱半，桑叶三钱。清煎。四帖。

介按：肝阳上越，挟湿化痰，阻滞气机，以致咳嗽而咯痰不爽。初方健脾养胃，清肺渗湿，继则参以平肝息风，终则清宣肺气，兼渗湿热。三方之中，以次方尤为灵动。

某。湿热酿痰，脉濡细，舌微白，咳逆，右胁刺痛，溲溺赤，腹痛。宜清气、和络、化痰。瓜蒌皮三钱，枳壳钱半，光杏仁三钱，降香七分，广郁金三钱，象贝三钱，丝瓜络三钱，橘红一钱，干地龙钱半，通草钱半，白前钱半。清煎。二帖。

介按：湿痰阻肺，以致咳久胁痛，故治以渗湿化痰兼和络。

大西庄宋。呛咳喉痒，脉弦细，舌转微白，潮热较瘥，食入恶心。宜清肺胃、化痰。四月十六号（癸卯廿九日）。紫菀二钱，光杏仁三钱，炒谷芽四钱，白前钱半，川贝钱半，茯苓四钱，蔻壳一钱，橘红一钱，仙半夏钱半，青蒿梗一钱，通草钱半。清煎。三帖。

又：潮热不清，脉弦细数，咳嗽如前，溲溺赤。宜清热、通肺、化痰，防血溢。四月廿三号（甲辰初七日）。秦艽钱半，霜桑叶三钱，白前钱半，焦山栀三钱，丹皮二钱，川贝二钱，广橘红一钱，通草钱半，青蒿梗一钱，地骨皮三钱，杏仁三钱。三帖。

介按：阴虚热盛，灼液成痰而为咳嗽，今以舌转微白，继则溲溺变赤，是属更感新邪之候，肺胃叠次受戕，肝阳上越莫制。前后两方，既清内热，又祛新邪。但阴液骤难恢复，已属难治之症，后闻斯人于六月望边竟至不起。录之以为辨证之一助。

遗风庞。咳嗽不已，脉尚虚数，胃纳已和。宜润肺以清降。四月十二日。生玉竹三钱，霜桑叶三钱，瓜蒌皮三钱，马兜铃一钱，川贝钱半，茯神四钱，光杏仁三钱，款冬花三钱，白前钱半，广橘络钱半，焦山栀三钱，生石决明五钱。清煎。四帖。

介按：此方清肺养胃以柔肝，为治咳嗽善后之妙剂。

安昌施。咳嗽未除，脉小数，仍属汗出，微热已退。姑宜清肺敛液。五月一号（甲辰十五日）。北沙参三钱，紫菀二钱，白薇三钱，白石英三钱，茯神四钱，川贝钱半，炒白芍钱半，炙橘红一钱，生牡蛎四钱，甜杏仁三钱，炒枣仁三钱。清煎。四帖。

介按：心在天为热，其液为汗，兹以心火不宁，刑肺咳嗽，气泄而身热汗出，故以补益心神，敛液清肺为治。

安昌王，年五十余岁。酒湿伤肺，咳嗽气急，痰稠，脉滑数，舌赤，苔薄腻。尤防变幻，候正。八月六日（丁未廿四日）。瓜蒌皮三钱，广橘红一钱，原滑石四钱，炒知母钱半，象贝三钱，天竺黄钱半，广郁金三钱，前胡钱半，光杏仁三钱，生蒡子二钱，法半夏钱半，引枇杷叶五片。一帖。

介按：酒湿酿痰，壅滞气机，肺失治节之权，而气急咳嗽，兹以清肺气而涤稠痰。方虽对证，但高年患此，是属危险重症。案中尤防变幻之语，洵是经验之谈。后闻斯人，只过四五日而逝世，可见医家临证，全在诊断确凿，审慎周详也。

评议：在邵氏的诸多医案中，有很多类似"尤防变幻"之语，提示了疾病的预后，如风热内扰"防瘛疭""防昏蒙之变"，风温袭肺"防血溢"，感冒湿邪"防化疟患"等，从此案按语所述患者结局来看，并非随意写之，而是经验之谈，值得深入体味。

安昌李妇。呕减热缓，呛咳，渴饮，脉滑数，经停月余，小溲稍利，偶有呃逆，脘痛。宜宣肺、和中、化痰。九月初五日。瓜蒌皮三钱，射干钱半，广橘白一钱，白前二钱，广郁金三钱，光杏仁二钱，焦山栀三钱，柿蒂七只，川贝母二钱，霜桑叶三钱，天花粉三钱，引枇杷叶五片。三帖。

又：呕逆已瘥，脉小滑，经停月余，呛咳，脘闷，气冲欲呕。宜清养肺胃、化痰。九月初九日。黄草斛三钱，川贝钱半，大腹绒三钱，藿梗二钱，橘白一钱，扁豆衣三钱，广郁金三钱，绿萼梅钱半，桑叶三钱，炒谷芽四钱，蔻壳钱半，鲜枇杷叶（去毛）七片。三帖。

又：呛咳未除，舌红，潮热，脉滑数，经停，胸闷心惕。宜清养肺胃为主。九月十三日。南沙参三钱，冬桑叶三钱，橘红一钱，炒知母钱半，地骨皮三钱，川贝母钱半，谷芽钱半，绿萼梅钱半，银胡一钱，紫菀二钱，黄草石斛三钱，鲜枇杷叶七片。三帖。

介按：肝经郁热上升，犯胃则呕恶呃逆，冲肺则咳呛脘闷，日久而痰气凝滞，经隧不宣。初方宣肺化痰，继则养胃清肝，终则又参入滋液退热。方法颇有次序。

大西庄沈妇。气喘呛咳，右脉小数、左关弦细，舌灰黄、底红，癸水不调，外寒内热，胃钝便闭。宜防血溢。十月初九日。霜桑叶三钱，光杏仁三钱，瓜蒌皮三钱，南沙参三钱，川贝二钱，甘菊二钱，焦山栀三钱，橘红一钱，紫菀钱半，白前钱半，谷芽四钱，引枇杷叶（去毛）五片。三帖。

介按：肝阴素亏，厥阳上冲肺胃，肺气失于清肃，以致咳喘而大便不爽，兼以阴虚内热，阳微外寒。治以清宣肺痹，养胃液而制肝逆。

柯桥王。咳嗽较减，脉虚，左弦细，腰疼，癸涩早期。还宜前法加减为妥。紫菀二钱，南沙参三钱，川断三钱，当归钱半，川贝钱半，甜杏仁三钱，炒杜仲二钱，炒白芍钱半，丹皮三钱，橘络钱半，生地（砂仁五分拌炒）四钱，小橘饼三枚。四帖。

介按：经水趱早，血热之征，脉虚腰疼，肾虚之候。咳嗽略减，是肺气略见清肃。脉虚而细，是胃液尚未恢复。故其方法，既以清养肺胃，又佐滋液补肾。

遗风庞妇。呛咳头晕，左脉弦细、气口搏大，形寒，钝胃，经停二月余。宜清肺胃、息风。三月廿号（癸卯初二日）。南沙参三钱，桔梗钱半，谷芽四钱，桑叶三钱，苏梗钱半，川贝二钱，川断三钱，甘菊钱半，紫菀二钱，光杏仁三钱，炒杜仲三钱。清煎。四帖。

介按：肝阳化风，旋扰不息，时届春令，肝阳愈旺，更受外风，逆乘肺胃，遂致呛咳头晕。兹以柔肝养胃，清肺疏风，乃是对症疗法。

遗风庞妇。咳嗽稍减，腹中瘕块不利，呕恶涎沫，癸不及期。宜清肺、平肝、调经。紫菀钱半，生牡蛎四钱，仙半夏钱半，茺蔚子三钱，川贝钱半，香附三钱，广橘红一钱，玫瑰花五朵，甜杏仁三钱，钗斛三钱，生款冬三钱，枇杷叶（去毛）五片。四帖。

介按：冲脉为病，气逆里急，在男子则为内疝，女子则为瘕聚。今冲脉之气上逆，犯胃则呕吐涎沫，冲肺则咳呛不止。且冲脉即是血海，隶于阳明，细揣病情，治宜镇冲养胃。兹因腹瘕呕恶，治以清肺平肝，方法极佳。如能酌用镇冲养胃之品，则奏效尤捷矣。

渔庄沈。大便已通，胃气稍振，脉虚细，舌滑白。宜养胃、凝心神。九月十二日。钗斛三钱，丹参三钱，谷芽四钱，新会皮钱半，省头草三钱，光杏仁三钱，远志八分，淡竹叶钱半，川贝二钱，抱木茯神四钱，合欢皮三钱。

介按：此是咳呛之后，肺胃津液未复，故以清肺养胃，兼安心神为治。

宿恙夹新邪，痰壅气塞，咳嗽暮夜尤剧，脉弦苔滑。姑宜清降化痰。瓜蒌皮三钱，射干一钱，仙半夏一钱五分，光杏仁三钱，象贝四钱，赖橘红八分，杵苏子二钱，白前一钱五分，海浮石三钱，葶苈子三钱，生蛤壳六钱，引鲜竹肉一丸。三帖。

咳逆痰阻，午后恶寒，脉清、气口浮滑、左沉弦，癸水适至，脘闷便利，苔根黄滑。宜清解为主。淡豆豉一钱五分，前胡一钱五分，泽兰二钱五分，象贝三钱，山楂三钱，赤苓三钱，桔梗一钱五分，通草一钱五分，炒麦芽三钱，枳壳一钱五分，橘红一钱五分，引鲜竹肉一丸。二帖。

咳嗽日久，其脉象两手细数，癸水不调，周身脉络不舒。症势防入损途。紫菀一钱五分，仙半夏一钱五分，炒谷芽四钱，川贝（不杵）一钱五分，广橘红二钱，白石英三钱，光杏仁三钱，白前一钱五分，丝瓜络三钱，南沙参三钱，款冬花三钱。四帖。

评议：患者久病咳嗽，迁延不愈，以致阴伤络瘀。故予川贝、杏仁、南沙参、款冬花养阴润肺止咳，橘红、丝瓜络行气活血通络，另以紫菀、半夏、白石英、白前加强下气止咳之功。

邪客肺卫，呛咳气促，脉寸浮滑，苔白形寒。姑宜清肺、疏风、化痰。桔梗一钱五分，前胡一钱五分，百部八分，光杏仁三钱，橘红一钱，枳壳一钱五分，象贝三钱，苏梗二钱，荆芥穗一钱五分，白前一钱五分，佛儿草三钱。三帖。

呛咳声重，音犹哑不扬，脉右小数、左细，苔黄。络血上溢，究非轻藐之症。冬虫夏草一钱五分，杜马兜铃一钱，野百合二钱，川贝（不杵）一钱五分，橘络一钱五分，石决明（生杵）六钱，焦山栀二钱，光杏仁三钱，白前一钱五分，南沙参三钱，侧柏炭三钱，引鲜枇杷叶（去毛）五片。四帖。

呛咳稍瘥，胃纳略增，脉虚细，左弦已缓，苔腻肢楚。宜清肺胃、化痰。南沙参三钱，仙半夏一钱五分，炒谷芽四钱，海桐皮三钱，广橘红一钱，川贝（不杵）一钱五分，石决明六钱，豨莶草三钱，紫菀一钱五分，茯苓三钱，白前一钱五分。

案列于前，咳嗽气急，脉弦细，苔白滑，胃纳不旺。姑宜泄降、利胃、化痰。瓜蒌皮三钱，仙半夏一钱五分，炒谷芽四钱，蒸百部八分，薤白一钱，川贝（不杵）一钱五分，白石英三钱，广橘红一钱，紫菀一钱五分，白前一钱五分，光杏仁三钱，引鲜竹肉一丸。三帖。

阴虚呛咳，已曾失血，咽痛音低，左脉小数、右弦，苔滑白，便溏。肝横气滞，不易图治之症。北沙参三钱，炒阿胶一钱五分，川贝二钱，金果榄一钱，扁豆衣三钱，鸡子黄（自加）一枚，怀山药三钱，生米仁四钱，橘络一钱五分，茯苓四钱，石决明（生杵）六钱，引鲜枇杷叶（去毛）三片。五帖。

呛咳未除，头晕目暗，脉虚、右弦滑，苔滑微灰，便结。宜清肺安神为主。南沙参三钱，冬桑叶三钱，炒枣仁三钱，麻子仁三钱，茯神四钱，蕤仁一钱五分，广橘红一钱，谷芽四钱，夜交藤三钱，川贝一钱五分，白前一钱五分，鲜枇杷叶五片。三帖。

前药已效，寒热较轻，脉弦细，苔滑白，呛咳不已，腿跗酸楚。宜建中汤加减治之。当归二钱，炒白芍一钱五分，仙半夏一钱五分，紫菀一钱五分，桂枝七分，白石英三钱，广橘红一钱，豨莶草三钱，炙甘草五分，光杏仁三钱，茯苓四钱，引老姜三片，红枣四枚。四帖。

叠进建中汤已效，脉较有神、气口滑，溺热形寒，汗出稍饮。还宜前法加减为妥。东洋参一钱五分，炒白芍一钱五分，紫菀一钱五分，秦艽一钱五分，桂枝八分，川贝一钱五分，麦冬（去心）三钱，生牡蛎四钱，炙甘草五分，清炙芪一钱五分，甜杏仁三钱，引红枣三枚。

大腹已润，头晕呛咳未除，脉小数、右寸关弦，苔白、根微黄，子后寐不安。仍遵前法加减为妥。生玉竹三钱，紫菀一钱五分，夜交藤三钱，巨胜子三钱，抱木茯神四钱，川贝一钱五分，炒枣仁三钱，炒谷芽四钱，甜杏仁三钱，广橘红一钱，白蒺藜三钱。

　　苔转微白、尖边尚红，脉象两手小数，呛咳较减，音犹嘶。虑防涸阴。北沙参三钱，胖大海三钱，紫菀一钱五分，川贝一钱五分，粉丹皮二钱，广橘红一钱，天冬三钱，起码霍斛三钱，马兜铃一钱，白前一钱五分。

　　呛咳未阴，痰不易出，脉弦细，苔滑，气逆。仍遵前法加减为妥。蒸百部八分，紫菀一钱五分，川贝一钱五分，广橘红一钱，光杏仁三钱，仙半夏一钱五分，白前一钱五分，茯苓三钱，甘菊二钱，焙天麻八分，石决明（生打）六钱，引鲜竹肉一丸。

　　清窍未和，睡即呛咳，胃气稍振，脉小数，音犹嘶。还防变幻。杜马兜铃一钱，白前一钱五分，淡竹叶一钱五分，苦丁茶一钱五分，川贝（不杵）一钱五分，光杏仁三钱，生米仁四钱，谷芽四钱，射干一钱，炒栀子三钱，紫菀一钱五分，引鲜枇杷叶（去毛）三片。三帖。

　　呛咳稍减，经阻脐下胀闷，脉涩、右弦细，舌心空。寒热交作，究属损怯之症。生首乌一钱五分，青蒿梗一钱五分，紫菀二钱五分，生牡蛎四钱，云母石三钱，地骨皮三钱，白石英三钱，川贝一钱五分，冬虫夏草一钱五分，光杏仁三钱，广橘红一钱。四帖。

呛咳未除，音出犹嘶，脉数左弦，恶寒潮热，子后汗出则退，苔黄。尤宜防损。紫菀一钱五分，秦艽一钱五分，白前一钱五分，金沸花（包）三钱，广橘红一钱，川贝二钱，光杏仁三钱，石决明（生杵）六钱，杜马兜铃一钱，青蒿一钱五分，炒谷芽四钱，引鲜枇杷叶三片。四帖。

呛咳不减，音出不扬，脉数左弦。寒热犹来，仍遵前法加减为妥。元参三钱，青蒿一钱五分，冬桑叶三钱，紫菀一钱五分，川贝一钱五分，地骨皮三钱，石决明（生杵）六钱，杜马兜铃一钱，广橘红一钱，光杏仁三钱，胖大海三钱，引鲜枇杷叶（去毛）三片。四帖。

经停数月，脉弦数，呛咳气促，已曾失血，腰腹痛。宜防损怯之虑。北沙参三钱，炒知母一钱五分，焦栀三钱，紫菀一钱五分，光杏仁三钱，生牡蛎四钱，白前一钱五分，天冬三钱，桑叶三钱，川贝一钱五分，马兜铃一钱，引鲜枇杷叶（去毛）五片。三帖。

病延日久，脉小数，形怯，呛咳气冲，腹中有瘕，癸涩不调。宜防损怯之虑。紫菀二钱，炒白芍一钱五分，生地炭四钱，北沙参三钱，生牡蛎四钱，川贝二钱，白石英三钱，谷芽四钱，甜杏仁三钱，橘红一钱，杜仲三钱。四帖。

久咳经闭，脉弦细，腹痛脘闷，症属重极。宜清肺胃、利中。南沙参三钱，紫菀一钱五分，广藿香二钱，白石英三钱，生牡蛎四钱，川贝一钱五分，橘红一钱，绿萼梅一钱五分，炒白芍一钱五分，光杏仁三钱，炒谷芽四钱。三帖。

久嗽，苔黄，少液，脉小数，背掣，癸涩。宜防损怯之虑。南沙参三钱，丝瓜络三钱，桑叶三钱，白石英三钱，麦冬三钱，川贝一钱五分，丹皮二钱，光杏仁三钱，钗斛三钱，谷芽四钱，紫菀一钱五分。三帖。

咳呕较减，癸来涩少，脉虚，脘闷，形怯。究属重极之症，仍遵前法加减为妥。仙半夏一钱五分，荛蔚子三钱，橘红（盐水炒）一钱，白前一钱五分，川贝二钱，丹参三钱，白石英四钱，款冬花三钱，紫菀三钱，甜杏仁三钱，绿萼梅一钱五分，引鲜枇杷叶（去毛）三片。五帖。

晕眩肢酸，脉弦滑，经停数月，呛嗽气促，睡中汗彻。宜清肺敛液为主。北沙参三钱，炒枣仁三钱，紫菀一钱五分，桑叶三钱，茯神四钱，炒白芍一钱五分，川贝二钱，杜仲三钱，稽豆皮一钱五分，生牡蛎四钱，甜杏仁三钱。四帖。

带下腰疼，脉涩、气口滑，潮热气冲呛咳，癸涩，少寐。宜清肺凝神为主。紫菀一钱五分，青蒿梗一钱五分，夜交藤三钱，金沸花（包）三钱，茯神四钱，丹皮一钱五分，丹参三钱，川断三钱，川贝二钱，秦艽一钱五分，白石英四钱。三帖。

评议：此案虽有妇科之疾，然呛咳、少寐为当务之急，故治以清肺凝神为法。肺清则呛咳可止，神凝则夜寐方安。

冲任内隙，脉细微，带下腰痛，心惕，呛咳，癸涩迟滞。宜六味地黄丸法加减治之。生地四钱，怀山药三钱，紫菀一钱五分，桑叶三钱，陈萸肉一钱五分，茯苓四钱，川贝一钱五分，茶菊一钱五分，杜仲三钱，生牡蛎四钱，甜杏仁三钱，鲜枇杷叶（去毛）三片。五帖。

咳嗽未除，气冲脘闷，脉虚数，癸来涩少。宜润肺、止嗽、化痰。生肉竹三钱，粉丹皮二钱，香附一钱五分，钗斛三钱，川贝一钱五分，白石英三钱，丹参三钱，天冬三钱，甜杏仁三钱，橘红一钱，紫菀二钱。五帖。

呛咳较减，胃纳已振，癸水不调。仍照前法加减为要。北沙参三钱，秦艽一钱五分，甜杏仁三钱，白前一钱五分，川贝二钱，橘红一钱，白石英三钱，款冬花三钱，紫菀一钱五分，丹皮二钱，川断三钱。四帖。

久嗽不已，喉有血腥，脉小数，潮热，癸水不调。宜防损怯之虑。北沙参三钱，秦艽一钱五分，金沸花（包）三钱，桑叶三钱，川贝二钱，橘红一钱，白石英三钱，光杏仁三钱，紫菀一钱五分，丹皮一钱五分，谷芽四钱。

咳嗽多痰，脉弦数，潮热，胸次痛，癸水适至。宜清肺、利络、化痰。金沸花（包）三钱，紫菀一钱五分，青蒿梗一钱五分，广郁金（原打）三钱，丝瓜络三钱，丹参三钱，炒知母一钱五分，川贝一钱五分，光杏仁三钱，白前一钱五分，橘红一钱五分，橘络一钱。三帖。

身热较缓，苔色未清，呛咳，右胁痛。宜清肺、利络、化痰。桑寄生三钱，天花粉三钱，橘络二钱五分，金沸花（包）三钱，丝瓜络三钱，枳壳一钱五分，广郁金三钱，炒麦芽三钱，光杏仁三钱，象贝三钱，前胡一钱五分，引鲜竹叶三十片。二帖。

咳嗽未除，脉虚细、右弦，腰疼，肌体麻木，心惕，癸水月余不至。宜六味地黄丸加减治之。生地炭三钱，怀山药四钱，紫菀一钱五分，川断三钱，陈萸肉一钱五分，茯神四钱，新会皮一钱五分，甜杏仁三钱，杜仲三钱，北沙参三钱，仙半夏一钱五分。

呛咳音嘶，脉虚数，便泻，形怯，经闭。究非轻藐之症。宜清气和中，候正。诃子肉（杵）三钱，新会皮一钱五分，桔梗一钱，桑皮三钱，茯苓四钱，生米仁四钱，扁豆壳三钱，木蝴蝶五分，炒阿胶一钱五分，川贝（不杵）二钱，谷芽四钱，引鲜枇杷叶（去毛）三片。四帖。

胃纳稍振，呛咳，便泻不已，脉弦细，苔滑，经闭。究属重险之症。北沙参三钱，新会皮一钱五分，诃子肉（杵）三钱，西米壳一钱五分，茯苓四钱，怀山药四钱，原粒砂仁七分，款冬花三钱，炒居术一钱，川贝二钱，桔梗一钱。三帖。

癸水先后不一，脉沉涩，腹满气冲呛咳。宜清肺、降气、和中。紫菀二钱，金沸花（包）三钱，川芎七分，桑叶三钱，生牡蛎四钱，白石英三钱，当归一钱五分，川贝一钱五分，甜杏仁三钱，香附（炒）三钱，白芍一钱五分。四帖。

清气和络，胸胁刺痛已减，脉寸弦滑，舌厚，胃馁，呛咳。仍遵前法。紫菀一钱五分，川石斛三钱，生香附一钱五分，石决明六钱，橘络一钱五分，广郁金（原打）三钱，丹皮三钱，绿萼梅一钱五分，丹参三钱，炒谷芽四钱，白前一钱五分，炒枳壳一钱五分。四帖。

咳动肺，脉弦细，胸胁刺痛，苔色微黄。尤防血溢。紫菀一钱五分，川贝二钱，左金丸八分，炒谷芽四钱，橘红一钱五分，广郁金三钱，丝瓜络三钱，丹皮二钱，丹参三钱，光杏仁三钱，炒栀子三钱，香附一钱五分。四帖。

咳嗽不已，舌红，口干渴饮，脉左细右微，动溺犹多，大便始结继溏，湿热尚存，阴液耗。仍遵前法加减再进。生地四钱，粉丹皮三钱，五味子十粒，女贞子三钱，炒川连五分，麦冬（去心）三钱，怀山药三钱，知母（盐水炒）一钱半，元参三钱，淮牛膝二钱，桑螵蛸二钱。七帖。

咳逆痰壅，寸脉滑数，癸水适至不多，苔根厚。宜清热消痰。桔梗一钱五分，枳壳一钱五分，橘红一钱，山楂三钱，天竺黄三钱，生莱菔子（杵）二钱，连翘三钱，薄荷七分，前胡一钱五分，象贝三钱，光杏仁三钱。

肝逆射肺，脉弦，呛咳，潮热，经阻，喉有血腥。宜清少阳为主。桑叶三钱，紫菀二钱，炒知母一钱五分，北沙参三钱，石决明五钱，焦栀三钱，橘红一钱，川贝（不杵）一钱，光杏仁三钱，丹皮一钱五分，侧柏炭三钱。四帖。

苔白，呛咳气逆，左脉弦细，头疼，倏热乍寒，腹左有瘕，经停四月，胃钝。防肿胀。紫菀一钱五分，苏子一钱五分，谷芽四钱，荆芥二钱，茯苓四钱，橘红一钱，川贝一钱五分，白芷八分，光杏仁三钱，金沸花（包）三钱，桑皮二钱。三帖。

咳痰稠白，脉沉弦，苔厚微黄，胃钝，食入脘闷。姑宜清肺胃、和中。金沸花（包）三钱，仙半夏一钱五分，通草一钱五分，苏子一钱五分，厚朴一钱，广橘红一钱，沉香曲一钱五分，白前一钱五分，光杏仁三钱，鸡内金三钱，炒谷芽四钱。五帖。

俞男。咳嗽不减，身动即喘，顷脉两寸稍静，舌滑白。肾气不纳，姑宜纳气消痰治之。正月初十月。仙半夏二钱，炙甘草七分，五味子十四粒，茯苓四钱，橘红一钱，陈萸肉一钱半，北细辛二分，光杏仁三钱，丹皮二钱，白石英四钱，生蛤壳三钱。四帖。

俞钱妇。呛咳喉痒，头痛脘闷，左脉涩、右弦滑，舌根厚，带下如注，不时齿痛。姑宜清气、息风、涩下。四月初三日。冬桑叶三钱，煨天麻八分，旱莲草一钱半，甘菊二钱，广橘红二钱，女贞子三钱，桔梗一钱半，石决明四钱，谷芽四钱，川贝一钱半，覆盆子三钱。

俞钱妇。呛咳，暮夜尤甚，头胀而痛，牵引牙龈，脉滑，两尺涩细，癸水适至，带屡下。拟清肺、息风、化痰。四月十七日。紫菀一钱半，钩藤三钱，旱莲草一钱半，橘红一钱，甘菊二钱，女贞子三钱，白前一钱半，川贝一钱半，谷芽四钱，生牡蛎四钱，覆盆子三钱。三帖。

俞钱妇。娠，气外热不清，呛咳，痰中带红，脉右滑大、左关劲，午后发热，胃钝，腰酸，舌色微黄。肝火内炽，借羚角散加减治之，九月初八日。羚羊角（先煎）七分，秦艽一钱半，炒知母一钱半，煅石膏三钱，橘络一钱半，川贝一钱半，冬桑叶三钱，焦栀子三钱，光杏仁三钱，鲜竹叶三十片，苏梗三钱，银花一钱半。二帖。

俞钱妇。身热较缓，舌红，心烦不寐，左脉人迎滑数、右弦劲，咳痰带红，大便稍下，溲溺少。宜清营、肃肺、消痰。九月廿五日。元参三钱，冬桑叶三钱，银花三钱，连翘三钱，焦山栀三钱，光杏仁三钱，茜根三钱，鲜生地三钱，鲜竹叶三十片，象贝三钱，瓜蒌皮三钱，泽兰一钱半，橘络一钱半。二帖。

二诊：血舍未清，痰红较减，顷右脉小数、左弦细，呛咳腕痛，舌红稍和。仍遵前法加减。九月廿七日。元参三钱，茜根三钱，泽兰一钱半，鲜生地四钱，广郁金三钱，橘络一钱半，冬桑叶三钱，人中黄八分，银花一钱半，川贝一钱半，光杏仁三钱，石决明六钱，鲜竹叶三十片。二帖。

三诊：肺气未清，肝火内燔，呛咳齿浮，左脉滑数、右寸关弦，血舍已清，头晕耳鸣，胸闷。宜清降消痰为妥。九月三十日。冬桑叶三钱，白前一钱半，焦山栀三钱，炒知母一钱半，川贝二钱，光杏仁三钱，紫菀一钱半，苦丁茶一钱半，橘络一钱半，瓜蒌皮三钱，粉丹皮二钱，鲜竹叶三十片，银花一钱半。三帖。

俞钱妇。娠，呛咳不已，脉滑右大，舌红带注，头痛眩晕，心泛。宜息风、清燥、化痰。十月初五日。冬桑叶三钱，煨天麻八分，紫菀一钱半，橘红一钱，川贝一钱半，石决明六钱，甘菊二钱，光杏仁三钱，白前一钱半，元参三钱，覆盆子三钱。四帖。

俞女孩。风邪未净，呛咳微热，脉纹淡红，舌色厚腻。姑宜清肺、化痰、疏风。闰二月初二日。桔梗一钱，冬桑叶三钱，炒麦芽三钱，莱菔子（杵、炒）一钱，象贝三钱，前胡钱半，光杏仁三钱，甘菊钱半，荆芥穗钱半，橘红一钱，焦神曲三钱，鲜竹茹一丸。二帖。

评议：风邪外侵，肺失清肃，以致呛咳。舌色厚腻，缘于年幼脾胃不足，内夹痰食。故治以疏风清肺为主，辅以化痰消食。方取桑菊饮意，加入炒麦芽、莱菔子、焦神曲以行消食化痰之功。

俞女孩。邪从汗解，呛咳已减，脉滑左弦，右根空而浮。肺气未清，宜清理为妥。三月廿九日。紫菀钱半，金沸花（包煎）三钱，桔梗一钱，贯众钱半，光杏仁三钱，象贝三钱，冬瓜子三钱，元参三钱，白前钱半，冬桑叶三钱，橘红一钱。清煎。三帖。

俞女孩。呛咳欲呕，两跗浮，脉濡滑，溺少。肺不清降，宜分消化痰。四月初八日。金沸花（包煎）三钱，象贝三钱，桑白皮钱半，紫菀钱半，光杏仁三钱，仙半夏钱半，杜赤小豆三钱，丝通草钱半，冬瓜子三钱，广橘红一钱，车前子（炒）三钱，蒸百部七分。清煎。三帖。

俞女孩。身热，咳呕，面色微青，腹痛，关纹青紫。姑宜开肺消痰。四月十四日。桔梗一钱，老式天竺黄钱半，荆芥穗一钱，广郁金（原杵）二钱，薄荷五分，前胡钱半，枳壳钱半，象贝三钱，广橘红八分，光杏红三钱，蝉衣八分，鲜竹茹一丸。二帖。

俞女孩。身微热，舌沙黄、尖边红，关纹水字，呛咳口燥。宜清热消痰为治。四月十七日。元参三钱，老式天竺黄钱半，广橘红一钱，光杏仁三钱，连翘二钱，淡竹叶钱半，生蒡子（杵）钱半，前胡钱半，象贝三钱，广郁金（原杵）三钱，炒枳壳钱半。二帖。

俞女孩。身热已退，右手关纹形若水字，咳痰。宜清气消痰为治。四月十七日。瓜蒌皮三钱，老式天竺黄钱半，光杏仁三钱，象贝三钱，前胡钱半，广橘红一钱，炒僵蚕钱半，广藿香钱半，佛耳草二钱，生菔子（杵）钱半，枳壳钱半，鲜竹茹一丸。一帖。

俞女孩。浮肿较减，溲溺已利，左脉细、右弦，舌滑腻，呛咳。余火未清，宜清气以分消为治。四月二十日。紫菀钱半，葶苈子三钱，苏子（包）钱半，海金沙（包煎）三钱，光杏仁三钱，川贝（不杵）钱半，丝通草钱半，莱菔壳三钱，广橘红一钱，杜赤小豆三钱，冬瓜子三钱，茯苓皮四钱。三帖。

俞女孩。身热咳逆，关纹青，由暑风乘上使然，宜治手太阴，佐以消痰。五月十二日。香薷七分，光杏仁三钱，前胡一钱，连翘钱半，广橘红一钱，象贝三钱，桔梗一钱，益元散（包煎）三钱，白蔻仁（冲）七分，老式天竺黄钱半，薄荷七分，鲜荷叶一角。二帖。

复诊：身热已退，呛咳不已，脉纹左紫右红，舌微灰，粪色青。宜清气化痰为法。五月十五日。桔梗一钱，白蔻仁（冲）七分，前胡钱半，赤茯苓二钱，益元散（包）三钱，炒僵蚕钱半，象贝三钱，广橘红一钱，钩藤三钱，连翘二钱，光杏仁三钱，鲜荷叶一角。二帖。

评议：此案患儿由暑风侵袭，肺卫受之，失于清肃，故生咳逆。病由暑风而起，故当先清暑，荷叶味苦性平，清热解暑，升发清阳，凉血止血，用鲜荷叶一角，清暑之力更为显著，兼可利暑湿，用之甚妙；方中香薷又称"夏月麻黄"，长于解表清暑、行水利湿。两药合用，则暑热湿滞可除。

俞女孩。时邪发热，关纹紫红，呛咳，目有眵。姑宜清解化痰。九月十八日。冬桑叶三钱，甘菊花二钱，光杏仁三钱，广橘红一钱，连翘二钱，炒僵蚕钱半，蝉衣一钱，前胡钱半，薄荷八分，象贝三钱，石菖蒲四分，鲜竹茹一丸。二帖。

俞女孩。大便稍下，热犹不解，脉浮滑，呛咳，溲赤，息鸣较瘥。宜清解消痰为妥。十一月十二日。瓜蒌皮三钱，枳壳钱半，前胡钱半，连翘三钱，广郁金（原杵）三钱，薄荷八分，栀子三钱，象贝三钱，光杏仁三钱，冬桑叶三钱，生菔子（杵）钱半。二帖。

复诊：大便已调，呛咳未除，喉息有痰，脉滑数，舌微白，肺气不降。仍遵前法加减为妥。十一月十四日。瓜蒌皮三钱，白前钱半，冬桑叶三钱，象贝三钱，广橘红一钱，丝通草钱半，兜铃子一钱，光杏仁三钱，前胡钱半，炒知母一钱，苏子（杵）钱半。清煎。三帖。

咳血

陡疄王妇。肝气作痛，脉弦，经闭，咳痰带红。损怯已成，非轻藐之症。六月初九日。紫菀钱半，广橘红钱半，左金丸八分，白石英三钱，光杏仁三钱，川贝三钱，降香七分，绿萼梅钱半，生牡蛎四钱，茜草钱半，泽兰钱半，藕节三个。四帖。

介按：左升属肝，右降属肺，兹以胃恙而肝阳横逆无制，肺失下降之权，以致咳血经闭，此方是泄肝降气，和血通络之意。

安昌庞。肝阳烁肺，咳痰带红，脉弦数，舌色透明，便血。防损。二月初十日。霜桑叶三钱，光杏仁三钱，焦山栀三钱，粉丹皮二钱，炒驴胶钱半，生石决明六钱，川贝钱半，生米仁四钱，山茶花钱半，银花炭二钱，橘络钱半。清煎。四帖。

又：痰红较瘥，脉弦劲，呛咳不已，咽痛已减。宜清肺化痰。二月二十日。生地四钱，生石决明六钱，川石斛三钱，炒驴胶钱半，杏仁三钱，川贝二钱，生白芍钱半，鸡子黄一枚，元参二钱，侧柏炭三钱，女贞子三钱。清煎。五帖。

又：咳嗽仍属带红，脉劲数，肝阳上升。宜清降为主。三月初七日。生地四钱，桑叶三钱，侧柏炭三钱，小苏草二钱，光杏仁三钱，生石决明六钱，天冬二钱，茜根三钱，元参三钱，焦山栀三钱，橘红钱半，茅根一两。煎汤。五帖。

介按：《内经》云：阳络伤则血外溢，阴络伤则血内溢。谅以怒劳动肝，暗耗营阴，肺与大肠均受其戕，而逼血妄行，久延愈剧。前后三方，佥以柔肝肃肺，清热育阴，深合病机，故多奏效。

安昌胡。咳血气促，脉弦数，舌微黄，寒热交作，此木火刑肺。宜清少阳为主。霜桑叶三钱，杜栝蒌皮钱半，小蓟草三钱，淮牛膝三钱，生石决明六钱，川贝二钱，淡竹叶钱半，白薇三钱，焦栀子三钱，茜草根二钱，橘络钱半。清煎。三帖。

又：血已除，咳嗽气促不已，脉数，舌黄，肝火犹炽。宜清降为妥。十二月初二日。紫菀钱半，桑叶三钱，白前钱半，女贞子三钱，天冬二钱，生石决明六钱，川贝二钱，谷芽四钱，遍金钗三钱，光杏仁三钱，淡秋石八分。清煎。四帖。

介按：阳明脉络日衰则发冷，阴亏而阳不潜藏则发热，总之，肝阳横逆而血上溢，故初方以柔肝肃肺，降气凉血而获效。次方于清降之中，参用养胃，立法秩序井然。

张溇俞。咳血未除，脉数，右关弦，胸闷，舌微黄。宜清降消痰。杜栝蒌皮钱半，淡竹叶钱半，焦栀子三钱，赤芍钱半，京川贝二钱，广橘络钱半，光杏仁三钱，参三七一钱，小蓟草三钱，白前钱半，紫菀钱半。清煎。四帖。

介按：胃热冲肺，逼血上溢，诚以胃脘当心，是肝经交络所过之处。兹因肝胃郁热冲肺，而觉脘闷，治以清肺和络，凉血消瘀，用药颇为稳妥。

安昌徐。遭忿动肝，气冲咳血，脉弦细，舌微黄。姑宜清降消痰。三月初七日。苏子钱半，焦山栀三钱，茜根三钱，紫菀钱半，川贝二钱，橘络钱半，光杏仁三钱，天冬二钱，降香七分，白薇二钱，小蓟草三钱。清煎。五帖。

介按：嗔怒动及肝阳，血随气逆，此方宗缪仲醇气为血帅之意，确是对症良剂。

安昌王。阴虚内热，便结，脉细数，精关不固，咳痰带红。宜存阴为主。六月廿七日。遍金钗三钱，焦栀子三钱，光杏仁三钱，茜根钱半，川贝二钱，侧柏炭三钱，炒知母钱半，小蓟草三钱，生地四钱，柏子仁三钱，广橘络钱半，鲜荷叶一角。四帖。

介按：夏月藏阴，冬月藏阳，兹际夏令，适逢液亏之体，而阳不潜伏，升则血溢，降则遗精。此方滋阴清热，和血肃肺，治法极佳。

安昌黄。肝阳烁肺，咳嗽带红，脉弦，迎风头疼，舌心光，耳鸣作痛。宜清少阳为主。冬桑叶三钱，甘菊二钱，光杏仁三钱，焦栀子三钱，石决明六钱，川贝二钱，侧柏炭三钱，苦丁茶钱半，炒驴胶钱半，丹皮三钱，钗斛三钱，淡竹叶钱半。清煎。五帖。

介按：阴液未能上承，厥阳燔燎不已，冲肺则咳嗽带红，挟胆热而上蒙清窍，则头疼耳鸣。此方养胃肃肺，兼清肝胆之热，确是治病必求于本之义。

安昌徐。痰血已除，脉虚数，咳嗽不已，气逆。宜清降为主。四月初七日。霜桑叶三钱，广橘络钱半，淡竹叶钱半，栝蒌皮钱半，光杏仁三钱，焦栀子三钱，生石膏六钱，象贝三钱，马兜铃一钱，白前钱半，前胡钱半。清煎。三帖。

介按：此是痰血已除，肺胃余热未清之证，故治以降气清胃为主。

肺劳咳血，脉细数，苔黄，腹痛便结，胃钝背寒。究非轻藐之症。瓜蒌子（杵）三钱，小苏草三钱，炒栀子三钱，茜根三钱，薤白一钱五分，川贝（不杵）一钱五分，广郁金三钱，海浮石三钱，光杏仁三钱，紫菀一钱五分，白前一钱五分，引藕节三个。

评议：此案既有苔黄脉数之象，又有胃钝背寒之症，乃寒热错杂之证，病势较重，未可轻视。苔黄脉数者，内热使然，故予瓜蒌子、炒栀子、川贝、海浮石等寒凉清热之品。背为胸中之府，背寒者，实为胸中阳气之不足也，故施薤白、杏仁、紫菀、白前等辛温益肺之属。

肝火刑肺，咳痰带红，脉右弦滑、左逾转坚，苔黄，头晕，寝寐恍惚。宜清降为主。淡竹叶一钱五分，女贞子三钱，钗斛三钱，夜交藤三钱，甘菊三钱，旱莲草一钱五分，白薇三钱，炒枣仁三钱，炒栀子二钱，石决明（生打）六钱，稽豆皮三钱，引陈海蜇五钱。五帖。

咳血较瘥，肺气不降，脉右涩数、左弦细，苔滑，脏腹痛，便清。离络之血未净，宜降气、化痰、利便，防剧。苏子（杵）二钱，淮牛膝炭三钱，紫菀一钱五分，泽兰一钱五分，川贝一钱五分，制半夏二钱，橘络一钱五分，丹皮一钱五分，白薇三钱，小苏草三钱，光杏仁三钱。三帖。

喘

安昌娄。阴火上升，咳嗽气喘，着枕不耐，脉滑数，舌黄燥、底赤。宜防变幻，候正。三月七号（壬寅十九日）。鲜生地六钱，瓜蒌子三钱，白石英三钱，赖橘红八分，陈萸肉钱半，川贝二钱，天冬三钱，海石三钱，粉丹皮二钱，杜兜铃钱半，光杏仁三钱，引青铅一两。三帖。

又：据述痰气稍平，胃钝，浮肿溺少。恐痰壅致险，仍遵前法加减，候正。四月十二号（癸卯廿五日）。瓜蒌子三钱，苏子二钱，炒谷芽四钱，海金沙四钱，川贝三钱，橘红一钱，白石英三钱，杜赤豆四钱，光杏仁三钱，通草钱半，紫菀二钱。清煎。二帖。

介按：喘病之因，在肺为实，在肾为虚，此则虚实兼夹，肺肾同病，虚则虚于肾之不固，实则实于湿痰壅逆。盖因下元已虚，肾气不为收摄，痰随气升，壅住肺气。肺气不降，以致气喘不能着枕。初方镇摄固纳，清宣肃降，得以痰气稍平。然湿浊尚未净退，而浮肿溺少，继进清肺渗湿以化痰，治法标本兼顾。

胸痹

安昌叶。脘痹气冲，得嗳稍舒，脉弦细，腹中有瘕，咳逆。姑宜瓜蒌薤白汤主治。三月二号（壬寅十四日）。瓜蒌皮三钱，川贝钱半，炒谷芽四钱，绿萼梅钱半，薤白钱半，生香附钱半，广郁金三钱，远志肉八分，仙半夏钱半，佩兰三钱，苦丁茶钱半。清煎。二帖。

介按：阴虚肝旺，腹中聚瘕，挟痰而上冲于肺。肺失清降之司，而阻痹气机，则嗳咳兼作。治法宗仲景辛滑微通其阳。

安昌杨。肺气不宣，胸脘仍属窒痹，右脉涩、左沉弦，舌厚腻。仍遵前法加减。三月廿一号（癸卯初五日）。瓜蒌皮三钱，乌药二钱，生牡蛎四钱，炒青皮八分，薤白钱半，厚朴一钱，木蝴蝶四分，玫瑰花五朵，仙半夏钱半，炒麦芽三钱，鸡内金三钱。清煎。三帖。

介按：此方平肝运气，消食健脾，借以清宣肺气。

长巷宋。呛咳痰阻，脉濡细数，胸冷窒痹，舌微黄。宜清气化痰。瓜蒌皮五钱，白前钱半，炒枳壳钱半，霜桑叶三钱，薤白钱半，广郁金三钱，冬瓜子三钱，绿萼梅钱半，广橘络钱半，京川贝钱半，通草钱半。清煎。四帖。

介按：痰饮凝洈，清阳失旷，以致咳呛而胸冷窒痹，苦辛开郁，治法极是。

西庄易。血后咳痰不爽，脉弦，肝逆上冲，脘闷，肺气窒痹。仍遵前法加减为妥。八月廿七日。冬桑叶三钱，栝蒌皮三钱，橘络钱半，川贝钱半，石决明八钱，薤白钱半，广郁金三钱，杜兜铃一钱，光杏仁三钱，白前钱半，焦山栀三钱。清煎。四帖。

介按：血后肝逆未平，络伤气窒，尚有郁热未清，故治以降气通络，借涤肝肺之热。

某。肺痹气逆，呛咳稠痰，脉浮滑，耳木。姑宜清降消痰为治。八月廿一日。瓜蒌皮三钱，仙半夏钱半，金沸花（包煎）三钱，桑叶三钱，薤白一钱，川贝钱半，海石四钱，池菊钱半，紫菀钱半，白前钱半，青蛤壳二钱。清煎。三帖。

介按：肝性上升，胆脉贯耳，兹以厥阴与少阳挟稠痰而上腾，阻遏清阳，方以苦降辛通，柔肝肃肺，治法极好。

虚劳

大西庄马。病损成劳，呛咳，形寒盗汗，曾经失血，脉小数，舌黄。肺气受戕，非轻藐之症。北沙参三钱，云母石三钱，紫菀钱半，光杏仁三钱，生牡蛎四钱，茯神四钱，川贝二钱，橘络钱半，清炙芪皮八分，五味子十粒，冬虫夏草钱半，加红枣三枚。四帖。

又：案列于前，顷脉仍属小数，咳痰脓厚带红。总之，肺气受戕，形寒，属虚劳重症。北沙参三钱，白及片钱半，煅蛤壳四钱，紫菀钱半，生牡蛎四钱，橘络钱半，光杏仁三钱，白薇钱半，川贝二钱，侧柏炭三钱，冬虫夏草钱半，引枇杷叶（去毛）五片。四帖。

介按：肺主皮毛，肺伤则失其卫护之职，热伤元气，气伤则不能生津而敛液，以致呛咳形寒而盗汗。但虚劳而至于失血，诚属重极之症。照此症候，以宜用黄芪建中汤急建中气，俾饮食增而津液旺，以至充血生精而复其真阴之不足。惟此人肺气受戕，故初方全是清肺生津之品。又佐以善治肺劳之冬虫夏草，最益肺经之云母石，确治肺劳之妙剂。据戴氏白及枇杷丸（用白及一两，枇杷叶、藕节各五钱，为细末，另以蛤粉炒阿胶五钱，生地汁调之，火上顿化，入前药为丸，如龙眼大，每服一丸）为治咳咯肺血之专方，今次诊仿佛戴氏之意以拟治，真是异曲而同工。

评议：戴氏白及枇杷丸见于明代王肯堂所著《证治准绳·类方》卷三"咯血"一节。王氏在《伤寒证治准绳》中论暑证时，还引"戴氏曰冒伤中三者轻重之分。或腹痛水泄，胃与大肠受之；恶心者，胃口有痰饮。此二者冒暑也"。在清代沈金鳌的《伤寒论纲目》中亦有此段，且之前冠有"戴原礼曰"。故笔者推测，此戴氏当为明代医家戴原礼。

下方桥王。症由暑湿伤气，咳嗽潮热，清窍已蒙，右脉小数、左劲，舌光红、中有白屑。津液重伤，已成虚劳，势在棘手。宜清降、养胃、消痰。九月三十日。南沙参三钱，川石斛三钱，炒远志八分，生石决明六钱，扁豆衣三钱，紫菀二钱，茯神四钱，川贝母二钱，光杏仁三钱，淡秋石八分，橘红（盐水炒）一钱，引雅梨五钱。二帖。

介按：暑湿伤于气分，从口鼻吸受，治以辛凉微苦，俾上焦气分廓清则愈。乃因日久失治，以致劫烁肺胃之津液而成虚劳，兼以清窍已蒙，症势诚属重险，此方肃肺滋液以化痰，治法极为适当。

蜀阜马妇。劳嗽潮热，脉涩、左细数，舌白、中心红。经阻形怯，非轻藐之症。生玉竹钱半，紫菀钱半，丹参三钱，黄芪三钱，川贝钱半，橘红一钱，白石英三钱，省头草钱半，地骨皮三钱，白前钱半，谷芽四钱，枇杷叶（去毛）三片。四帖。

又：咳嗽未除，形怯潮热，脉虚细、右弦，舌微黄，脘闷便泻。究属重险之症，宜清气和中，候正。六月初九日。南沙参三钱，藿梗二钱，谷芽四钱，银胡一钱，扁豆衣三钱，川贝钱半，茯苓四钱，地骨皮三钱，桔梗钱半，新会皮钱半，砂仁七分，江西术一钱。清煎。三帖。

介按：冲任皆损，二气不交，五液消耗，延为劳怯。初方镇冲活血，清肺养胃，双方兼顾，未能应验。次诊又见便泻，是属脾气虚弱，虽予清养肺胃之中，参用扶脾理气之品，究属难愈之疴。

安昌范。盗汗未除，六脉虚细，舌白少津，咳嗽气促，脘痛。宜防血溢。二月十九日。北沙参三钱，炒驴胶钱半，左金丸八分，白前钱半，茯神四钱，川贝钱半，橘红钱半，绿萼梅钱半，生白芍钱半，生牡蛎四钱，白石英三钱。清煎。四帖。

又：咳嗽已减，脉左虚细、右较缓，舌滑白，盗汗较瘥。仍遵前法加减损益。三月十二日。炙甘草八分，生地四钱，紫菀钱半，怀药三钱，炒驴胶钱半，炙桂枝六分，茯神四钱，川贝钱半，东洋参钱半，生牡蛎四钱，甜杏仁三钱，引枇杷叶（去毛）三片。五帖。

又：前药已效，咳嗽、盗汗悉减，脉虚细，舌滑白，力怯，腰䏖不健。还宜前法损益为妥。三月十九日。炙甘草八分，生地五钱，炒杜仲三钱，怀牛膝三钱，老东参钱半，炙桂枝六分，茯神四钱，京川贝钱半，炒狗脊三钱，生牡蛎四钱，炒驴胶珠钱半，鲜枇杷叶三片。八帖。

介按：此症由于肾液已虚，未能上承于心，而阳不潜藏，入春肝木司权，而肝阳化风，冲肺而为咳血盗汗之累。初方于滋阴潜阳之中，参用平肝清肺之品，以防血溢而宁咳嗽，确是良方，故见奏效。继方兼护卫阳，而盗汗悉减。末方以力怯腰跗不健，而再参用补肾养心诸味，步伐整齐，深堪则效。

咳痰未除，阴火不敛，脉小数，苔黄、中心红，彻夜不寐，形肉日削。究属肺劳重症。生地四钱，炒枣仁三钱，紫菀一钱五分，抱木原炒茯神四钱，夜交藤三钱，天冬三钱，冬虫夏草一钱五分，炒小川连五分，原川贝一钱五分，光杏仁三钱，炙橘红一钱，引鲜枇杷叶三片。四帖。

脱力腰跗酸，咳痰，曾患失血，脉虚细、左弦数，苔黄有小红星，溲溺赤。宜清上益下。北沙参三钱，泽泻三钱，淡秋石（冲）五分，广橘红一钱，生牡蛎四钱，茯苓三钱，光杏仁三钱，豨莶草三钱，川贝（不杵）一钱五分，炒栀子三钱，丝通草一钱五分。五帖。

盗汗较瘥，呛咳已减，痰红未除，左脉虚细、右寸滑数，苔心微黄，便滑形怯。不易之症。北沙参三钱，炒诃子肉三钱，侧柏炭三钱，怀山药三钱，川贝一钱五分，扁豆壳三钱，茯苓四钱，穭豆皮三钱，冬虫夏草一钱五分，炒枣仁三钱，橘络一钱五分。

上咳嗽，下便泻，癸水不调，脉弦细。最重之症。北沙参三钱，石莲子三钱，桑皮三钱，诃子肉三钱，茯苓四钱，怀药四钱，炒米仁四钱，玫瑰花五朵，新会皮一钱五分，扁豆壳三钱，砂壳一钱五分。

不寐

安昌娄。阳不交阴，寐不成寐，脉数右劲，舌尖赤，咳嗽气逆，胃馁。姑宜清肺、安神、化痰。三月七号（壬寅十九日）。北沙参三钱，霍石斛三钱，炒枣仁三钱，丹参二钱，天冬三钱，光杏仁三钱，夜交藤三钱，生米仁四钱，紫菀钱半，茯神（辰砂拌）四钱，橘红（盐水炒）一钱。清煎。四帖。

介按：胃为六腑之海，其气以下行为顺。兹以阳明气逆冲肺，以致咳嗽不寐，故治以肃肺养胃而安神。

渔庄沈。肝阳未静，夜寐少安，脉右尚弦、左细数，呛咳，舌色如前。还宜柔肝肾以和阳为妥。杏月初四日。生首乌三钱，紫菀钱半，炙龟版四钱，南沙参三钱，茯神三钱，参贝陈皮钱半，光杏仁三钱，生米仁四钱，桑椹子三钱，生牡蛎四钱，炒杜仲三钱。清煎。四帖。

介按：肝阴已虚，而阳不潜藏，且肝藏魂而肺藏魄。今以魂魄不安，则夜不安寐，肝逆乘肺，则为呛咳。故治以潜阳育阴，柔肝清肺为主。

黄公溇某。呛咳心悸，夜不安寐，脉虚细，胃钝恶心。宜温胆和胃，清肺安神。仙半夏钱半，枳壳钱半，紫菀钱半，瓜蒌皮三钱，陈皮钱半，炒枣仁三钱，川贝三钱，炒谷芽四钱，茯神四钱，白前钱半，蔻壳钱半，引鲜竹肉一丸。三帖。

介按：罗东逸云：胆为中正之官，清净之腑，喜宁谧，恶烦扰，喜柔和，不喜壅郁。盖东方木德，少阳温和之气也。是以虚烦惊悸者，中正之官，以熇热而不宁也，热呕吐苦者，清净之腑，以郁久而不谧也。痰气上逆者，土家湿热反乘，而木不得遂其条达也。故是者首当清热及解利三焦。据是以观，则此症纯系少阳未得温和之气，以致诸证并起。此方治法，深得罗氏之旨趣。

安昌相。心惕如悬，夜寐不安，脉虚细、左关细劲，舌红，偶然语蹇。姑宜补心丹加减治之。辛亥十二月廿九日。丹参三钱，生地四钱，柏子仁钱半，甘菊二钱，麦冬（去心）二钱，炒枣仁三钱，远志肉八分，预知子（即八月札）三钱，元参二钱，钗斛三钱，茯神（辰砂拌）四钱，引灯芯七支。四帖。

介按：心血不足，神志不宁，而致心惕如悬，夜不安寐，故治以补益心神为主。用生地以滋肾液而承于心，俾心得以藏神，麦冬以清气热，丹参以生心血，元参以清血热，柏子仁以清气，酸枣仁以补心，茯神、远志以安心神，钗斛滋液，甘菊养肝。又用预知子之固肾，灯芯以为引导。此方诚治心虚不寐之专剂。

安昌王。晕眩并作，心悸少寐，脉劲，舌色透明，力怯跗肿。宜柔肝肾以安神。四月四号（癸卯十七日）。生首乌三钱，炒枣仁三钱，炒杜仲三钱，生牡蛎四钱，杞子三钱，茯神（辰砂拌）四钱，炒狗脊三钱，泽泻三钱，甘菊二钱，远志肉（炒）八分，生米仁四钱。清煎。四帖。

又：晕眩已减，夜寐稍安，睡中汗出，脉虚，力怯。仍遵前法加减为妥。二月廿三日。生首乌三钱，炒枣仁三钱，煨天麻八分，怀山药三钱，杞子三钱，茯神四钱，白蒺藜三钱，杜仲三钱，甘菊钱半，生牡蛎四钱，桑椹子三钱。清煎。八帖。

介按：肝阴已亏而不藏魂，则晕眩少寐，心神不安则心悸力怯。更兼湿热滞于下焦而致跗肿，故于补养肝肾之中，而佐牡蛎、泽泻以祛湿。用药既已双方兼顾，投剂自然得效。次诊又形寝汗，仍是阴液未固而外泄之候，但此时跗肿已除，故只以柔肝补肾而安神为治。

西庄沈。胃气仍钝，夜不安寐，脉濡细，舌黄滑，湿犹未罢。宜温胆汤加减。元月十二日。姜半夏钱半，枳壳钱半，绵茵陈三钱，鸡内金三钱，新会皮钱半，枣仁三钱，生米仁四钱，炒谷芽四钱，茯神（辰砂拌）四钱，通草钱半，蔻壳钱半。清煎。三帖。

介按：胆为清静之腑，兹以痰湿未清，胸膈之余热未退，而致夜寐不安，胃纳尚纯。治以温胆汤加减，兼清湿热而养胃。

安昌徐。湿热较减，胃纳略增，脉右弦濡、左虚细，夜寐少安，大便艰涩。宜和胃安神为妥。六月六号（乙巳二十日）。仙半夏钱半，炒川连六分，柏子仁三钱，夜交藤三钱，新会皮钱半，炒枣仁三钱，炒远志八分，通草钱半，茯神（辰砂拌）四钱，丹参三钱，谷芽四钱。五帖。

介按：湿热方退，肾液已耗，未能上注于心，是以夜寐不安，胃津未复，是以大便艰涩，故治以和胃安神，补心滋肾，略佐渗湿，俾胃气得和，则卧寐自安。

心惕，夜寐不安，脉细涩，中脘胀闷，腹痛已缓，癸水趱迟，五心烦热。宜养胃清热，佐以宁神。川石斛三钱，枣仁三钱，藿梗三钱，炒青皮八分，茯神四钱，夜交藤三钱，新会皮一钱五分，绿萼梅一钱五分，地骨皮三钱，炒谷芽四钱，蔻壳一钱五分。四帖。

心悸健忘

遗风徐。血后阴耗，脉濡数，舌黄滑，湿火未清，心悸健忘。仍遵前法再进。生地四钱，焦山栀三钱，黄草石斛三钱，夜交藤三钱，麦冬三钱，茯神四钱，远志肉八分，白薇钱半，丹参三钱，元参钱半，炒条芩钱半，淡竹叶钱半，加灯芯七支。四帖。

介按：阳明湿热未清，再以劳神动肝，以致咳血而暗吸肾阴，肾液既虚，未能上承于心，则心悸健忘，滋液清热，安神养胃。治法极为周到。

某。咳嗽、盗汗悉瘥，左脉虚细、右劲，舌滑白，心虚悸惕。宜补心丹加减治之。三月廿九日。苏丹参三钱，归身钱半，甜杏仁三钱，炙甘草七分，茯神四钱，炒枣仁三钱，远志八分，炒杜仲三钱，老东参钱半，生牡蛎四钱，煅龙齿钱半。清煎。八帖。

介按：肃肺分之余热，潜未靖之浮阳，借以补益心神，则悸惕自瘳。

白马山李。肝逆乘中，脘痛气冲，脉弦，语謇心悸。姑宜泄降化痰。四月二号（癸卯望日）。瓜蒌皮三钱，川楝子三钱，生石决明六钱，仙半夏钱半，薤白钱半，延胡二钱，光杏仁三钱，沉香五分，橘红一钱，抱木茯神四钱，远志肉（炒）八分，引灯心七支。四帖。

又：冲气未平，脉弦细，舌白，心无所主，语謇。宜镇肝逆、凝心神。四月六号（癸卯十九日）。西琥珀八分，丹参三钱，仙半夏钱半，合欢皮三钱，沉香五分，煅龙齿钱半，新会皮钱半，炒枣仁三钱，抱木茯神四钱，石决明五钱，远志肉（炒）八分，石菖蒲五分，引灯芯七支。四帖。

介按：肝升太过，胃降无权，湿酿成痰，阻碍气机，平肝清肺，治法甚佳。次以肝风浮越，语謇依然，因其冲气未平，再进镇冲凝神之品，秩序井然。

安昌徐。水亏木旺，脉细劲，音低，心悸，寝寐恍惚，舌心微黄。姑宜滋水涵木，佐以凝神。三月十四日。生地四钱，阿胶珠钱半，桑叶三钱，远志肉八分，茯神四钱，石决明六钱，淮山药三钱，预知子三钱，夜交藤三钱，炒枣仁三钱，黄草石斛三钱，引鸡子壳一枚。

介按：少阴之脉，循喉咙，挟舌本。今以肾液未能上承，而致音低心悸，此方宗阿胶鸡子黄汤加减，俾心肾交合，阳和阴充，则少阴之火各归其部，而诸恙自除。

心惕如悬，胸闷，胃馁少谷，脉两寸关弦，舌色透明，偶觉晕眩。姑宜泄降平肝。瓜蒌皮三钱，谷芽四钱，新会皮一钱五分，合欢皮三钱，薤白一钱五分，广郁金（生打）三钱，抱木茯神四钱，绿萼梅一钱五分，起码霍斛三钱，生石决明六钱，炒远志肉八分。四帖。

评议：肝气郁结不舒，上逆攻冲作乱，脉两寸关弦可为佐证。冲于心则心悸如悬，冲于胃则胃馁少谷，冲于头则偶有眩晕。治当以平肝降气为法，方中新会皮、广郁金、绿萼梅、石决明即为此设。

心悸较瘥，六脉涩细，气滞脘闷，腰胯胀，苔滑白，头晕而疼。仍遵前法加减为妥。丹参三钱，焙天麻八分，佩兰三钱，沉香五分，抱木茯神四钱，远志肉八分，制香附三钱，炒谷芽四钱，西琥珀八分，炒车前三钱，豨莶草三钱。四帖。

心悸如悬，脉虚数，经停腰腹痛。法宜养胃柔肝。北沙参三钱，广藿梗一钱五分，炒枣仁三钱，炒白芍一钱五分，杜仲三钱，谷芽四钱，茯神四钱，绿萼梅一钱五分，钗斛二钱，桑寄生三钱，川断三钱。三帖。

心悸已减，脉细涩，癸不及期，苔微白。仍照前法加减为妥。琥珀八分，香附三钱，炒谷芽四钱，当归一钱五分，丹参三钱，茯神（朱砂拌）四钱，远志肉（炒）八分，川芎七分，茺蔚子三钱，枣仁三钱，省头草一钱五分，绿萼梅一钱五分。四帖。

肝风

渔庄沈妇。肝风烁肺，呛咳久累不已，右脉寸关虚细、左弦，舌心红，癸水始淡继紫。姑宜柔肝以清肺为主。十月十三号（九月初四日）。冬桑叶三钱，南沙参三钱，乌贼骨钱半，生白芍钱半，炒驴胶钱半，川贝二钱，粉丹皮三钱，淡秋石八分，生石决明六钱，紫菀钱半，甜杏仁三钱，引枇杷叶（去毛）五片。五帖。

介按：肝阳上逆，乘肺而咳，肺津胃液，均受灼烁，以致癸水转紫。故治以清肝息风，养胃滋液。

华川赵妇。癸水先后不一，脉左涩、右弦，舌心光，头晕音哑。此肝风烁肺，宜阿胶鸡子黄汤治之。十一月一日。炒驴胶钱半，霜桑叶三钱，丹参三钱，黄草石斛三钱，鸡子黄一枚，生石决明六钱，茯神四钱，粉丹皮二钱，稽豆皮三钱，小胡麻三钱，甘菊钱半。清煎。四帖。

介按：肾液虚而未能上承于心，肝阴亏而厥阴化风烁肺，以致音哑头晕。治以阿胶鸡子黄汤，参用柔肝养液之品，真是的对之良方。

安昌庞妇。冲任内怯，带下癸涩，腰酸腹痛，脉涩细、右细数，肝风浮越，头疼牙痛。姑宜柔肝息风为主。六月初三日。煨天麻八分，生牡蛎四钱，钗斛三钱，西洋参一钱，粉丹皮三钱，稽豆皮三钱，小胡麻三钱，炒杜仲三钱，甘菊二钱，钩藤三钱，桑寄生三钱。清煎。五帖。

又：带下未除，腹中疼痛，脉涩数，头疼牙痛悉瘥。宜柔肝、调经、涩下。六月十四日。桑寄生三钱，炒杜仲三钱，丹皮三钱，制香附钱半，小胡麻三钱，远志肉八分，炒白芍钱半，覆盆子三钱，元胡钱半，钩藤三钱，钗斛三钱。清煎。五帖。

介按：素禀阴亏，冲任皆损，是以腰痛连腹，经愆带下，内风浮越，直上巅顶，则头晕牙痛。治以柔肝息风，滋液补肾，而头疼牙痛悉瘥。次因腹中尚疼，故用理气活血之品。

某。肝风内震，心惕，头晕，肢战，脉弦右虚，癸来夹杂腰疼。姑宜柔肝息风，仍镇摄心神。桑寄生三钱，西琥珀八分，龙齿三钱，甘菊二钱，炒驴胶钱半，茯神三钱，炒远志八分，杜仲二钱，小胡麻三钱，钩藤三钱，稽豆皮三钱，引灯芯七支。五帖。

介按：肾难生液，是以心惕而癸来腰疼，肝不养筋，内风浮动，是以头晕肢战。今以柔肝息风以缓晕，镇摄心神兼补肾，洵属对症疗法。

安昌余。大便稍润，舌根微黄，脉濡，头角筋惕作痛，此由内风浮越。姑宜清肝、息风、渗利。九月廿四日。桑叶三钱，黄草石斛三钱，薏仁钱半，苦丁茶钱半，甘菊二钱，生石决明六钱，茯苓四钱，通草钱半，钩藤三钱，刺蒺藜三钱，淡竹叶钱半。清煎。三帖。

介按：胃虚挟湿，肝阳化风不息，直上巅顶，而头角作痛。故治以清肝渗湿之剂。

肝风未静，头晕惊怖，六脉涩细，带注腰疼，子后鸣鸣便利。仍遵前法加减再进。煅龙齿三钱，西琥珀八分，焙天麻八分，白蒺藜三钱，抱木茯神四钱，远志肉八分，石决明（生打）六钱，椿根白皮一钱，钩藤二钱，合欢皮三钱，炒谷芽四钱，引灯心七支。五帖。

评议：此案证属肝肾不足，肝阳偏亢，肝风上扰。观其方药，后人所立之天麻钩藤饮与其有异曲同工之妙。

头晕且疼，心惕肢楚，左脉沉弦、右寸转坚，苔微黄，腹满左偏有瘕。姑宜柔肝、理气、和中。桑寄生三钱，焙天麻八分，炒青皮八分，木蝴蝶四分，炒阿胶一钱五分，石决明（生杵）五钱，炒白芍一钱五分，新会皮二钱五分，制香附三钱，原粒砂仁一钱，乌药一钱五分。五帖。

癸涩，面带黄色，脉虚腹痛，便血，脉络抽掣。宜柔肝息风。桑寄生三钱，当归一钱五分，炒枣仁三钱，炒川柏一钱，炒阿胶一钱五分，炒白芍一钱五分，茯神四钱，炒米仁四钱，稽豆皮二钱，地榆炭三钱，新会皮一钱，引瓦松一支。四帖。

肝逆稍平，脉来细涩，足跗犹酸。宜养血调经为妥。当归（小茴七分拌炒）二钱，乌鲗骨三钱，生牡蛎四钱，乌药二钱五分，炒白芍一钱五分，香附三钱，茯神四钱，玫瑰花五朵，杜仲三钱，炒茺蔚子三钱，炒狗脊三钱。

头晕心悸，脉虚右弦，此肝风犯胃，癸水不调。姑宜安胃息风，佐理气调经。仙半夏一钱五分，桑寄生三钱，鸡血藤三钱，明天麻八分，新会皮一钱五分，巨胜子三钱，香附一钱五分，绿萼梅一钱五分，钗斛三钱，生牡蛎四钱，炒白芍一钱五分。

俞大女。呛咳已减，脉两手均弦滑，眩晕心泛，不时烦热，舌微白。姑宜柔肝息风，清热凝心神。四月十九日。桑寄生三钱，忍冬藤三钱，煨天麻八分，川贝一钱半，炒远志肉八分，地骨皮三钱，酒炒条芩一钱半，甘菊二钱，藿梗一钱半，北沙参三钱，新会皮一钱半，鲜竹叶三十片。四帖。

俞钱妇。头晕耳鸣，脉弦、左寸大，舌微黄，腿跗浮，心泛，此由肝风浮越，心悸，夜不安寐。宜息风凝神，以冀内安。六月初九日。煨天麻八分，桑寄生三钱，黄草石斛三钱，甘菊二钱，远志肉八分，苏梗一钱半，石决明四钱，稽豆皮三钱，苦丁茶一钱，炒枣仁三钱，天仙藤一钱半。四帖。

俞钱妇。肝风犯胃，头晕心泛，左脉细、右寸搏大，舌色纯。熟睡中惊怖，腰跗酸楚。姑宜柔肝、安胃、息风。五月廿八日。桑寄生三钱，煨天麻八分，黄草石斛三钱，甘菊二钱，新会皮一钱半，苏梗一钱半，枣仁三钱，仙半夏一钱半，炒杜仲三钱，炒远志肉八分，豨莶草三钱。四帖。

俞钱妇。肝风浮越，偏右头痛及齿。晕眩心悸，脉右弦紧、人迎短，舌根黄，四肢酸木，带注溲数。姑宜清肝息风为治。四月初二日。钩藤三钱，旱莲草一钱半，钗斛三钱，甘菊二钱，女贞子三钱，稽豆皮三钱，石决明四钱，川断三钱，炒车前子三钱，桑寄生三钱，覆盆子三钱。四帖。

俞钱妇。寝寐较安，不时头晕，脉虚左大，舌根黄，呛咳，溲数，癸涩带注。宜清肝息风为主。四月十八日。煨天麻八分，桑螵蛸三钱，覆盆子三钱，生决明四钱，炒车前子三钱，川贝一钱半，滁菊二钱，稽豆皮三钱，丹参三钱，夜交藤三钱，甜杏仁三钱。五帖。

俞钱妇。头痛未除，胃钝，心泛，脉弦滑、右稍大，舌根厚，经停肢懈，咳痰带注。宜养胃、息风、化痰。四月二十日。北沙参三钱，煨天麻八分，桑寄生三钱，苏梗二钱，甘菊二钱，谷芽四钱，钗斛三钱，新会皮一钱半，川贝一钱半，覆盆子三钱，绿萼梅一钱半。四帖。

二诊。头角胀痛已瘥，脉两手均弦滑，舌微黄、根厚，腹中作痛，经停心泛，脘闷胆怯，惊悸。仍遵前法加减为妥。四月廿九日。扁钗斛三钱，藿香二钱，炒谷芽四钱，苏梗一钱半，橘皮一钱，木蝴蝶四分，甘菊二钱，炒远志肉八分，生决明四钱，钩藤三钱，绿萼梅一钱半。三帖。

俞钱妇。肝风浮越，不时头痛牙痛，脉左滑、右弦坚，舌微黄，带注溺数。姑宜柔肝息风。五月廿三日。钩藤三钱，桑螵蛸三钱，煨天麻八分，车前子三钱，女贞子三钱，穭豆皮三钱，旱莲草一钱半，川断三钱，覆盆子三钱，黄草石斛三钱，甘菊二钱，炒黄柏一钱。四帖。

俞庆。据述迩日头重胀痛，缘酒性最能动肝所致。咳痰浓厚，脘痛，虑恐血溢。七月廿九日。冬桑叶三钱，光杏仁三钱，广橘红一钱半，象贝三钱，石决明六钱，黄芩三钱，白薇三钱，甘菊三钱，白芷八分，广郁金三钱，焦山栀三钱。三帖。

俞钱妇。舌黄燥，心中热，脉濡、左沉弦，夜不安寐，倏热乍寒，溲数，头晕。湿热尚存，姑清热、利湿、凝神。六月廿八日。炒小川连六分，淡竹叶一钱半，煨天麻一钱半，抱木伏神（辰砂染）四钱，甘菊二钱，生米仁四钱，炒枣仁三钱，石决明六钱，丝通草一钱半，炒远志肉八分，栀子炭三钱。三帖。

俞郭妇。暴热伤气，激引肝风，偏右头痛，左脉滑数、右浮弦，口渴溺少，胃钝脘闷，倏热乍寒，腹中作痛。姑宜清热息风。五月初八日。苦丁茶一钱，旱莲草一钱半，薄荷七分，甘菊二钱，女贞子三钱，炒知母一钱半，钩藤（后入）三钱，石决明一钱半，天仙藤一钱半，炒谷芽四钱，蔓荆子三钱。三帖。

俞庆。体肥湿胜，酿痰眩晕，头痛，脉濡、两寸滑，便溏不爽，舌滑白，恶心，借越鞠丸法加减治之。四月廿九日。焦神曲四钱，炒苍术一钱半，仙半夏一钱半，川芎一钱，赤茯苓三钱，厚朴一钱，香附一钱半，丝通草一钱半，白芷八分，藿香二钱，蔻仁一钱半。三帖。

前梅周。厥中语蹇，右偏掌不能握，脉弦细，痰迷包络。姑宜顺风、匀气、消痰。元月十四日。太子参一钱，乌药钱半，煨天麻八分，远志八分，石菖蒲七分，仙半夏钱半，广木香七分，蝎梢三分，瓜蒌子三钱，桑寄生三钱，橘红钱半。三帖。

又：厥中语音仍蹇，舌滑白，神识乍愦，脉左细有弦，痰迷包络，食入则嗳。宜镇肝和胃，息风化痰。二月十三日。金佛花三钱，代赭石三钱，太子参一钱，新会皮钱半，煨天麻八分，石菖蒲五分，江西术一钱，抱木茯神四钱，广木香七分，仙半夏钱半，远志八分。三帖。每日另服再造散一粒。

新圹头徐。血虚生风夹杂外风，以致口眼歪斜，脉虚，肢冷。宜治防剧。二月十三日。蝎梢二分，煨天麻八分，桑寄生三钱，当归二钱，防风钱半，生香附三钱，滁菊二钱，川芎一钱，乌药钱半，炒僵蚕三钱，活络丹一粒。四帖。

又：口目歪斜较瘥，脉虚左细，头晕，视物不清，力怯。仍宜柔肝息风为宜。制首乌三钱，煨天麻八分，当归二钱，白蒺藜三钱，炒驴胶钱半，川芎一钱，钩藤三钱，蝎梢二分，滁菊钱半，石决明四钱，桑寄生三钱。

芳。高年痱风，语蹇，脉寸弦滑，目白赤，舌心黄，咳逆，肢体麻木。姑宜息风清痰为主。八月五日。瓜蒌皮三钱，石菖蒲七分，橘红钱半，远志八分，陈胆星七分，甘菊二钱，煨天麻八分，川贝二钱，白薇三钱，蝎梢三分，天竺黄钱半。三帖。

又：高年痹风，语謇，舌色黄滑，肢体仍属麻木若履，脉濡、气口滑，咳痰。究非轻藐之症。八月十日。瓜蒌子三钱，煨天麻八分钱半，天竺黄二钱，远志八分，杏仁三钱，炒僵蚕三钱，胆星七分，川贝钱半，苏合丸一粒，橘红一钱，石菖蒲七分，姜汁一匙，鲜竹沥一杯。三帖。

前梅王。偏右手足若痹，脉虚，舌嫩白。此由情怀失畅、肝肾并亏使然，宜柔肝息风为治。六月八日。生首乌钱半，杞子三钱，炙虎骨三钱，稽豆衣三钱，滁菊二钱，茯苓三钱，钩勾三钱，桑寄生三钱，豨莶草三钱，煨天麻八分，巨胜子三钱。

又：偏风在右进，清养肝肾，不甚获效，脉虚左弦，舌滑白、左偏微灰，夹杂暑风，头痛，脾湿酿痰。书曰：治风先治血，血足而风自灭矣。六月十二日。当归钱半，清炙芪钱半，防风钱半，桑寄生三钱，炙虎骨三钱，活络丹一粒，六一散三钱，扁豆衣三钱，杏仁三钱，橘红钱半，络石藤三钱，丝瓜藤两把。

王康甫。风湿相搏，脉左虚、右弦濡，舌微黄，跗重麻木酸楚，肝肾尚亏，宜防痹风之虞。桑寄生三钱，豨莶草三钱，独活钱半，杜仲三钱，当归钱半，海桐皮三钱，淡苁蓉二钱，黄草石斛三钱，泽泻三钱，狗脊四钱，茯苓三钱，桑梗尺许。五帖。

又：案列于前，切脉左虚弱、右濡滑，晨起咳痰浓厚，腿跗酸楚稍减，舌微黄，肝肾尚亏。仍遵前法加减为稳。二月十四日。桑葚三钱，豨莶草三钱，枸杞子三钱，生米仁四钱，五加皮三钱，淮牛膝三钱，淡苁蓉二钱，橘红一钱，川贝二钱，独活钱半，茯苓三钱，桑梗尺许。

何冠记。内风未静，夹杂时令之湿，脉虚细，舌微黄、左偏，手足仍痹木而痛。肝肾精血不充，宜参前损益为妥。七月十七日。桑寄生三钱，茯苓三钱，淮牛膝三钱，豨莶草三钱，丹参三钱，淫羊藿三钱，归身钱半，泽泻三钱，生米仁四钱，狗脊三钱，五加皮三钱。

又：身犹重，四肢仍属如痹，脉濡细，舌微黄。宜祛风渗湿为妥。八月十日。桑寄生三钱，豨莶草三钱，五加皮三钱，茯苓三钱，独活钱半，泽泻三钱，海风藤三钱，淮牛膝二钱，鹿含草钱半，炙虎骨三钱，当归钱半。八帖。

黄疸

湿热发黄，脉弦，肝木偏横，腹臌跗浮，癸趋迟。属重极，宜鸡金散加减。鸡内金三钱，绵茵陈三钱，地鳖甲一钱五分，海金沙（包）四钱，沉香（冲）五分，厚朴一钱，香附二钱，地骷髅三钱，原粒砂仁一钱，通草一钱五分，大腹绒三钱。四帖。

评议：湿热内蕴，熏蒸肝胆，以致肝失疏泄，胆汁外溢，发为黄疸。腹部臌胀，跗部浮肿为病重之象。鸡金散为《医宗必读》所载方剂，内含鸡内金、沉香、砂仁、陈香橼四味，主治臌胀肿满，小儿疳积。邵氏以此方加减治之，加茵陈、海金沙、地骷髅、通草、大腹绒以增强清利湿热之功，易香橼为厚朴、香附，加大行气燥湿之力。

吐血

经停吐血，脉数、右寸特大，苔微黄，心惕，脘闷。宜降气凉血为治。鲜生地四钱，降香七分，谷芽四钱，龙齿一钱五分，茯神四钱，栀子二钱，枳壳一钱五分，穞豆皮一钱五分，炒远志肉八分，炒枣仁三钱，生牡蛎四钱。三帖。

呕吐噎格

安昌杨妇。血虚气滞，湿热盘踞，肝逆犯胃，每癸来心泛，脉濡，腹满带下。故宜和肝调经。大腹绒三钱，庵闾子钱半，佩兰二钱，厚朴钱半，仙半夏钱半，茯苓四钱，丹参二钱，玫瑰花五朵，香附二钱，鸡血藤三钱，川连（吴萸四分拌炒）八分。五帖。

介按：此即秦越人所谓带脉为病，腰溶溶如坐水中之候也。今以带脉不固，更兼湿热盘踞，厥阴逆乘而犯胃心泛。治以和肝除湿为首要。

大西庄黄。肝逆犯胃，脘格呕恶，脉右细滞、左弦，舌色还和。宜苦辛通降为妥。八月十四日。干姜四分，猬皮钱半，蔻壳钱半，乌药二钱，厚朴一钱，通草钱半，赤苓四钱，玫瑰花五朵，仙半夏钱半，谷芽四钱，吴萸五分拌炒川连八分。清煎。三帖。

又：呕恶已除，脉弦细，舌微白、着根淡黄，湿热未净，气机不利。宜和中利湿为妥。八月廿八日。藿梗二钱，蔻壳钱半，谷芽四钱，甘松四分，省头草钱半，赤苓四钱，枳壳钱半，绿萼梅钱半，厚朴一钱，新会皮钱半，通草钱半。清煎。三帖。

　　介按：气机阻滞，清阳不展，初方以平肝和胃，而胃气渐和，呕吐已止。次以湿尚未净，故进利气渗湿之方。

　　评议：本案患者肝郁气结，横逆犯胃，而致胃失和降，上逆作呕。治疗当肝胃同治，以苦辛通降为法。此法之意当承于叶天士之说，如《临证指南医案·呕吐》中云："今观先生之治法，以泄肝安胃为纲领，用药以苦辛为主，以酸佐之。"邵氏常用刺猬皮一药治疗胃气上逆，宋代寇宗奭所著《本草衍义》中谓"此物兼治胃逆，开胃气有功，从虫从胃有理焉"，清代姚澜所著《本草分经》中亦言其"苦平，开胃气，治胃逆"，如是观之颇为应机。

　　渔庄沈女。闺女便泻未除，脉弱细，呕恶已瘥，胃馁，脘闷，少寐。宜养胃、和肝、凝神。丹参三钱，佩兰叶钱半，枣仁三钱，谷芽四钱，扁豆衣三钱，猬皮一钱，香附钱半，玫瑰花五朵，茯神四钱，霍斛三钱，通草钱半。清煎。三帖。

　　介按：肝气逆乘犯胃，而呕恶脘闷，肝阳挟湿侮脾则便泻，更以胃不和而卧不安，故以制肝和胃，扶脾安神为治。

　　安昌徐妇。带下未除，脉沉弦，呕恶，舌微黄。此肝胃不和，癸水不调，宜防隔症。杏月二十日。刺猬皮钱半，吴萸四分拌炒川连七分，丹参三钱，茯苓四钱，生白芍钱半，广皮钱半，绿萼梅钱半，仙半夏钱半，省头草三钱，蔻壳钱半，鸡血藤三钱，引路路通七枚。四帖。

介按：肝气逆行犯胃而呕恶，更以血枯而癸水不调。方中平肝和胃，参用和血之品，是属胃津被肝阳劫烁之候。但既防隔症，则蔻壳未免劫津，尚宜慎用为是。

安昌徐妇。隔气作吐，脉左沉弦、右弦滑，经停五月，舌薄白、根稍厚。此肝逆犯胃，宜厥阴阳明同治。五月十七日。仙半夏钱半，炒谷芽四钱，新会皮钱半，藿梗二钱，吴萸五分拌炒川连七分，苏梗钱半，绿萼梅钱半，猬皮一钱，川朴一钱，木蝴蝶四分，蔻壳钱半。清煎。

又：隔气较瘥，脘中稍和，脉两手切来弦滑，经停五月，舌根微黄。仍遵前法加减为妥。六月二十日。猬皮一钱，广藿香钱半，乌药钱半，川楝子钱半，苏梗钱半，蔻壳钱半，木蝴蝶四分，绿萼梅钱半，钗斛三钱，炒谷芽四钱，新会皮钱半。清煎。三帖。

介按：肝郁气逆，胃液被劫，势成隔症，故以厥阴阳明同治。但脉滑经停而兼呕吐，虽属肝胃不和，似乎妊娠之象，且治法并未通经活血，惟用和胃理气。但案中未曾叙明孕育，鄙见难以臆断，然蔻壳劫津，究宜慎用。

梅陵钱。舌滑白，脉弦紧，食入脘中窒格。此肝逆乘中，脾气失运，故宜和中疏肝。六月廿一号（丙午初八日）。鸡内金三钱，川楝子三钱，小青皮钱半，蔻壳钱半，沉香曲钱半，厚朴一钱，甘松四分，玫瑰花五朵，生牡蛎四钱，庵闾子三钱，左金丸八分，引路路通七个。四帖。

介按：此肝阳乘侮脾胃，食物不易消化，湿热聚膈，故治以泄降和胃，否则恐滋胀满之忧。

白马山李。舌滑灰黄，脘痛窒格，呕恶，汤水难入，脉弦濡，食后潮热，便闭。症属重险，宜苦辛通降，候正。淡干姜二分，炒枳实钱半，瓜蒌皮五钱，生白芍钱半，炒川连八分，滑石四钱，炒麦芽三钱，佛手花八分，仙半夏钱半，降香八分，炒枣仁三钱。清煎。二帖。

介按：上不纳食，下不通便，此是清阳日结，脘窄阴枯，腑乏津营，胃气已失下行为顺之旨，必须大便通爽，然后脘中纳食无阻。但此症已成关格，是属难治之疴。

肝逆犯胃，呕酸作吐，乘脾作泻，脉两关皆弦，苔白、根微黄，脐下滞痛。宜治厥阴阳明。干姜二分，川楝子三钱，厚朴一钱，川连（吴萸五分拌炒）七分，谷芽（白檀末四分拌炒）四钱，延胡三钱，茯苓四钱，玫瑰花五朵，仙半夏二钱，红豆蔻一钱，猬皮一钱。三帖。

癸水趱迟，气冲脘闷欲呕，脉沉涩，苔白如粉。宜顺气和中。乌药一钱五分，仙半夏一钱五分，广藿香一钱五分，桑寄生三钱，阳春砂七分，苏梗二钱，炒谷芽四钱，佛手花八分，生牡蛎四钱，绿萼梅一钱五分，香附一钱五分。三帖。

评议：从案中之脉象和舌象可以看出，病由寒湿之邪阻滞气机，而致气运失常，冲于胃脘，引起脘闷欲呕。故治以温中燥湿，顺气和中为法。药用乌药、阳春砂温中行气，半夏、藿香、苏梗行气燥湿，佛手花、绿萼梅、香附疏肝理气，炒谷芽和中。

肝虚，晕眩目暗，脉虚，癸涩，食入欲呕。宜柔肝养血。桑寄生三钱，杞子三钱，钗斛三钱，归身一钱五分，杜仲三钱，香附三钱，新会皮一钱五分，枣仁三钱，甘菊一钱五分，仙半夏一钱五分，茺蔚子三钱。五帖。

评议：肝血亏虚，上荣乏力，头目失养则晕眩目暗；阴不涵阳，肝气过亢，横逆犯胃则食入欲呕；脉虚、癸涩为肝肾不足之象。故治疗予杞子、钗斛、归身、枣仁以滋阴养血柔肝，香附、陈皮、半夏以疏肝行气止呕，桑寄生、杜仲滋养肝肾，甘菊花、茺蔚子清肝明目。

脘痛

安昌徐妇。血虚气冲，腰腹痛，带下，背板，脉沉弦，脘中偶痛。宜养血、和胃、平肝。归身二钱，生牡蛎四钱，炒杜仲三钱，川楝子二钱，茯神四钱，草蔻一钱，小胡麻三钱，玫瑰花五朵，仙半夏钱半，木蝴蝶四分，丹参三钱。清煎。四帖。

又：带下未除，脉细，舌厚黄，腹痛，恶心。仍遵前法加减为妥。归身二钱，仙半夏钱半，覆盆子三钱，小胡麻三钱，炒白芍钱半，广皮钱半，炒杜仲三钱，佩兰叶钱半，生牡蛎四钱，延胡钱半，青木香五分。清煎。四帖。

介按：肾虚而带脉失于固束，则背板腰痛而带下，肝阳逆行而阻气，则脘腹作痛。总因血虚肝滞所致。故以和胃平肝，补肾养血为主，次以腹痛恶心，又参用理气之品。

安昌李文彬。脘痛窒极，口涌清水欲呕，脉弦，舌白、中心微黄，肢稍乍冷。宜厥阴阳明同治。七月廿四日。干姜二分，草蔻一钱，降香八分，瓦楞子（打）三钱，吴萸三分拌炒川连八分，桂丁四分，厚朴一钱，仙半夏钱半，谷芽四钱，通草钱半，玫瑰花五朵。清煎。三帖。

又：脘痛未除，呕恶已瘥，脉弦，肝横，舌厚嫩黄。宜疏泄厥阴为治。七月廿七日。川楝子三钱，枳实钱半，瓜蒌皮三钱，郁李仁三钱，延胡二钱，炒谷芽四钱，薤白一钱，玫瑰花五朵，草蔻一钱，猬皮钱半，厚朴钱半。清煎。三帖。

又：脘痛较减，脉弦，嗳气上逆，肝木未和。姑宜镇逆和胃为妥。八月初四日。金沸花（包煎）三钱，川楝子三钱，瓦楞子四钱，炒谷芽四钱，代赭石三钱，延胡二钱，薤白一钱，鸡内金三钱，仙半夏钱半，猬皮钱半，厚朴钱半。清煎。四帖。

介按：肝气逆行犯胃，而清水泛溢作呕，胃脘痹痛。初方通阳泄浊，次则和胃平肝，终则参以镇逆之品，秩序不乱，故多奏效。

评议：是案病起肝逆犯胃，胃失和降，故清水上泛而欲呕，肝气攻窜而作痛。邵氏治疗予以厥阴阳明同治。此厥阴当为足厥阴肝，阳明应是足阳明胃。初用通阳泄浊为法，继则疏泄厥阴为治，终以镇逆和胃为妥，次序井然，章法可循，堪为师法。

头蓬何。脘腹联痛有瘕，脉弦细，舌白，便溺涩。症属重险，宜治防厥，候政之。六月廿三日。瓜蒌皮五钱，川楝子三钱，郁李仁三钱，降香八分，薤白钱半，草蔻一钱，广郁金三钱，玫瑰花五朵，生香附三钱，通草钱半，炒延胡三钱。清煎。二帖。

又：脘痛未除，大便已通，脉弦细，舌腻，还宜防厥。呕逆，宜和肝胃为主，候正。六月廿五日。仙半夏二钱，川楝子三钱，九香虫三钱，通草钱半，左金丸八分，制延胡二钱，五谷虫（酒炒）三钱，玫瑰花五朵，厚朴一钱，草豆蔻一钱，降香八分。清煎。二帖。

介按：肝阳侮胃，气聚成瘕，而脘腹联痛，此因情怀忧郁，肝气无从宣泄。前后两方，系是泄厥阴以舒其用，和阳明以利其腑。药取苦味之降，辛气宣通之义。

安昌黄。嗜酒湿胜，脉弦，肝横，脘腹痛。宜解酒，分消利气为主。三月初三日。川楝子三钱，瓦楞子四钱，鸡内金三钱，鸡稙子三钱，延胡三钱，白蔻仁（冲）八分，厚朴一钱，玫瑰花五朵，小青皮八分，乌药三钱，降香八分。清煎。三帖。

介按：水谷之湿内着，脾阳不主默运，胃腑不能宣达，因而肝气乘侮，以致脘腹联痛，治以疏脾降胃以平肝，令其气机运布而渐瘥。

评议：肝气受阻，疏泄不利，横逆犯胃，则易导致脘腹疼痛之症。邵氏在治疗此证时，常解酒为先，断除根源；继则疏肝解郁，分消利气。组方用药，枳稙子（即鸡稙子）为常用解酒之药，川楝子、厚朴、青皮、乌药、降香则多为疏肝行气之品。此案还用到瓦楞子制酸止痛，延胡索行气止痛，玫瑰花芳香理气，以增分消利气之力。

安昌俞。脘腹联痛较减，脉弦细，腰胯坠。湿热犹存，还宜前法加减再进。元月初七日。川楝子三钱，草蔻一钱，鸡内金三钱，九香虫钱半，延胡三钱，茯苓四钱，木蝴蝶四分，玫瑰花五朵，生牡蛎四钱，豨莶草三钱，通草钱半，引路路通七颗。四帖。

又：腹痛已缓，腰胯犹坠，背掣，脉濡细，口甜。宜和肝胃为主。元月廿九日。仙半夏钱半，豨莶草三钱，木蝴蝶四分，独活钱半，左金丸八分，丝瓜络三钱，广郁金三钱，玫瑰花五朵，茯苓四钱，沉香曲钱半，通草钱半，引路路通七颗。四帖。

介按：肝阳侮胃，胃虚不能司束筋骨，兼以湿热凝滞于脾肾之经，阻其气血流行之隧道，以致腰胯坠痛；且背为阳明之腑，兹被风阳之扰，不能束筋骨而利机关，遂致背掣。故治以平肝和胃，渗湿通络之剂。

渔庄沈。脘痛较减，脉弦，舌黄根厚，寒热交作。仍遵前法加减为妥。四月廿九日。川楝子三钱，枣儿槟榔三钱，生香附三钱，左金丸八分，延胡二钱，广郁金三钱，川朴一钱，炒谷芽四钱，降香八分，通草钱半，蔻壳钱半，引路路通七枚。四帖。

介按：脾胃湿热未清，肝阳乘势侵侮，而致脘痛寒热，故以平肝渗湿为治。

大义汪。脘痛已瘥，大便不快，脉弦，舌根黄厚，溲溺赤。宜启膈、和中、疏肝。十一月三号（九月二十日）。瓜蒌皮三钱，川楝子三钱，炒谷芽四钱，瓦楞子四钱，薤白一钱，延胡二钱，郁李仁三钱，玫瑰花五朵，厚朴一钱，通草钱半，鸡内金三钱，路路通七个。

介按：湿热阻遏清阳，而肝阳上逆，胃不下行，致大肠失于传导，小肠失于变化，而二便不爽。然脉象仍弦，故治以泄肝和胃而启膈通阳。

某。水亏木旺，脉形两手皆弦，食入脘格，脐下胀闷，暮夜手足心发热。姑宜养胃、和中、清肝。三月十二日。钗斛三钱，鸡内金三钱，谷芽四钱，炒青皮七分，省头草钱半，石决明六钱，香附钱半，绿萼梅钱半，左金丸八分，川楝子钱半，合欢皮二钱。清煎。三帖。

介按：胃液既亏，脾失健运，而肝阳愈横，故治以升脾养胃兼柔肝。

蜀阜孙。腹痛联脘，脉弦，肝横，嗳气上逆。姑宜疏肝和中。川楝子三钱，鸡内金三钱，生香附三钱，左金丸八分，延胡二钱，贡沉香五分，广郁金三钱，佛手花八分，炒青皮八分，炒谷芽四钱，枳壳钱半，路路通七枚。四帖。

介按：肝横气滞，胃弱不和，以致腹痛联脘，嗳气上逆，是属旋覆代赭石汤之症。今以疏肝和中为治，可谓别出心裁。

遗风庞。营虚胃痛，脉虚，心悸。宜辛甘治之。六月初三日。丹参三钱，沉香曲钱半，九香虫钱半，生牡蛎四钱。清煎。四帖。

又：胃痛未除，脉虚左弦，心悸如悬。仍宜养血平肝。六月初八日。全当归钱半，川楝子三钱，茯神四钱，乌药钱半，九香虫钱半，炒延胡钱半，炒谷芽四钱，玫瑰花五朵，生牡蛎四钱，草蔻一钱，丹参三钱。清煎。四帖。

介按：五液未能上承，心阳过动，愈耗营阴，心悸胃痛。养血平肝，洵治此症之要图。

营虚胃痛，脉虚肢稍冷，癸水不调。宜当归桂枝汤加减。当归（小茴五分拌炒）三钱，生牡蛎四钱，川楝子二钱，乌药二钱，桂枝五分，茯苓四钱，草蔻一钱，玫瑰花五朵，炙甘草五分，延胡二钱，省头草三钱。三帖。

评议：以上两案虽均为营虚胃痛，但又不尽相同。前案有肢冷一症，故用小茴香拌炒当归，并加桂枝以通阳散寒；后案多心悸一症，故将茯苓改茯神以宁心安神，并加用丹参一味清心除烦。此治之变法，知常而达变也。然唯草蔻一药，容易劫津，营虚之体，还当慎用。

肝阳犯胃，脘痛彻背，呕酸作吐，右脉细、左弦，苔白，痰气交阻，肢尖不煦。恐厥，宜厥阴阳明同治，佐祛瘀化痰。姜半夏一钱五分，金沸花（包）三钱，猬皮一钱，枣槟三钱，川连（吴萸五分拌炒）六分，炒五灵脂三钱，广郁金（生打）三钱，草蔻一钱，桂心四分，瓦楞子四钱，茯苓四钱，引路路通十颗。三帖。

肝逆上冲，脘痛背掣，脉沉弦，癸涩。宜疏泄厥阴为主。川楝子三钱，真新绛一钱，左金丸八分，沉香曲一钱五分，延胡二钱，广郁金三钱，丹参三钱，玫瑰花五朵，草蔻一钱，木蝴蝶五分，佩兰叶一钱五分。四帖。

嘈杂

肝块作痛，脘中嘈杂，脉左弦、右涩，癸涩带注，腰酸背掣。姑宜养血平肝。生地三钱，川楝子一钱五分，生牡蛎四钱，炒小胡麻三钱，归身二钱，延胡二钱，九香虫一钱，玫瑰花五朵，炒白芍一钱五分，木蝴蝶四分，川断三钱。五帖。

评议：肝阴不足，肝气郁结，络脉失养则作痛，郁热扰胃则嘈杂。治宜养血平肝为法，方以一贯煎合金铃子散加减，药用生地、胡麻、当归、白芍滋阴养血，川楝子、生牡蛎泄肝平肝，延胡索、九香虫、玫瑰花、木蝴蝶行气止痛，另用一味川断滋补肝肾，强筋健骨。

呕恶腹痛悉瘥，潮热汗微，脉弦经阻嘈杂。仍照前法加减为稳。川连（吴萸五分拌炒）七分，炒枣仁三钱，稆豆皮三钱，地骨皮三钱，丹参三钱，炒白芍一钱五分，茯神四钱，绿萼梅一钱五分，仙半夏一钱五分，生牡蛎四钱，炒谷芽四钱。三帖。

痞满

闺女腹满气逆，脉濡、左弦细，苔黄滑、尖边红，便溺不爽，颜红汗出，口渴。属棘手重症。乌梅一个，大腹绒三钱，丝通草一钱五分，瓜蒌皮三钱，川连（茱萸四分拌炒）八分，薤白一钱，沉香（冲）四分，佛手花八分，鸡内金三钱，省头草三钱，炒谷芽四钱。三帖。

肝逆乘中，当脘胀闷，脉弦，气逆，癸不及期。宜防肿胀。鸡内金三钱，香附二钱，延胡一钱五分，炒茺蔚子三钱，沉香（冲）五分，丹参三钱，紫石英三钱，绿萼梅一钱五分，生牡蛎四钱，川楝子三钱，炒青皮八分。

前药已效，脘中胀闷已减，左脉弦，癸不及期。仍照前法加减为妥。鸡内金一钱五分，归身一钱五分，茺蔚子三钱，炒白芍一钱五分，沉香（冲）五分，香附二钱，白石英三钱，鸡血藤三钱，生牡蛎四钱，丹参三钱，乌药一钱五分。

肝逆中脘闷窒，脉弦，苔厚腻，癸水不调，心惕，胃钝欲呕。当和肝胃为主。仙半夏二钱，琥珀八分，炒谷芽四钱，省头草一钱五分，川连（吴萸四分拌炒）七分，丹参三钱，广郁金三钱，玫瑰花五朵，枳实一钱，厚朴一钱，沉香曲一钱五分。三帖。

俞女孩。潮热已除，饱食脘闷，逆气，面跗浮肿，舌滑白，脉右大。须节饮食，防成疳。九月十四日。焦神曲四钱，大腹绒三钱，丝通草钱半，山楂三钱，香附钱半，茯苓皮四钱，炒麦芽三钱，冬瓜皮三钱，沉香曲钱半，蔻壳钱半，莱菔壳三钱。三帖。

俞女孩。浮肿已减，脉细右弦，舌白根薄，脘闷气逆。须节饮食，尤防成疳。九月十八日。焦神曲三钱，大腹绒三钱，光杏仁三钱，山楂三钱，沉香曲钱半，厚朴八分，炒麦芽三钱，丝通草一钱，蔻壳钱半，冬瓜皮三钱，佛手花八分。清煎。四帖。

腹痛

　　渔庄沈。秋暑内逼，腹痛如绞，大便赤不爽，脉弦濡，舌赤，呕恶，防痢。七月廿四日。藿香钱半，红藤钱半，炒银花三钱，仙半夏钱半，左金丸八分，广郁金三钱，滑石四钱，莱菔子三钱，省头草三钱，川朴一钱，枳壳钱半。清煎。二帖。

　　介按：暑热内逼肝经，阻碍气机，扰乱肠胃，因而腹中绞痛。治以平肝清热，理气止痛，方法甚佳。

　　评议：暑热之邪内侵人体，逼迫肝经，阻滞气机，扰乱肠胃，以致腹中绞痛，气逆呕恶，便赤不爽。故治以清暑平肝、理气止痛之品，使邪去肝平，气机复常，则肠胃自安，诸症可愈。

　　渔庄沈。腹痛已除，胃气较振，脉两手皆弦，肝横气滞，阴火不敛。姑宜养胃泄肝。八月初三日。黄草斛三钱，左金丸八分，焦栀子三钱，川楝子三钱，生石决明六钱，白芍钱半，广郁金三钱，佛手花八分，丹皮三钱，枳壳钱半，木蝴蝶四分，引路路通七枚。二帖。

介按：此系腹痛少减，肝热未清，胃阴未复之症。

安昌沈。闺女腹痛欲呕，脉寸弦滑，此由寒温失调，夹食为患，咳逆。宜开提和中，防变。九月廿二日。桔梗钱半，枳壳钱半，省头草三钱，青木香七分，山楂四钱，前胡钱半，原郁金三钱，光杏仁三钱，红藤钱半，藿香二钱，炒麦芽三钱。清煎。三帖。

介按：寒凝火郁，挟秽浊食滞而阻遏气机，故以芳香逐秽，兼以疏泄清肺为治。

某。便泻已止，脉弦，腹痛肠鸣。姑宜清肝和中。川楝子三钱，新会皮钱半，通草钱半，生牡蛎四钱，茯苓四钱，广郁金三钱，炒白芍钱半，玫瑰花五朵，左金丸八分，炒谷芽四钱，广木香七分。清煎。四帖。

介按：气滞湿阻，六腑不和，以致先泻后痛。但古人以胃为阳土，肝属阴木，治胃必主泄肝，制其胜也。

安昌陈。腹痛已瘥，脉弦，脘闷气冲，舌微黄。故宜顺气和中。五月十七日。乌药二钱，川楝子三钱，刺蒺藜三钱，左金丸八分，生牡蛎钱半，厚朴一钱，枳壳钱半，玫瑰花五朵，沉香曲钱半，炒青皮八分，仙半夏钱半。清煎。四帖。

介按：肝热未清，气机阻痹，治以泄肝和胃，方极稳妥。

某。腹痛较瘥，脉沉弦，头晕。仍遵前法加减为妥。五月十三日。川楝子三钱，刺蒺藜三钱，仙半夏钱半，沉香曲钱半，延胡二钱，茯神四钱，新会皮钱半，玫瑰花五朵，生牡蛎四钱，鸡内金三钱，左金丸八分。清煎。二帖。

介按：肝气稍平，而内风未息，以致头晕。治以柔肝息风，兼理气，借止腹痛而缓晕。

癸涩趱迟，带注腹痛有症，左脉涩、右沉弦，中脘胀闷，背掣。姑宜顺气、利中、平肝。乌药一钱五分，鸡内金三钱，青皮八分，化龙骨三钱，沉香（冲）五分，木蝴蝶四分，广郁金（原杵）三钱，绿萼梅一钱五分，川楝子三钱，炒谷芽四钱，厚朴一钱。四帖。

崩漏后，腹满气滞作痛，脉清数，腿跗浮肿。宜和营卫为主。当归二钱，豨莶草三钱，西琥珀八分，炒白芍一钱五分，广木香六分，炒车前三钱，抱木茯神四钱，五加皮三钱，冬瓜子三钱，九香虫一钱，佛手花八分。四帖。

癸涩迟滞，腹中疼痛，脉两手沉弦，苔白、根微黄，带下为注。宜四物汤主治。生地四钱，猺桂心片（冲）四分，沙苑子一钱半，当归三钱，炒白芍一钱五分，延胡三钱，川芎一钱，广木香七分，茺蔚子三钱，制香附三钱，鸡血藤三钱。四帖。

闺女虫气作痛，夹杂风邪，呛咳，面浮，舌心光。非轻藐之症，防剧。川楝子一钱五分，金沸花三钱，桔梗一钱五分，光杏仁三钱，延胡三钱，橘红一钱，赤苓三钱，丝通草一钱五分，炒青皮八分，仙半夏一钱五分，前胡一钱五分，引鲜竹肉一丸。三帖。

癸涩迟滞，腹痛胀闷，脉细滞，便泻恶心。姑宜利中。乌药二钱，川楝子一钱五分，制香附三钱，生益智一钱，茯苓三钱，延胡二钱，广木香七分，玫瑰花五朵，大腹绒三钱，厚朴一钱，佩兰三钱。四帖。

血舍未清，呛咳较减，舌心灰黄，脉小数，腹痛，便下滞。仍遵前法加减为妥。瓜蒌皮三钱，泽兰一钱，炒淡芩一钱，藿梗二钱，炒莱菔子三钱，广木香八分，广橘红一钱，神曲四钱，枳壳一钱五分，前胡一钱五分，象贝三钱。二帖。

足跗犹浮，脉沉弦、左细，苔白口渴，虫气作痛，大便仍滑。宜安胃利中。川楝子一钱五分，大腹绒三钱，炒谷芽四钱，生益智（去壳）一钱五分，延胡二钱，椒目五分，扁豆衣三钱，省头草三钱，乌梅一个，炒车前三钱，炒米仁四钱。四帖。

腹痛较缓，脉弦细，经闭，呛咳。宜防损怯之虑。川楝子三钱，生牡蛎四钱，省头草三钱，谷芽（白檀香四分拌炒）四钱，延胡二钱，川贝一钱五分，枳壳一钱五分，玫瑰花五朵，炒青皮七分，炒白芍一钱五分，木蝴蝶五分。四帖。

苔白，脉两手皆弦，肝块作痛，癸涩已闭，大便忽泻，倏热忽寒。宜疏肝和中。柴胡八分，川楝子三钱，青皮八分，乌药二钱，左金丸八分，木蝴蝶四分，炒白芍一钱五分，玫瑰花五朵，生牡蛎四钱，香附一钱五分，厚朴一钱。

腹痛有形联腰，脉细涩，肢冷，呕渴，癸水适来，苔厚微黄。宜治防厥，候正。干姜二分，炒川椒廿粒，当归二钱，泽兰一钱五分，川连（吴萸四分拌炒）六分，山楂四钱，香附一钱五分，佛手花八分，仙半夏二钱，延胡三钱，枳壳一钱五分。二帖。

肝逆攻冲作痛，呕恶欲厥，脉弦滞，经阻。症属重极，宜厥阴阳明同治，候正。干姜二分，川楝子三钱，草蔻一钱，炒谷芽四钱，川连（吴萸四分拌炒）八分，延胡一钱五分，紫石英三钱，仙半夏二钱，炒川椒廿粒，佩兰一钱五分，玫瑰花五朵。三帖。

肝逆犯胃，腹痛作吐，脉弦微热，癸水趱迟。宜厥阴阳明同治。干姜二分，炒枳壳八分，广藿香二钱，乌药二钱，川连七分，苏梗一钱五分，新会皮一钱五分，佛手花八分，仙半夏一钱五分，绿萼梅一钱五分，蔻壳。二帖。

肝块作痛，脉沉弦，气滞为满，癸水先后不一，大便忽泻。宜疏肝和中。川楝子三钱，鸡内金三钱，庵闾子三钱，延胡一钱五分，省头草三钱，沉香五分，厚朴一钱，生香附一钱五分，炒青皮八分，绿萼梅一钱五分，玫瑰花五朵。四帖。

苔黄，脉涩左弦，脘腹联痛，呕恶，此厥阴顺乘阳明，癸水趱迟。宜泻心汤加减治之。干姜二分，生牡蛎四钱，木蝴蝶五分，新会皮一钱五分，川连（吴萸四分拌炒）八分，苏梗一钱五分，茯苓四钱，绿萼梅一钱五分，仙半夏一钱五分，乌药一钱五分，川楝子三钱。三帖。

肝逆未平，中满气滞，脉细涩，腹痛经停。防肿胀。乌药二钱，生牡蛎四钱，川楝子三钱，厚朴一钱，炒白芍一钱五分，新会皮二钱五分，炒谷芽四钱，炒青皮八分，砂壳一钱五分，绿萼梅一钱五分，佛手花八分。三帖。

评议：肝气不舒，疏泄失司，攻窜作乱，而致中满气滞，腹痛经停。治疗当以顺气和中为妥。药用乌药、厚朴、陈皮、青皮行气止痛，川楝子、生牡蛎泄肝平肝，炒谷芽、砂壳、绿萼梅、佛手花理气和中。

头晕目暗，夹杂痧秽，腹痛吐利，脉濡细，苔黄，胃钝，带下。宜治标为先。藿梗二钱，大腹绒三钱，生香附三钱，炒谷芽四钱，厚朴一钱，广郁金三钱，左金丸八分，广木香五分，佩兰二钱，通草一钱五分，新会皮一钱五分。三帖。

闺女腹痛气滞，两脉皆弦，苔白，癸水不调。宜疏肝和中。川楝子三钱，当归（小茴五分拌炒）二钱，沉香（冲）五分，延胡一钱，香附三钱，广郁金（原杵）三钱，炒青皮八分，木蝴蝶四分，佩兰三钱，玫瑰花五朵。四帖。

任脉为病，腹痛有瘕，癸水涩少，脉细涩，苔心黄，肢木，心烦。宜治防厥，候正。川楝子三钱，左金丸八分，广藿香二钱五分，沉香（冲）五分，延胡二钱五分，丹参三钱，省头草三钱，佛手花八分，山楂四钱，蓬术七分，鸡内金三钱。一帖。

俞钱妇。癸来腹痛，脉细、右浮弦，舌黄，头疼，倏热乍寒，此肝木抑郁化火，夹杂感冒，溲热，肢楚。宜越鞠丸法加减治之。八月廿五日。焦神曲四钱，香附三钱，薄荷（后入）八分，广郁金三钱，川芎一钱半，青木香六分，焦山栀三钱，青黛八分，元胡二钱，青皮七分，佩兰三钱。三帖。

俞陈妇。肝胃欠和，夹杂风邪，呛咳，腹痛欲呕，舌微白，腰疼。宜温胆、和胃、清肝。十一月初五日。仙半夏一钱半，香附一钱半，蔻壳一钱半，橘皮一钱，丹参三钱，苏梗二钱，郁金三钱，茯苓三钱，左金丸八分，苏梗二钱，谷芽四钱。三帖。

俞绒伯。肝阳犯胃，心泛，少谷，脉涩、右弦急，舌滑白，脘闷，大便不爽。宜厥阴阳明合治。正月初六日。仙半夏一钱半，郁李仁三钱，蔻壳一钱半，茯苓三钱，川连（吴茱萸四分拌炒）七分，新会皮一钱半，炒枳实一钱半，炒谷芽一钱半，香附三钱，广郁金三钱，绿萼梅一钱半。三帖。

俞钱妇。便泻已除，脉弦肝横，腹痛不已。宜疏泄厥阴为主。十一月初三日。川楝子三钱，香附钱半，吴茱萸四分，延胡二钱，甘松四分，炒川椒四分，青皮八分，炒白芍一钱，木蝴蝶四分，省头草三钱，玫瑰花五朵。四帖。

俞妇。据述诸恙不减，腹痛气滞，神疲力怯。宜和营卫以疏肝。十一月初五日。归身二钱，覆盆子三钱，川楝子一钱半，炒白芍一钱半，广木香六分，延胡三钱，炙草五分，制香附三钱，川断三钱，木蝴蝶四分，杜仲三钱，绿萼梅一钱半。四帖。

俞女。癸涩迟滞，脉沉弦、左细，缘肝横气滞，腹中胀闷，头晕溲数，心悸。宜镇摄和肝。五月十九日。琥珀八分，丹参三钱，川楝子一钱半，佩兰三钱，制香附三钱，抱木茯神四钱，石决明六钱，车前子三钱，黄草石斛三钱，广郁金三钱，丝通草钱半。四帖。

俞女孩。冒暑夹食，以致身热腹痛，脉纹入掌，舌厚微灰。姑宜清暑、清食、和中。五月廿九日。广藿香钱半，益元散（荷叶包）三钱，连翘二钱，青木香六分，焦神曲三钱，红藤钱半，淡竹叶一钱，炒麦芽三钱，桔梗钱半，枳壳钱半，白蔻仁（冲）七分。清煎。二帖。

俞女孩。身热腹痛，溺赤，舌黄底红，脉弦濡，此由暑秽湿热使然。六月初九日。广藿香钱半，山楂三钱，大豆卷三钱，小川连（炒）五分，焦神曲三钱，连翘二钱，广郁金（原杵）三钱，红藤钱半，炒枳壳钱半，省头草钱半，六一散（布包）三钱。清煎。二帖。

俞女孩。惊气袭脾，兼热乳伤胃，呕泻并作，关纹紫入掌，腹痛，身微热。宜六和汤加减治之。七月二十七日。广藿香钱半，仙半夏钱半，益元散（布包）三钱，赤苓三钱，厚朴七分，木瓜一钱，扁豆衣二钱，砂衣五分，炒麦芽三钱，陈皮一钱，青木香五分。清煎。二帖。

腰痛

　　俞男。湿郁右腰，痛气滞腹，右板实疼痛，脉滞、右沉弦，舌白厚，胃钝。宜越鞠丸加减法治之。七月廿四日。焦神曲四钱，夜蚕沙（包煎）三钱，炒青皮八分，香附三钱，茯苓三钱，蔻壳一钱半，炒苍术一钱半，豨莶草三钱，丝通草一钱半，川楝子一钱半，元胡二钱。

　　俞钱妇。湿热已减，胃气稍振，两寸搏指而坚，腰酸腰痛，带注，癸水诸恙不愆期。洒寒已除，心悸，夜不安寐。宜温胆汤加减治之。五月十九日。仙半夏钱半，炒枣仁三钱，炒谷芽四钱，新会皮钱半，香附钱半，炒远志肉八分，抱木茯神四钱，夜交藤三钱，生牡蛎四钱，覆盆子三钱，广木香五分。三帖。

　　俞钱妇。腰胯犹酸，头胀鼻塞，胸闷，脉浮弦，舌根微黄，此由感冒夹杂内热，便溺热。仍遵前法加减再进。六月初九日。桑寄生三钱，桔梗钱半，广藿香二钱，炒杜仲三钱，炒条芩钱半，新会皮钱半，豨莶草三钱，苏梗钱半，大腹绒三钱，炒栀子二钱，炒谷芽四钱。三帖。

俞钱妇。癸水断而复来，脉两手沉弦，腰酸，夜寐未稳，营中之热未清，舌根还厚。借泽兰汤加减。十月十一日。泽兰一钱，丹参三钱，归身钱半，茺蔚子三钱，抱木茯神四钱，延胡钱半，炒枣仁三钱，炒远志肉八分，炒谷芽四钱，炒杜仲三钱，橘红钱半。

便秘

中焦未和，气机失利，脉两手混滞，大便稍下不畅。仍遵前法加减为妥。瓜蒌皮三钱，郁李仁三钱，炒谷芽四钱，薤白一钱五分，炒枳实一钱，广郁金（原杵）三钱，省头草三钱，厚朴一钱五分，乌药一钱五分，枣槟三钱，绿萼梅一钱五分，路路通十颗。三帖。

便血

俞庆。舌滑白，脉左濡、右混滞，便血腹痛。此湿渍于足太阴脾，宜苍术地榆汤治之。七月五日。炒苍术钱半，忍冬藤三钱，白芷八分，地榆炭三钱，泽泻三钱，广木香七分，蔻壳钱半，茯苓三钱，广郁金三钱，生米仁四钱，丝通草钱半，鲜荷叶一角。三帖。

评议：苍术地榆汤出自《素问病机气宜保命集》，由苍术和地榆组成，功可健脾燥湿、凉血止血，正合本案病机。

泄泻

遗风王。舌厚黄滑，便泻不化，脉弦濡，小便不利，此属湿热，脘闷。宜和中清利。六月初八日。藿香梗二钱，焦六曲四钱，蜜银花二钱，猪苓钱半，原滑石四钱，炒川连七分，扁豆衣三钱，通草钱半，川朴一钱，省头草三钱，新会皮钱半，引荷叶一角。二帖。

介按：湿胜便泻而小便不利，治以清利湿热。又佐消食扶脾，确是双方兼顾之疗法。

安昌夏。舌滑白，脉弦细，便溏，患小便不多，脘闷，气冲欲呕。借猪苓汤加减。三月十三日。猪苓钱半，广藿香二钱，仙半夏钱半，大腹皮三钱，泽泻二钱，滑石四钱，左金丸八分，玫瑰花五朵，茯苓四钱，厚朴一钱，香附三钱。清煎。四帖。

又：湿热未清，腹中胀闷，脉涩滞，便泻。仍宜猪苓汤加减。猪苓钱半，藿香梗二钱，大腹皮三钱，左金丸八分，泽泻三钱，滑石四钱，制香附三钱，佛手花八分，茯苓四钱，厚朴钱半，佩兰叶钱半。清煎。四帖。

介按:《内经》曰：湿胜则濡泄。《难经》曰：湿多成五泄。兹以湿胜而脾胃失于健运，不能渗化，方从猪苓汤加减，以藿、朴、香附、玫瑰等味，芳香燥湿，二苓、泽泻健脾佐运，半夏、左金和胃宽胸，腹皮、滑石泄湿利溲。前后二方，大旨相同，即古人所谓利小便即是实大便之意。

渔庄沈妇。便泻腹痛，右脉涩、左弦细，经停四月，腰酸带下，心泛，舌微白，咳呛。姑宜清气和中。十月二十日。藿香梗二钱，诃子肉钱半，新会皮钱半，桔梗钱半，川贝钱半，扁豆衣三钱，苏梗钱半，生款冬三钱，大腹皮三钱，广木香八分，蔻壳钱半。清煎。三帖。

介按：肝肾阴亏，带脉不固，则腰酸带下，肝阳横逆，则腹痛便泻，上乘于肺则咳嗽心泛。先以清肺扶脾，兼用理气之品，是急则治标之意。

新田郦。据述便泻较减，舌根厚，面浮。宜和胃为主。六月十三日。焦六曲四钱，新会皮钱半，制香附三钱，鸡内金钱半，川连五分，赤苓三钱，扁豆衣钱半，大腹皮三钱，仙半夏钱半，炒麦芽三钱，通草钱半，鲜荷叶一角。

介按：便泻较减，舌厚面浮，此系湿热未净，夹食为患。故治以扶脾渗湿，兼消食滞。

大西庄沈。木克土便泻，气滞经阻，脉右涩、左弦，舌心光，胃钝脘闷，腹中有瘕。姑宜泄木和中。七月廿九日。乌药二钱，川楝子三钱，炒谷芽四钱，左金丸八分，茯苓四钱，木蝴蝶四分，扁豆衣三钱，玫瑰花五朵，大腹皮三钱，炒白芍钱半，佩兰钱半。清煎。四帖。

介按：肝阳侮胃，气聚成瘕，阳明隶于冲脉，冲脉即是血海。兹以胃被肝乘，血海亦同时为病，以致经阻。治以泄肝救胃，方极稳健可法。

某。据述胃纳稍增，便泻稀水，缘水湿并归阳明，宜分利为稳。茯苓三钱，大腹皮三钱，原砂仁七分，石莲子三钱，泽泻三钱，猪苓钱半，绿萼梅钱半，通草钱半，江西术一钱，新会皮钱半，生白芍钱半。清煎。四帖。

介按：湿归阳明而为泄泻，治以五苓散加减，洵是对症之妙剂。

遗风庞。舌黄滑，脉弦濡，便利腹痛，此属湿热。宜治防痢。六月初九日。广藿香二钱，焦六曲四钱，青木香七分，大腹皮三钱，六一散三钱，炒川连五分，炒枳壳钱半，新会皮钱半，川朴一钱，猪苓钱半，通草钱半。清煎。三帖。

介按：湿热薄于肠胃，阻遏气机，而致太阴失健运，厥阴失疏泄，湿蒸热郁，传导失其常度，而便利腹痛。清热导气以渗湿，则诸恙自愈。

某。便泻较减，脉虚，气机不和，舌滑。宜固肾止泻，理气和中。三月十七日。熟地三钱，骨碎补三钱，炒杜仲三钱，炒米仁四钱，怀药三钱，茯苓四钱，新会皮钱半，玫瑰花五朵，芡实三钱，原蚕沙一钱，甘松四分。清煎。十帖。

介按：此是脾肾兼虚为泻，故君以地黄、杜仲、骨碎补，大滋肾阴，填精补髓，臣以芡实、山药之健脾，又佐泽泻、米仁以疏水道之滞，使以芳香诸味之理气，适气机转动，则湿走而肾强脾健矣。

渔庄沈。中虚气馁，水谷酿湿，成痰作泻，左脉虚细、右弦濡，舌微黄，心肾不交，寝不成寐。宜治脾肾为主。五月十三日。骨碎补三钱，夜交藤三钱，炒枣仁三钱，炒川连五分，炒杜仲三钱，怀山药三钱，辰砂拌茯神四钱，粟壳一钱，炒江西术一钱，阳春砂一钱，百药煎三钱。清煎。五帖。

介按：雷少逸曰：昔贤云，脾为生痰之源，肺为贮痰之器。夫痰乃湿气而生，湿由脾弱而起。盖为太阴湿土，得温则健，一被寒湿所侵，遂困顿矣。脾既困顿，焉能掌运用之权衡，则水谷之精微，悉变为痰。痰气上袭于肺，肺与大肠相为表里，其大肠固者，肺经自病而为痰嗽，其不固者，则肺病移于大肠而为痰泻矣。雷氏此言，发明痰泻之病源，已无余蕴，深堪钦佩，惟此症系是脾肾兼虚，以致水泛为痰，因大肠不固，遂移病于大肠而作泻。且以心不藏神，阳不交阴而不寐，故其治法，于固肾健脾之中，参用安神涩肠之品。

评议：百药煎在《本草蒙筌》《医学入门》《本草纲目》中均有记载，皆以五倍子为主药进行发酵，《本草蒙筌》加有桔梗、甘草，《医学入门》加有乌梅、白矾和水红蓼，《本草纲目》则是加入细茶。

朱墅杨妇。木克土便泻腹满，脉沉涩，舌黄，心泛欲呕，癸涩。宜防腹胀。六月二十日。藿香二钱，大腹皮三钱，新会皮钱半，川楝子三钱，左金丸八分，茯苓四钱，扁豆衣三钱，玫瑰花五朵，佩兰钱半，通草钱半，香附钱半。清煎。三帖。

介按：冲隶阳明，厥阴对峙，今因肝病犯胃，则心泛欲呕，乘脾则便泻腹满，冲脉既被肝逆犯胃而受影响，则癸水难以应期而至。故治以苦辛泄降，俾肝逆稍平，胃气渐和，则诸恙自退。

安昌马妇。上咳下泻，形肉日削，脉弱细，经闭，脘格。属棘手重症，宜法候政之。六月初五日。省头草五钱，诃子肉三钱，炒谷芽四钱，绿萼梅钱半，川贝三钱，扁豆衣三钱，石莲子三钱，桑白皮钱半，制香附三钱，新会皮钱半，赤苓四钱。清煎。二帖。

介按：经闭脘格，咳泻形削，此是脾弱肝横，生化无权，中气久虚，血液渐涸，虽用扶脾抑肝之品，究属难愈之症。

某稚孩。呕渴已瘥，脉涩滞，舌心厚，腹尚大，胃钝，便滑。仍遵前法加减。二月十一日。乌梅一个，甘松四分，赤苓三钱，生香附钱半，椒目四分，炒谷芽三钱，厚朴一钱，鸡内金钱半，大腹皮三钱，通草钱半，绿萼梅一钱。清煎。三帖。

介按：肝胃湿热久蕴，脾弱而致腹大便滑，当然以扶脾渗湿，兼清肝胃之热。

评议：本案方中甘松、绿萼梅芳香开郁醒脾，鸡内金、炒谷芽健脾助运，赤苓、厚朴行水燥湿，椒目化气利水兼消腹肿。诸药相合，共奏扶脾渗湿、清肝胃热之效。

某稚孩。腹形不减，气逆便溏，脉弦细，舌薄滑，身微热，口渴。仍宜和中分消，防疳。六月廿四日。广藿香二钱，省头草钱半，鸡内金钱半，川楝子钱半，宣木瓜钱半，甘松四分，五谷虫三钱，绿萼梅一钱，大腹皮三钱，通草钱半，香附钱半。清煎。三帖。

介按：食物不节，脾胃受创，肝阳乘侮，而致腹膨便泻，故治以和肝健脾，清导清热。

评议：本案患儿为饮食内伤，脾胃受戕，肝阳乘侮，而致腹膨便泻，故治以健脾和肝，兼以清热。口渴为津伤之象，一味木瓜既可化湿和胃，又可酸涩止渴；省头草与藿香合用，芳香化湿，分消水气；绿萼梅、香附行气开郁；谷芽、鸡内金消食健脾。久泻迁延不愈者，易转为疳证，故特注"防疳"二字，并投五谷虫治之，《本草蒙筌》谓其"治小儿疳胀神效"。邵氏防微杜渐，由此可见一斑。

渔庄沈。女孩虫气内着，腹痛乍作乍止，脉弦濡，便溏。姑宜安胃和中。二月十五日。乌梅一个，川椒十四粒，五谷虫三钱，广木香八分，川楝子三钱，延胡二钱，茯苓四钱，茉莉花八分，生白芍钱半，甘松四分，佩兰三钱。清煎。二帖。

介按：疳泻治法，不离脾胃，约分数种。如胃滞当消，脾弱宜补，因热则苦寒清火，因冷则辛温健脾，有虫则用杀虫之品，因虚则补本脏之母。今此案系是湿热内滞，夹着虫积，以致腹痛便溏。治宗安胃丸之意，而以健脾驱虫，理气导滞，洵治虫积腹痛而兼便溏之良方。

遗风庞。女孩瘄后受暑，夹食化泻，脉弦，舌黄，口渴。宜清热和中。藿香梗二钱，炒川连八分，百药煎三钱，银花二钱，六一散四钱，扁豆衣三钱，生白芍钱半，麦芽三钱，佩兰三钱，通草钱半，新会皮钱半。清煎。二帖。

又：时瘄后，便泻腹痛，右脉弦，潮热似疟。宜和中清利。七月十三号（五月廿九日）。猪苓三钱，六一散四钱，青蒿子八分，炒川连八分，泽泻三钱，大腹皮三钱，蔻壳钱半，新会皮钱半，赤苓四钱，扁豆衣三钱，通草钱半。清煎。三帖。

又：瘄后便泻化利，腹痛不爽，胃纳较增，舌滑微黄。宜清热、化气、分利。七月十七号（丁未初四日）。炒川连八分，莱菔子三钱，大腹皮三钱，冬瓜皮三钱，生白芍钱半，六一散四钱，广皮钱半，焦六曲四钱，枳壳钱半，青木香八分，生米仁四钱。清煎。二帖。

介按：麻疹又名曰痧，吾绍通称曰瘄，江苏总名曰疹。其实皆一病也，无非因地异名耳。叶氏治法，分晰四时，最为简明。其言曰：春令发痧，从风温治，夏季从暑风，暑必兼湿，秋令从热烁燥气，冬月从风寒。又曰：疹宜通泄，泄泻为顺。下痢五色者亦不妨，惟二便不利者，最多凶症，治法大忌止泻。今此案适在夏月，吸受暑热，兼挟湿食化泻，治以清暑，最属正当。逮日久而湿热内陷，移于大肠，治以导滞而清湿热，大旨近是。

稚孩。虫气内着，腹痛作泻，脉滞滑，苔白，口渴呕恶。姑宜安胃利中。乌梅一个，川连（吴萸四分拌炒）五分，广藿香二钱，川楝子二钱，炒川椒廿粒，厚朴八分，炒谷芽四钱，延胡一钱五分，茯苓三钱，仙半夏一钱五分，通草二钱半。三帖。

评议：泄泻因于虫积者，多发于稚幼之孩，饮食不洁，致虫入内，攻窜作痛，泄泻下利。邵氏宗乌梅丸之意，治以安胃和中止泻之法。药用乌梅、川连、川楝子、川椒之酸苦辛以治虫安胃，炒谷芽、厚朴以行气和中，藿香、茯苓、通草化湿利水以止泻。

便泻较减，面跗浮肿不退，脉弦滑，经停。仍遵前法加减为稳。乌药二钱，炒江西术一钱，冬瓜皮三钱，苏梗二钱五分，阳春砂（冲）八分，广木香七分，大腹绒三钱，天仙藤三钱，炒谷芽四钱，新会皮一钱五分，绿萼梅一钱五分。四帖。

虫气作痛，腹泻肢肿面浮，脉沉细，苔白口渴。症属重极，宜利中分消。乌梅一个，大腹绒三钱，省头草三钱，椒目五分，延胡二钱，茯苓皮四钱，厚朴八分，广木香七分，通草丝一钱五分，炒车前三钱，地骷髅三钱。三帖。

闺女虫气作泻，脉弦细，苔滑白，两足浮肿。势恐增剧。大腹绒三钱，乌药二钱，川楝子一钱五分，椒目七分，炒车前三钱，赤芍三钱，杜赤小豆四钱，炒谷芽四钱，省头草三钱，冬瓜皮三钱，炒米仁四钱。三帖。

便泻未除，经停，脘闷，脉滞滑，肢体浮肿。仍遵前法加减为妥。乌药二钱，生益智一钱五分，天仙藤三钱，苏梗一钱五分，炒车前三钱，冬瓜子三钱，大腹绒三钱，厚朴一钱，炒谷芽四钱，五加皮三钱，阳春砂（冲）七分。四帖。

脾泄，腹痛脘闷，脉弦细、左沉涩，胃钝，足跗浮，癸水趱迟。宜防肿胀。乌药一钱五分，炒白芍一钱五分，藿梗二钱，生益智一钱，茯苓三钱，广木香七分，新会皮一钱五分，玫瑰花五朵，大腹绒三钱，炒谷芽四钱，省头草三钱。三帖。

虫痛、尿白悉瘥，脉混滞，大便仍滑。脾土失运，宜防疳患。乌梅一个，滑石四钱，蟾蜍干（去头足）一钱，炒谷芽四钱，厚朴八分，广木香六分，炒五谷虫三钱，扁豆壳三钱，炒车前三钱，生白芍一钱五分，丝通草一钱五分。三帖。

评议："蟾蜍干"一药，味辛，性凉，有小毒，既可消积，又能化肿，《景岳全书·本草正》谓其有"消癖气积聚，破坚症肿胀"之功。邵氏在治疗小儿虫积腹泻肿胀时常用此药。

脾泄较瘥，食入脘闷，脉细、左关弦，癸水未至，口渴，跗浮。仍遵前法加减为主。乌药二钱，炒白芍一钱五分，川楝子一钱五分，省头草三钱，茯苓三钱，广木香七分，炒车前三钱，绿萼梅一钱五分，大腹绒三钱，生益智一钱，木瓜二钱。

便泻稍减，脉两手皆细，食入脘腹胀闷，经停。防成肿胀。猪苓一钱五分，炒阿胶一钱五分，广藿香二钱，大腹绒三钱，泽泻三钱，制香附二钱，新会皮一钱五分，砂仁（冲）七分，茯苓三钱，厚朴一钱五分，广木香七分，炒谷芽四钱。四帖。

小孩便泻未除，脉濡滑，苔腻，虫积尚存。还宜前法加减为妥。乌梅一个，蟾蜍干一钱，丝通草一钱五分，生益智（去壳）一钱，厚朴八分，生白芍一钱五分，炒五谷虫三钱，炒米仁四钱，炒车前三钱，川楝子一钱五分，大腹绒三钱。四帖。

苔微白，脘闷，大便忽泻，脉细左弦，寒热交作，呛咳，肢楚，胃钝，小溲乍赤。宜活人败毒散加减治之。酒炒柴胡一钱，羌活一钱五分，桔梗一钱五分，范曲三钱，前胡一钱五分，独活一钱五分，枳壳一钱五分，丝通草一钱五分，川芎一钱，赤苓三钱，厚朴一钱五分。三帖。

评议：泄泻因于外感者，缘由外邪侵袭，扰乱中焦，以致运化失司，清浊不分，水谷混杂而下，且临床常夹有外感之症状，如恶寒发热，咳嗽肢酸等。邵氏效法喻嘉言之逆流挽舟法，选用活人败毒散以消息施治。是方既疏解表证，又和中举陷，表里同治，内外兼顾，与证颇为合拍。

癸水涩少不调，脉虚细带下，便泻不已，中痞气滞。宜和中止泻为主。乌鲗骨三钱，赤石脂（包）三钱，芡实三钱，化龙骨三钱，原粒砂仁一钱，怀山药四钱，川断三钱，粟壳一钱五分，丹参三钱，杜仲三钱，香附二钱，绿萼梅一钱五分。四帖。

癸涩迟滞，脉涩腰疼，带下，便泻中痞。宜理气和中。乌药二钱，石莲子三钱，原粒砂仁一钱，覆盆子三钱，茯苓四钱，怀山药四钱，丹参三钱，佩兰叶一钱五分，杜仲三钱，芡实三钱，化龙骨三钱。四帖。

便泻、腹痛悉减，脉沉涩，癸涩带下。宜和中调经为妥。炒居术一钱，香附一钱五分，广木香八分，鸡血藤三钱，厚朴一钱，丹参三钱，炒白芍一钱五分，生米仁四钱，菟丝饼三钱，龙骨三钱，乌药二钱，玫瑰花五朵。四帖。

血虚气滞，每癸来腹痛作泻，脉细涩，心惕。宜五苓散主治。炒居术一钱，猪苓一钱五分，延胡三钱，丹参三钱，桂枝五分，泽泻三钱，厚朴一钱，龙齿一钱五分，茯苓四钱，广木香八分，香附三钱，玫瑰花五朵。三帖。

腹痛便利不减，苔黄呕恶，右脉弦滑，月事过期不至。仍照前法加减，防痢。藿梗二钱，仙半夏一钱五分，山楂三钱，蔻壳一钱五分，川连（姜汁炒）七分，赤苓四钱，炒白芍一钱五分，六一散（荷叶包）四钱，厚朴一钱五分，新会皮一钱五分，广木香八分。三帖。

癸来涩滞，脉虚细，便滑，脘闷，脐下不爽。宜养胃和中，佐理气下。丹参三钱，乌鲗骨三钱，炒谷芽四钱，省头草三钱，厚朴二钱，茯苓四钱，沉香曲一钱，绿萼梅一钱五分，延胡一钱五分，香附一钱五分，杜仲三钱。五帖。

癸涩迟滞，脉沉清，便泻，中痞肠鸣。宜胃苓汤加减。炒茅术一钱五分，猪苓一钱五分，大腹绒三钱，通草一钱五分，厚朴一钱五分，泽泻三钱，生米仁四钱，玫瑰花五朵，新会皮一钱五分，茯苓四钱，乌药二钱。三帖。

评议：肠鸣便泻，中脘痞满，缘由湿邪内盛，困阻肠胃，气机不利，传导失职。《素问·六元正纪大论》云："湿胜则濡泄。"邵氏治以祛湿和胃、利水止泻之胃苓汤加减为法，加用大腹绒、通草、生米仁以增清利湿邪之力。方证相合，药到病愈。

便泻、腹痛稍减，苔色仍属黄厚，癸涩已有二月不至，脉涩、右沉弦，中痞气滞。还宜前法加减为妥。神曲三钱，炒茅术一钱五分，白芍一钱五分，砂壳一钱五分，炒川连八分，赤苓四钱，广木香六分，绿萼梅一钱五分，厚朴一钱，泽泻三钱，炒谷芽四钱。三帖。

大便仍属不爽，脉弦左涩，癸水已至不多，头晕脘闷。仍照前法加减为妥。桑寄生三钱，炒白芍一钱五分，新会皮一钱五分，广木香六分，当归三钱，香附一钱五分，炒枣仁三钱，砂壳一钱五分，稽豆皮一钱五分，石决明六钱，广藿香二钱。三帖。

癸水先后不一，脉细涩，腹痛，气滞，大便滑泻，胃钝，带下。宜和中为妥。焦神曲三钱，佩兰叶一钱五分，山楂三钱，砂壳一钱五分，厚朴一钱，广藿香二钱，炒谷芽四钱，延胡一钱五分，广木香八分，乌药二钱，玫瑰花五朵。三帖。

木克土，便泻，心涎，脉弦，舌尖红，腹中有瘕，经闭。宜猪苓汤加减治之。猪苓一钱五分，炒阿胶一钱五分，炒白芍一钱五分，藿梗二钱，泽泻三钱，左金丸八分，厚朴一钱，玫瑰花五朵，茯苓四钱，炒青皮七分，新会皮一钱五分。三帖。

木克土化泻，脉弦细，中焦窒格，经停。防胀，宜利中分消为治。大腹绒三钱，新会皮一钱五分，绿萼梅一钱五分，鸡内金二钱五分，厚朴一钱五分，原粒砂仁一钱，茯苓皮一钱五分，玫瑰花五朵，炒车前三钱，乌药二钱，炒谷芽四钱。三帖。

木克土化泻，脉涩，脘格，心涎欲呕，癸涩不调。宜泻心汤加减治之。干姜二分，炒白芍一钱五分，炒谷芽四钱，通草一钱五分，川连（吴萸五分拌炒）七分，北细辛二分，香附一钱五分，玫瑰花五朵，仙半夏二钱，厚朴一钱五分，佩兰叶三钱。三帖。

评议：肝木不舒，郁结乖戾，横克脾土而作泻，逆犯胃土而欲呕，以致升降失调，寒热错杂。故以辛开苦降、平调寒热之半夏泻心汤加减治之，并施香附、厚朴等疏肝行气之品。俟肝气得舒，脾胃免遭其克，则病症有向愈之机。

木克土化泻，脉弦而涩，舌滑，脘闷，带下，癸涩。姑宜顺气和中。乌药二钱，大腹绒三钱，化龙骨一钱五分，炒青皮八分，茯苓四钱，砂壳一钱五分，芡实三钱，厚朴一钱五分，木蝴蝶五分，新会皮一钱五分，绿萼梅一钱五分。三帖。

木克土，便泻中痞，脉沉涩，面跗浮，经阻。宜治防胀。大腹绒三钱，新会皮一钱五分，炒车前三钱，生牡蛎四钱，厚朴一钱五分，扁豆壳三钱，茯苓皮四钱，泽泻三钱，椒目五分，原粒砂仁七分，绿萼梅一钱五分，地骷髅三钱。四帖。

木克土化泻，脉右弦，中痞气滞，腹痛，舌红，经阻。宜养胃、和中、平肝。北沙参三钱，生白芍一钱五分，砂壳一钱五分，石决明六钱，茯苓四钱，新会皮一钱五分，石莲子三钱，玫瑰花五朵，钗斛三钱，省头草三钱，藿梗二钱。三帖。

俞钱妇。迩夹暑秽作泻，脉细右弦，舌黄，腹痛，肢楚，小溲涩少，恐变痢患。五月二十日。广藿香二钱，左金丸八分，新会皮钱半，扁豆壳三钱，六一散（荷叶包）三钱，广木香七分，省头草三钱，丝通三钱，车前子三钱，焦神曲四钱，玫瑰花七朵。三帖。

俞郭妇。安胃和中，呕恶、腹痛悉减。脉细、左弦滑，舌白。便泻溲赤。仍遵前法加减为妥。五月初九日。乌梅一个，吴茱萸（川连七分拌炒）四分，川楝子三钱，炒川椒二十颗，甘松四分，延胡二钱，茯苓三钱，车前子三钱，原滑石四钱，大腹绒三钱，茉莉花八分。二帖。

余女。余暑不清，便泻胃钝，脉弦满、左滞，舌白厚，口渴溺少。宜清暑、和中、分消。六月廿五日。乌梅一个，藿梗二钱，厚朴一钱，炒小川连五分，扁豆衣三钱，蔻壳钱半，焦神曲四钱，炒麦芽三钱，丝通草一钱，山楂三钱，省头草钱半，鲜荷叶一角。三帖。

俞钱妇。湿犹未罢，午后肌热不爽，脉弦左坚，舌白，腹痛，肢懈。仍遵前法加减为妥。六月廿五日。桑寄生三钱，炒枣仁三钱，大腹绒三钱，炒杜仲三钱，苏梗钱半，木蝴蝶四分，天仙藤钱半，蔻壳钱半，酒炒条芩钱半，远志肉八分，绿萼梅钱半。四帖。

俞潘妇。据述便泻较减，欲便时腹中作痛，胃钝，脘痛。仍遵前法加减为妥。六月廿八日。藿梗三钱，川楝子钱半，新会皮钱半，左金丸八分，延胡二钱，茯苓三钱，草豆蔻一钱，炒谷芽四钱，丝通草钱半，佩兰二钱，玫瑰花七朵，鲜荷叶一角。三帖。

俞邵妇。舌滑白，口渴，面浮肢肿，脉濡滑，虫气作痛，便溏。症势匪轻，宜温脾、和中、分消。七月十三日。乌梅一个，大腹绒三钱，川楝子钱半，厚朴八分，广木香七分，炒车前子三钱，省头草二钱，丝通草钱半，冬瓜皮三钱，蔻壳钱半，炒谷芽四钱。三帖。

俞女。身热较退，口渴便溏，其色赤，腹中偶痛，舌色滑白，面跗浮肿，溲溺尚利，脉左关弦濡、右滑数，湿阻气分。姑宜清气利湿，佐以分消。七月廿七日。紫雪丹（先服，开水冲）二分，蔻壳钱半，杜赤小豆四钱，连翘三钱，六一散（荷叶包）三钱，冬瓜皮三钱，带皮苓三钱，生米仁四钱，扁豆皮三钱，银花钱半，省头草三钱，地骷髅三钱，活水芦根五钱。二帖。

俞邵妇。寒暖不调，夹食化泻，左脉细、右滑缓，舌微黄，脘中闷，腹痛。宜保和丸法加减治之。九月廿七日。焦神曲三钱，广藿香二钱，炒麦芽三钱，赤苓三钱，炒莱菔子钱半，广木香七分，山楂三钱，左金丸八分，丝通草钱半，厚朴丝一钱，佩兰三钱，荷叶半张。三帖。

俞妇。胃气较振，便泻已除。仍遵前法加减为妥。一月十日。姜半夏钱半，香附三钱，炒白芍钱半，蔻壳一钱，茯苓四钱，益智仁一钱，厚朴一钱，绿萼梅钱半，广皮钱半，鸡内金三钱半，申姜三钱。三帖。

俞女孩。暑泻欲呕，脉弦滑，虫气内着，舌心厚。宜六和汤加减治之。六月初五日。广藿香三钱，仙半夏钱半，省头草二钱，赤茯苓三钱，厚朴一钱，木瓜钱半，扁豆衣三钱，丝通草钱半，六一散（包煎）三钱，午时茶钱半，砂仁（冲）七分，鲜荷叶（引）一角。二帖。

俞女孩。暑热内逼，便泻，夜烦少安，脉濡左弦，舌根厚微黄。姑宜清暑和中。六月廿四日。焦神曲三钱，鸡内金三钱，藿香钱半，赤苓三钱，六一散（包）三钱，省头草钱半，丝通草一钱，青蒿梗一钱，扁豆衣三钱，银花钱半，炒麦芽三钱，鲜荷叶一角。二帖。

俞女孩。舌白，口渴，腹大便泻，溺少，脉右弦、左濡，怕成疳患。六月三十日。乌梅一个，广藿梗钱半，大腹绒三钱，小川连（炒）五分，车前子（炒）三钱，五谷虫（炒）三钱，焦神曲三钱，厚朴一钱，鸡内金钱半，新会皮钱半，省头草三钱，鲜荷叶一角。三帖。

俞女孩。饮食失节，致伤脾胃，腹痛便泻，发热，脉左濡缓、右弦，舌滑白、根厚。宜和中消食为治。六月十五日。广木香七分，广藿梗钱半，新会皮钱半，焦神曲三钱，鸡内金钱半，扁豆衣三钱，省头草三钱，炒麦芽三钱，蔻壳一钱，厚朴八分，益元散（布包）三钱。二帖。

俞女孩。湿泻腹鸣，溺少，水湿并夹阳明。宜止泻和中，防化肿。七月初九日。煨葛根钱半，茯苓三钱，新会皮钱半，车前子（炒）三钱，扁豆衣三钱，焦神曲三钱，生米仁四钱，丝通草一钱，茉莉花八分，百药煎一钱，勒人藤脑七个，砂仁（冲）七分。三帖。

俞大姑。寒暄失调，脾胃欠和，脉弦濡，舌白，便泻肠鸣。宜六和汤加减治之。七月初五日。广藿香二钱，仙半夏钱半，扁豆壳三钱，木瓜钱半，厚朴一钱，赤苓三钱，车前子（炒）三钱，省头草三钱，江西术（炒）一钱，砂仁（冲）七分，茉莉花八分。三帖。

前梅王贻记。童年伏暑，寒热积食作痛，脉弦、气口大，舌滑，便泻。宜和中清利。八月十九日。藿香二钱，白蔻仁八分，焦神曲四钱，扁豆衣三钱，谷芽四钱，通草钱半，新会皮钱半，川楝子钱半，延胡二钱，蒿梗八分，山楂三钱，荷叶二角。三帖。

又：童年寒热较轻，腹痛，便泻未除，脉弦濡，舌滑白。仍宜清暑、和中、利湿。八月廿五日。藿梗二钱，扁豆衣三钱，大腹皮三钱，山楂四钱，通草钱半，威灵仙钱半，蔻仁八分，新会皮钱半，生米仁四钱，蒿梗一钱，赤苓三钱，荷叶二角。三帖。

又：便泻已除，潮热不清，脉左弦、气口滑，舌根厚腻，呛咳。仍遵前法加减为妥。九月二日。藿香钱半，川贝钱半，桔梗钱半，杏仁三钱，橘红一钱，白前钱半，山楂三钱，通草钱半，苏梗钱半，麦芽三钱，蒿梗一钱。三帖。

又：诸款稍减未除，脉弦濡、左细，舌滑白，胃气稍振。仍遵前法加减为妥。九月七日。藿梗二钱，川贝钱半，白蔻仁八分，扁豆衣三钱，生米仁四钱，新会皮钱半，通草钱半，大腹皮三钱，焦神曲三钱，蒿梗一钱，山楂三钱。三帖。

张湖渡吴。大便已调，脉细、左关弦，舌色尚厚，腹中已和。宜温胆和胃为主。元月十三日。仙半夏钱半，枳实一钱，淡竹叶钱半，陈皮一钱，焦栀三钱，广郁金三钱，茯神四钱，炒谷芽四钱，省头草三钱，通草钱半，鸡内金三钱。

又：诸款悉瘥，胃气已振，舌色较和，夜寐未稳。宜酸枣仁汤加减。元月十五日。枣仁三钱，丹参三钱，远志八分，炒知母钱半，辰砂染抱木茯神四钱，炒谷芽四钱，枳壳钱半，仙半夏钱半，蔻壳钱半，新会皮钱半，秫米三钱，引灯芯七支。四帖。

阮川茅。湿热盘踞中州，脉弦濡，舌滑白，腹鸣气滞，大便鹜溏，欲解不爽。宜酸苦泄热，化气利湿。十月廿五日。吴萸三分拌川连七分，生白芍钱半，厚朴钱半，佩兰三钱，赤苓四钱，通草钱半，藿梗二钱，新会皮钱半，广木香八分，茵陈三钱，泽泻三钱，荷叶半张。三帖。

又：湿热尚存，舌腻微黄，脉濡、右弦细，腹鸣，便下黏滞，溲溺少。宜和中分利为治。十月卅日。藿梗二钱，新会皮钱半，厚朴钱半，左金丸八分，砂壳钱半，焦曲四钱，大腹皮三钱，赤苓四钱，乌药钱半，鸡内金三钱，茉莉花八分。四帖。

宾舍钱。木克土犯脾，腹泻，疼痛有瘕，心泛欲呕，脉弦细，舌心黄滑，面浮跗肿。不易之症。二月廿二日。乌梅二个，川楝子四钱，省头草三钱，吴萸三分拌川连七分，延胡钱半，茯苓三钱，炒开口川椒廿粒，炒谷芽四钱，通草钱半，乌药钱半，玫瑰花七朵。三帖。

又：呕恶已瘥，便泻未除，脉左弦、气口滑，虫气作痛，舌滑，跗肿，尤恐化胀。川楝子钱半，省头草三钱，通草钱半，延胡二钱，左金丸八分，甘松四分，乌梅二个，大腹皮三钱，炒米仁四钱，生香附钱半，绿萼梅钱半，地骷髅三钱。

又：虫气内着腹痛，便利，跗浮，左脉弦、气口濡滑，心泛较瘥，舌色黄滑。仍宜安胃、和中、平肝为主。三月二日。乌梅二个，吴萸三分拌川连八分，仙半夏钱半，甘松四分，佩兰三钱，大腹皮三钱，新会皮钱半，炒谷芽四钱，玫瑰花七朵，川楝子钱半，炒川椒廿粒。四帖。

胡大齐。旁流未除，右脉已缓、左关弦，肝阳未平，腹痛，舌色稍淡。仍遵前法加减为稳，候正。瓜蒌皮，吴萸拌川连，仙半夏，省头草，豆卷，青木香，蔻壳，佛手花，炒枳实，广郁金，通草。

又：二便已通，心悸，寤寐不安，脉虚左弦细，舌白微灰。宜和胃、安神、疏肝。七月七日。炒小川连，辰茯神，丹参，新会皮，琥珀，蔻壳，炒谷芽，玫瑰花，仙半夏，佩兰，木蝴蝶，灯芯七支。

又：寝寐稍安，胃气未振，心犹悸，口淡，脉虚细，舌白。仍遵前法加减治之。琥珀，辰茯神，远志，炒谷芽，蔻壳，省头草，绿萼梅，丹参，新会皮，枣仁，川石斛，灯芯二支。

沈。舌色较爽，清窍还木，脉数、右弦濡，大便旁流，渴饮已减。还防变端，宜清利为稳。八月二日。瓜蒌皮三钱，苦丁茶钱半，碧玉散三钱，枳壳钱半，通草一钱，赤苓三钱，银花钱半，焦栀三钱，淡竹叶钱半，夏枯草二钱，花粉钱半，荷叶边一圈。二帖。

又：旁流已除，左脉弦、右濡滑，潮热不清，舌黄滑。清窍未和，宜治防复。八月五日。瓜蒌皮三钱，花粉三钱，丹皮二钱，碧玉散三钱，远志八分，黄草石斛三钱，蒿梗钱半，焦栀三钱，谷芽四钱，夏枯草钱半，苦丁茶钱半，荷蒂二个。三帖。

坎山邱。肝横湿滞，大便泻利，腰中濯濯，隐隐作痛，左脉弦、右濡细，舌滑灰黄。气机不利，姑宜清肝和中。二月十日。藿梗二钱，猪苓钱半，通草钱半，左金丸八分，川楝子三钱，乌药钱半，厚朴钱半，大腹皮三钱，玫瑰花七朵，新会皮钱半，砂壳钱半。

又：清肝和中，便泻较瘥，腹中犹鸣，右脉弦、左细，舌滑腻。肝木犹横，水湿并归阳明。仍遵前法加减为妥。二月十三日。藿梗二钱，左金丸八分，厚朴钱半，甘松四钱，炒米仁四钱，省头草三钱，鸡内金三钱，炒谷芽四钱，玫瑰花七朵，川楝子钱半，茯苓三钱。四帖。

又：便泻转溏，脉形弦细，舌滑根腻，腹中仍属濯濯。脾土失运，宜疏补为妥。二月十七日。元党钱半，茯苓三钱，江西术一钱，广木香七分，厚朴钱半，甘松四分，通草钱半，乌药钱半，麦芽三钱，新会皮钱半，枳壳钱半。四帖。

又：大便仍溏，腹鸣气滞，脉濡弱，舌心厚。脾土失运，宜治脾肾为妥。二月廿三日。破故纸钱半，乌药钱半，川楝子钱半，肉果霜八分，扁豆衣三钱，甘松四分，茯苓三钱，原粒砂仁一钱，通草钱半，大腹皮三钱，炒谷芽四钱，茉莉花八分。四帖。

又：大便仍滑，脉弱、左关弦，肝木偏横，舌滑白。气机不利，湿渍阳明，仍遵前法加减。二月廿八日。破故纸钱半，肉果霜八分，茯苓三钱，蔻壳钱半，通草钱半，川楝子钱半，大腹皮三钱，厚朴一钱，新会皮钱半，左金丸八分，原粒砂仁一钱，玫瑰花七朵。

评议：肝横湿滞是邵氏在辨治泄泻时常提及的病机，一方面肝横克伐脾胃，一方面湿邪阻滞中焦，两相交合，而成泄泻。治疗以清肝和中为要。若泄泻日久，则须考虑久病及肾，以治脾肾为妥。

项家云记。湿郁气滞，脉细、右沉弦，舌黄。肝木凌侮脾胃作泻，姑宜清肝和中。元月卅日。藿梗二钱，乌药钱半，新会皮钱半，左金丸八分，茯苓三钱，香附二钱，佩兰三钱，川楝子钱半，通草钱半，厚朴一钱，玫瑰花七朵。三帖。

又：便泻未除，腹中气机稍和，脉弦，舌黄较薄。仍宜清肝和中为妥。二月四日。藿梗二钱，厚朴钱半，赤苓三钱，左金丸八分，百药煎一钱，通草钱半，川楝子钱半，葛根钱半，猪苓钱半，秦皮钱半，玫瑰花七朵。

郭家埠三二。湿滞肝横始起，腹泻，脉弦濡，食入脘膈，舌微白。宜清肝和中。元月廿二日。藿香钱半，新会皮钱半，炒谷芽四钱，左金丸八分，省头草三钱，蔻壳钱半，厚朴一钱，通草钱半，乌药钱半，大腹皮三钱，玫瑰花七朵。三帖。

又：肝木未和，脉两关弦，舌薄白，气冲脘闷作痛。仍遵前法加减为妥。元月廿八日。川楝子钱半，延胡二钱，生牡蛎四钱，沉香五分，木蝴蝶四分，九香虫一钱，婆娑子三钱，丹参三钱，绿萼梅钱半，鸡内金三钱，广郁金三钱，左金丸八分。

朱。便泻不爽，腹痛气滞，脉弦右坚，胃钝，少谷。恐变痢患，宜清肝和中。七月廿日。藿梗二钱，川楝子钱半，广木香八分，延胡二钱，通草钱半，枳壳钱半，新会皮钱半，左金丸八分，绿萼梅一钱，省头草三钱，炒谷芽三钱。四帖。

又：便泻较减，腹痛已缓，脉弦濡，舌滑白，气机不利，肝横湿滞，面浮。恐化肿，仍遵前法加减。七月廿四日。藿香二钱，木瓜钱半，广木香七分，扁豆衣三钱，红藤钱半，通草钱半，新会皮钱半，省头草三钱，炒米仁四钱，厚朴钱半，炒谷芽四钱。四帖。

又：便泻未除，腹痛较缓，脉细、左弦濡，舌滑。肝强脾弱，气机不利，仍遵前法加减。七月廿八日。藿梗二钱，通草钱半，炒车前三钱，广木香七分，木瓜钱半，香附钱半，生益智一钱，省头草三钱，绿萼梅钱半，厚朴一钱，鸡内金钱半。四帖。

涝湖张。癸水不调，湿热作泻，脉混滞、右弦细，舌滑。宜和中化气以疏肝。八月三日。广木香二钱，山楂三钱，红藤钱半，延胡三钱，通草钱半，制香附三钱，川楝子钱半，广木香七分，厚朴一钱，左金丸八分，佩兰三钱。三帖。

又：便泻已除，舌色较薄，脉涩、右弦细，腹中犹痛。系肝横湿滞，以河间法治之。八月七日。川楝钱半，延胡二钱，青皮八分，谷芽四钱，左金丸八分，制香附钱半，通草钱半，广郁金三钱，佛手花八分，川斛三钱，木蝴蝶四钱。三帖。

肖山汪。木克土，脘闷，便泻，腹痛，脉左寸关弦细、气口大，舌滑根厚。姑宜清肝和中。八月廿日。藿梗钱半，左金丸八分，省头草三钱，扁豆衣三钱，通草钱半，川楝子钱半，神曲三钱，延胡二钱，炒谷芽三钱，乌药钱半，玫瑰花七朵。三帖。

又：清肝和中，便泻，腹痛渐减，脉弦细、气口滑，舌滑，溲短。膀胱之气不化，肝木犹横，还宜前法加减为妥。八月廿四日。藿梗二钱，左金丸八分，佩兰三钱，泽泻三钱，茯苓三钱，川楝子钱半，通草钱半，扁豆衣三钱，绿萼梅钱半，猪苓钱半，延胡二钱。

又：腹痛较瘥，便泻不已，脉细、气口滑，肝横气滞，舌滑微黄，胃馁。借猪苓汤加减治之。九月二日。猪苓钱半，泽泻三钱，茯苓四钱，左金丸八分，制香附三钱，川朴一钱，原粒砂仁一钱，乌药钱半，绿萼梅钱半，炒驴胶钱半，扁豆衣三钱。

施氏。经停数月，脘闷，便泻，系肝木凌侮脾胃，腰痛，带注。姑宜顺气、和中、平肝。乌药，炒白芍，杜仲，阳春砂，大腹皮，广木香，绿萼梅，藿梗，新会皮，扁豆衣，木蝴蝶。

又：案列于前，便泻已瘥，脉左弦、气口滑，呛咳腰疼，带注。宜养胃化痰，以冀内安。七月八日。北沙参，杜仲，阳春砂，新会皮，桔梗，扁豆衣，绿萼梅，桑寄生，木蝴蝶，川断，川贝。

长巷沈桂兴。肝木凌侮脾胃，脘闷作泻，脉弦、气口滑，舌滑腻。不易之症。二月七日。乌药钱半，茯苓四钱，厚朴钱半，炒谷芽四钱，省头草三钱，通草钱半，炒白芍钱半，青皮八分，玫瑰花七朵，左金丸八分，木蝴蝶四分。三帖。

又：前药已效，便泻稍减，脉弦，舌滑、中心红，腹鸣气滞。肝木犹横，仍遵前法加减为妥。二月十日。乌药二钱，茯苓三钱，厚朴钱半，左金丸八分，炒白芍钱半，甘松四分，通草钱半，炒谷芽四钱，川楝子钱半，佩兰三钱，玫瑰花七朵。三帖。

又：便泻已减，脉浮滑，加之风邪寒热又作，胃钝，呛咳，鼻塞。宜疏散和中。二月十三日。香附二钱，苏梗钱半，大腹皮三钱，左金丸八分，桔梗钱半，厚朴钱半，通草钱半，川楝子钱半，炒谷芽四钱，藿香二钱，橘红一钱。

又：呛咳未除，腹痛，便溏，脉寸弦滑，舌滑腻、中心红。

宜清气、和胃、化痰。二月十七日。桔梗钱半，藿香二钱，白前钱半，川贝钱半，广郁金三钱，枳壳钱半，省头草三钱，橘红一钱，通草钱半，生米仁四钱，佛手花八分，炒谷芽四钱。四帖。

甘露亭蒋。木克土，便泻腹痛，脉沉涩，舌滑，面跗浮。癸水不调，宜防膜胀。十月九日。乌药钱半，延胡钱半，佩兰三钱，车前三钱，大腹皮三钱，扁豆衣三钱，茯苓皮四钱，甘松四分，广木香七分，川楝子钱半，绿萼梅钱半，地骷髅三钱。

又：木克土，便泻，溺少，气滞为痛，脉沉涩，面跗犹肿。此湿渍于足太阴，不易之症。十月十五日。藿香二钱，左金丸八分，厚朴一钱，川楝子钱半，延胡二钱，佩兰三钱，椒目五分，猪苓钱半，炒米仁四钱，茯苓皮四钱，玫瑰花七朵，地骷髅三钱。三帖。

又：木克土，投清肝和中，便泻稍减，腹痛气滞，癸水不调，舌微白，足肿。尤防膜胀。十月廿日。藿梗二钱，左金丸八分，厚朴一钱，椒目五分，扁豆衣三钱，佩兰三钱，川楝子钱半，延胡二钱，广木香八分，地骷髅三钱，乌药钱半，新会皮钱半。

钱清余。肝气作泻，脘腹胀闷，气冲欲呕，脉细，经不调，舌滑。宜顺气、和中、平肝。元月十五日。乌药钱半，左金丸八分，扁豆衣三钱，茯苓三钱，厚朴钱半，木蝴蝶四分，仙半夏钱半，省头草三钱，车前三钱，生去壳益智仁一钱，玫瑰花七朵。三帖。

又：便泻不已，脉涩，舌滑白，脘闷气滞，癸水不调。宜止泻、和中、平肝。元月廿二日。禹余粮三钱，赤石脂三钱，厚朴钱半，车前三钱，制香附三钱，新会皮钱半，木瓜钱半，大腹皮三钱，玫瑰花七朵，省头草三钱，广木香八分。

前梅王纪荣。足肿较退，腹泻未除，脉两手混滞，舌滑微黄，脘闷。仍遵前法损益再进。十月七日。北沙参三钱，猪苓钱半，防己钱半，椒目四分，生米仁四钱，白芷八分，冬瓜皮三钱，杜赤小豆三钱，海金沙三钱，地骷髅三钱，绿萼梅钱半，车前三钱。三帖。

又：大便仍滑，脉细右弦，舌滑白，足犹肿，未能尽退。宜分消为妥。十月九日。大腹皮三钱，猪苓钱半，木瓜钱半，五加皮三钱，生米仁四钱，车前三钱，椒目五分，通草钱半，扁豆衣三钱，新会皮钱半，防己钱半，地骷髅三钱。

长巷沈长生。舌滑腻、微黄带灰，脉濡细，午后潮热潮寒，便泻溲赤，脐下胀闷。此属湿热，宜和中清利。焦曲四钱，赤苓三钱，豆卷三钱，滑石四钱，炒黄芩钱半，蔻仁八分，茵陈三钱，猪苓钱半，大腹皮三钱，藿梗二钱，通草钱半。三帖。

又：和中清利已效，舌转微黄，脉两手濡细，便利稀水，脐下胀闷。宜清利三焦为妥。十月廿二日。藿香钱半，炒小川连七分，厚朴钱半，滑石四钱，猪苓钱半，山楂三钱，仙半夏钱半，赤苓四钱，香附钱半，枳壳钱半，通草钱半。三帖。

又：便利未除，腹中胀闷作痛，脉右濡、左沉弦，舌厚黄滑，溲赤。宜顺气和中，清肝分利。十月廿五日。乌药钱半，赤苓四钱，大腹皮三钱，省头草三钱，砂壳钱半，通草钱半，藿梗二钱，左金丸八分，新会皮钱半，焦曲四钱，山楂三钱。

三帖。

施。湿热化泻，脉濡数，舌黄、尖红，身微热，溺少，腹中乍痛，恐变痢。焦神曲，六一散，红藤，厚朴，枳壳，广郁金，通草，藿香，青木香，炒川连，扁豆衣，勒人藤脑头十四个。

又：清热和中，利湿，便泻已瘥，脉弦濡，舌转滑白、尖尚红。湿热未净，还宜遵前法损益再进。七月十日。焦神曲，赤苓，省头草，滑石，豆卷，生米仁，蔻壳，藿梗，通草，炒黄芩，猪苓，荷叶二角。

又：湿热未净，舌白尖红，脉细，口腻，中痞。借甘露欲加减治之。鲜生地四钱，天麦冬各三钱，淡芩钱半，钗斛三钱，生米仁四钱，谷芽四钱，杏仁三钱，茯苓三钱，茵陈三钱，蔻壳钱半，通草钱半。

兵舍钱。大便忽溏忽结，脉濡，晕眩，胃气较振，足跗酸。宜和中利湿为治。七月十四日。藿梗二钱，厚朴一钱，新会皮钱半，豨莶草三钱，白蒺藜三钱，白芷八分，海桐皮三钱，鹿含草钱半，生米仁四钱，冬瓜子三钱，茯苓三钱，通草钱半。

又：余湿不清，舌红微灰，脉虚细，加之燥风，呛咳，足跗酸，食入脘闷。姑宜清气燥以渗利。桑叶三钱，川贝钱半，杏仁三钱，白前钱半，南沙参三钱，生米仁四钱，瓜蒌皮三钱，枳壳钱半，桔梗钱半，通草钱半，赤苓三钱，枇杷叶三片。

高洪记。湿热化泻，午后潮热，脉濡数，舌心灰黄，溲赤。宜和中清热利湿。六月七日。炒淡芩钱半，六一散三钱，豆卷三钱，炒白芍钱半，猪苓钱半，赤苓三钱，大腹皮三钱，神曲四钱，银花钱半，贯众二钱，通草钱半，荷叶半张。

又：泻利较瘥，舌滑白，潮热不清，面跗浮肿。借保和丸法加减治之。六月九日。焦神曲三钱，山楂三钱，麦芽三钱，仙半夏钱半，连翘三钱，陈皮钱半，蒿梗一钱，豆卷三钱，通草钱半，生米仁四钱，蔻壳钱半，丝瓜藤一把。

又：舌色如前，脉濡右滑，暮夜潮热。暑湿未清，姑宜清暑和中为治。六月十三日。藿香钱半，蒿梗钱半，生米仁四钱，扁豆衣三钱，地骨皮三钱，茯苓三钱，蔻仁八分，六一散三钱，通草钱半，炒谷芽四钱，焦曲三钱，荷叶二角。三帖。

应来当朱。秽湿夹食，脘格，身热，腹痛，便泻不爽，舌黄。宜和中清利。七月十二日。藿香，滑石，降香，厚朴，省头草，赤苓，佛手花，吴萸拌川连，红藤，枳壳，午时茶。

又：腹痛未除，大便溏泄，脉弦细，舌黄。湿热未清，仍遵前法加减。七月十四日。藿香二钱，六一散三钱，红藤钱半，神曲三钱，赤苓三钱，新会皮钱半，麦芽三钱，猪苓钱半，豆卷三钱，炒川连七分，午时茶钱半。

西江下李。素患鼻衄，迩由湿泛口鼻吸入，腹痛作泻，脉弦细。宜防变痢。八月十八日。藿香三钱，六一散三钱，红藤钱半，扁豆衣三钱，广木香七分，省头草三钱，通草钱半，枳壳钱半，神曲四钱，楂炭三钱，赤苓三钱。

又：便泻较减，腹痛亦缓，脉弦细，舌微黄，倏热乍寒。宜正气散加减治之。八月廿四日。大腹皮三钱，苏梗二钱，厚朴一钱，扁豆衣三钱，神曲四钱，桔梗钱半，白芷八分，通草钱半，新会皮钱半，藿香二钱，赤苓三钱，荷叶二角。

又：便泻未除，腹痛气滞，脉弦细，舌滑腻。宜防变痢。藿香二钱，滑石四钱，红藤钱半，赤苓三钱，广木香八分，炒苦参一钱，枳壳钱半，楂肉三钱，新会皮钱半，左金丸八分，猪苓钱半，鲜荷叶二角。三帖。

又：腹痛已瘥，脉弦细，舌色微黄，便泻脘格。宜清肝和中。藿香二钱，左金丸八分，川朴一钱，赤苓三钱，炒谷芽四钱，省头草三钱，新会皮钱半，茉莉花八分，通草钱半，山楂四钱，扁豆花三钱，荷叶二角。三帖。

周。秽湿郁遏，腹痛便泻稀水，脉混滞、左弦细，舌消，脘闷。宜防变痢。八月四日。藿香二钱，省头草三钱，赤苓三钱，扁豆衣三钱，砂仁八分，新会皮钱半，厚朴钱半，滑石四钱，木瓜钱半，红藤钱半，广木香七分，勒人藤脑头十四个。二帖。

又：便稀转溏，脉濡右弦，舌滑嫩黄，头晕，肢楚，力怯。湿热尚存，仍遵前法加减。八月七日。焦神曲四钱，厚朴一钱，白蒺藜三钱，冬瓜子三钱，省头草三钱，茵陈三钱，炒谷芽四钱，炒小川连六分，豨莶草三钱，仙半夏钱半，通草钱半。三帖。

沈伯记。寒暄不调，脾胃失和，腹鸣作泻，脉濡细，舌色透明。宜六和汤加减治之。八月廿二日。藿梗二钱，厚朴一钱，砂仁八分，扁豆衣三钱，省头草钱半，新会皮钱半，通草钱半，生米仁四钱，茉莉花八分，木瓜钱半，赤苓三钱。

又：腹痛、便泻悉除，胃纳较增，脉左涩、气口滑，癸水已旺，呛咳。宜养胃、理气、平肝为妥。八月廿四日。丹参三钱，川贝钱半，香附二钱，延胡二钱，佩兰三钱，紫菀钱半，桔梗钱半，石决明四钱，鸡血藤三钱，川芎一钱，茯神四钱。四帖。

草杨周。伏暑寒热，脘腹胀闷作痛，脉弦，舌滑白，经停数月，便泻，胃钝。宜和中为主。八月廿七日。大腹皮三钱，藿梗二钱，炒谷芽四钱，扁豆衣三钱，砂仁七分，新会皮钱半，厚朴钱半，蒿梗一钱，木蝴蝶四分，焦神曲三钱，绿萼梅钱半。

又：便泻已瘥，肢体浮肿，脉弦细，舌白，呛咳，脘闷，经停数月，腹形不大。不易之症，尤防化胀。九月三日。大腹皮三钱，苏梗钱半，川朴钱半，橘红钱半，冬瓜皮三钱，炒谷芽四钱，制香附二钱，金沸花三钱，地骷髅三钱，桔梗钱半，枳壳钱半。三帖。

江圹。湿热未清，脉混滞，腹痛，便泻。宜防变痢。九月廿九日。藿梗二钱，新会皮钱半，焦神曲四钱，厚朴钱半，广木香七分，左金丸八分，山楂三钱，通草钱半，枳壳钱半，生米仁四钱，玫瑰花五朵。三帖。

又：腹痛已瘥，便泻未除，脉混滞。湿热不清，仍照前法加减为妥。十月三日。藿梗二钱，炒茅术钱半，木瓜钱半，厚朴钱半，泽泻三钱，枳壳钱半，新会皮钱半，猪苓钱半，广木香七分，通草钱半，玫瑰花五朵。三帖。

蒙大陈。女孩伤食作泻，腹痛溺少，脉两手混滞，舌白根厚，潮热畏寒。宜防化肿，候正。十月十九日。神曲三钱，山楂四钱，麦芽三钱，赤苓三钱，广木香七分，扁豆衣三钱，藿香二钱，厚朴一钱，砂仁七分，陈皮钱半，通草钱半，老姜三片。

又：女孩舌色尚厚，浮肿不退，脉混滞，便溺涩。症尚重，宜分消和中。十月廿二日。神曲三钱，炒菔子钱半，通草钱半，防己钱半，茯苓皮四钱，车前三钱，瓜蒌皮三钱，枳实钱半，海金沙四钱，大腹皮三钱，麦芽三钱。三帖。

又：女孩浮肿不减，脉混滞，鼻黯，溺少，舌滑腻、根厚。症尚重险，宜温肿、和中、消肿。十月廿七日。厚朴八分，椒目五分，车前三钱，猪苓钱半，山楂三钱，炒麦芽三钱，大腹皮三钱，防己钱半，海金沙三钱，冬瓜皮三钱，地骷髅三钱。三帖。

评议：本案先因伤食作泻，脾虚湿蕴，水湿泛溢，肿胀蔓延，由"防化肿"到"浮肿不退"再到"浮肿不减"。一面以焦三仙、扁豆衣、陈皮等理气消食，以消生湿之源，再合藿香、厚朴等醒脾燥湿，以除积滞湿浊；一面用通草清泄火热，以大剂燥湿利水之药，以期湿去热孤，再合消食泻热以消浮肿。

衖前傅阿土。湿热阻气，脘闷，便溏，脉弦濡，舌滑白。宜防膜胀。元月十二日。神曲四钱，大腹皮三钱，炒米仁四钱，香附三钱，蔻壳钱半，茯苓三钱，厚朴钱半，通草钱半，仙半夏钱半，猪苓钱半，茉莉花八分。

又：舌色如前，食入脘闷不运，脉弦濡，便溏。慎恐化胀。元月十八日。乌药钱半，厚朴钱半，鸡内金三钱，茯苓四钱，甘松四分，沉香曲钱半，大腹皮三钱，蔻壳钱半，仙半夏钱半，原砂仁一钱，炒麦芽三钱。四帖。

又：大便仍溏，能食不运，脉右关弦细、左濡缓，舌微白，临晚跗浮。尤恐膜胀。藿梗二钱，炒米仁四钱，茯苓三钱，厚朴钱半，蔻壳钱半，通草钱半，新会皮钱半，鸡内金三钱，炒谷芽四钱，原砂仁一钱，茉莉花。四帖。

渔庄沈。高年便泻较瘥，腰痹已下小疮，脉濡缓，此属脾湿，舌薄滑。宜越鞠丸法加减。七月九日。焦神曲，川芎，香附，白芷，大腹皮，生米仁，通草，豨莶草，茯苓皮，苍术，忍冬藤。

又：便泻已瘥，胃纳较增，脉濡细，腰以下疮疖未除，舌色如前。还宜越鞠丸法加减为妥。七月十五日。焦神曲四钱，川芎一钱，苍术钱半，白芷八分，忍冬藤三钱，豨莶草三钱，海桐皮三钱，香附二钱，生米仁四钱，茯苓皮四钱，泽泻三钱。

评议：本书中邵氏有多处用到越鞠丸法，涉及风湿相搏外感、湿热蕴结脾胃、湿盛酿痰眩晕、肝郁化火腹痛、湿邪郁滞腰痛，以及本案的脾湿泄泻等，体现了邵氏运用古方的灵活性，拓宽了临证运用越鞠丸的思路。

紫塘湖唐。头胀恶寒，脉左弦、气口大，中脘痞结，舌微黄，便利溲赤。宜越鞠丸法加减治之。元月卅日。焦神曲三钱，青皮八分，茵陈三钱，香附二钱，苏梗二钱，厚朴钱半，苍术钱半，白芷八分，通草钱半，沉香曲钱半，鸡内金三钱。三帖。

又：便泻未除，溲赤，跗酸，脉细左弦，舌微黄，脘闷。

宜和中、平肝、利湿。二月四日。乌药二钱，茯苓三钱，大腹皮三钱，厚朴钱半，香附三钱，茵陈三钱，川楝子钱半，通草钱半，茉莉花八分，茅术钱半，炒谷芽四钱。四帖。

又：便泻未除，湿热尚存，腰中濯濯，左脉弦、右混滞，舌滑白。宜清肝、和中、利湿治之。二月廿五日。藿梗二钱，骨碎补三钱，香附二钱，左金丸八分，大腹皮三钱，甘松四分，厚朴钱半，砂壳钱半，通草钱半，炒谷芽四钱，鸡内金三钱。四帖。

翔凤朱。木克土作泻，脉来弦细，头痛发热，舌滑形怯。宜越鞠丸法加减治之。元月廿二日。焦曲四钱，山楂三钱，苏梗钱半，香附二钱，麦芽三钱，炒蒥子二钱，白芷八分，赤苓三钱，陈皮钱半，藿香二钱，蔓荆子三钱。三帖。

又：舌滑便利，脉混滞，头痛发热。风温内并，症属重极，若化肿胀则险。元月廿五日。神曲四钱，川芎一钱，香附钱半，蔻壳钱半，白芷八分，白蒺藜三钱，炒谷芽四钱，省头草三钱，仙半夏钱半，大腹皮三钱，生米仁四钱。三帖。

钱清马。迩受秋暑，便泻，咳痰，脉虚右细，舌滑微黄。宜清暑健脾以生金，尤恐反复。七月十二日。南沙参三钱，怀药三钱，橘红一钱，百药煎一钱，生米仁四钱，川贝钱半，通草钱半，六一散三钱，诃子钱半，扁豆衣三钱，蔻壳钱半。

又：便泻已瘥，大脉虚细，舌滑微黄，痰红复现，午后微热。乃余暑未清，还宜遵前法加减。南沙参三钱，扁豆衣三钱，地骨皮三钱，川石斛三钱，橘络钱半，川贝钱半，石决明四钱，碧玉散三钱，石莲子三钱，茯苓三钱，侧柏炭三钱。

施。暑泻脘闷，胃钝，脉虚左细，舌微黄、中心空，癸水涩，形怯。宜缩脾饮加减治之。七月八日。百药煎，扁豆衣，砂仁，六一散，谷芽，车前，藿梗，炒米仁，省头草，茉莉花，茯苓。

又：暑泻较瘥，脉虚形怯，头晕，舌微黄，脘闷。宜六和汤加减。藿梗，厚朴，砂仁，木瓜，六一散，茯苓，谷芽，仁记参，神曲，扁豆衣，通草，勒人藤脑头十四个。

评议：缩脾饮出自《普济方》，由砂仁、草果、炙甘草、扁豆、干葛、乌梅、香薷组成，功可理脾清暑，治疗暑湿所致泄泻较为合适。

高云记。口腹不慎，湿热内起，兼风淫阳明，腹中胀闷，脉混滞、左弦细，舌根黄。宜和脾胃为主。元月廿日。藿香二钱，升麻七分，午时茶钱半，滑石四钱，川连五分，炒麦芽三钱，防风钱半，厚朴钱半，新会皮钱半，赤苓三钱，秦皮钱半，鸡内金三钱。

又：便泻已除，腹中气机不和，舌滑白，脉细右濡。湿未尽净，肝木偏横，姑宜清肝和中。元月廿四日。藿梗二钱，左金丸八分，厚朴一钱，蔻壳钱半，通草钱半，省头草三钱，新会皮钱半，大腹皮三钱，绿萼梅钱半，麦芽三钱，茯苓三钱，生米仁四钱。

又：湿热未清，脾阳仍困，脉濡，按之混滞，左沉弦，舌滑灰黄，午后头晕神疲。仍遵默运坤阳为妥。元月卅日。茯苓三钱，煨天麻八分，炒谷芽四钱，桂枝七分，石决明六钱，新会皮钱半，江西术一钱，白蒺藜三钱，川石斛三钱，茵陈三钱，通草钱半，桑寄生三钱。四帖。

东庄王全太娘。瘟邪内扰，夹食化泻，右脉独大，舌黄底红，身微热，心泛。宜清胃散加减。二月十八日。升麻七分，藿香二钱，山楂三钱，炒川连六分，滑石四钱，赤苓三钱，防风钱半，神曲三钱，省头草三钱，秦皮一钱，麦芽三钱。

又：自利未除，腹鸣溺少，左脉弦、气口滑，舌心黄，胃钝。仍遵前法加减。二月廿日。升麻七分，炒川连五分，防风钱半，原滑石四钱，厚朴钱半，焦神曲三钱，省头草三钱，仙半夏钱半，通草钱半，藿香二钱，赤苓三钱，麦芽三钱。二帖。

又：便利不已，脉弦濡，气口滑，舌红，神昏耳木。病已变幻，宜治防险，候正。二月廿四日。贯众二钱，连翘三钱，银花钱半，滑石四钱，淡竹叶钱半，通草钱半，栀子三钱，玉枢丹二分，苦丁茶钱半，石菖蒲七分，广郁金三钱，荷蒂二个。二帖。

韩。重感湿热，大便溏泻，胀弦濡，舌黄滑，湿瘵未除，胃纳觉减。仍遵前法加减为妥。苍术，地肤子，生米仁，泽泻，通草，茯苓皮，茉莉花，炒苦参，骨碎补，厚朴，大腹皮。

又：湿热未罢，脉虚右濡，舌黄，身半以下瘵发瘙痒。还宜前法加减。焦神曲，白芷，苍术，茯苓皮，独活，白鲜皮，泽泻，大腹皮，生米仁，炒小川连，猪苓。

邵家阿法。洞泻，腹中濯濯，脉弦细，肢冷，舌滑，脘闷。此水湿并归阳明，宜胃苓汤加减治之。元月卅日。苍术钱半，茯苓三钱，炒江西术一钱，厚朴钱半，桂枝七分，猪苓钱半，新会皮钱半，泽泻三钱，通草钱半，大腹皮三钱，砂仁七分，老姜二片。三帖。

又：便泻未除，脉沉细，肢冷，舌滑。脾阳不运，仍遵前法加减再进。二月三日。厚朴钱半，江西术一钱，猪苓钱半，新会皮钱半，枳壳钱半，广木香七分，车前三钱，官桂五分，大腹皮三钱，砂仁七分，茉莉花八分，老姜二片。三帖。

又：大便仍滑，腹中濯濯，脉尚沉细，舌白肢冷，溺少。宜温脾、利湿、和中。二月八日。破故纸二钱，生益智一钱，乌药钱半，厚朴钱半，车前三钱，甘松四分，江西术一钱，官桂五分，大腹皮三钱，省头草三钱，玫瑰花七朵，老姜三片。

西江下李。便泻未除，脉右弦，舌滑白，腹中濯濯有声。此水湿并归阳明，宜胃苓汤加减。元月廿九日。苍术钱半，江西术一钱，泽泻三钱，厚朴钱半，官桂五分，茯苓三钱，新会皮钱半，猪苓钱半，车前三钱，藿香三钱，通草钱半，茉莉花八分。三帖。

又：胃纳稍增，便泻不已，腹中仍属濯濯。宜和中分利为治。二月三日。煨诃子三钱，车前三钱，枳壳钱半，厚朴钱半，江西术一钱，广木香七分，砂仁七分，赤苓三钱，藿梗二钱，省头草三钱，赤石脂三钱。三帖。

祥凤邱。木克土，便泻腹痛，脉涩细，舌滑白。借猪苓汤加减。元月十四日。猪苓钱半，泽泻三钱，茯苓三钱，左金丸八分，香附二钱，厚朴钱半，炒驴胶钱半，扁豆衣三钱，广木香七分，省头草三钱，炒谷芽四钱。三帖。

又：便泻未除，腹痛胀闷，脉弦细，舌滑。脾土失运，肝气偏横，宜清肝和中。元月十七日。藿梗二钱，乌药钱半，广木香七分，左金丸八分，原砂仁一钱，扁豆衣三钱，厚朴一钱，炒谷芽四钱，新会皮钱半，禹余粮三钱，赤石脂三钱，玫瑰花七朵。三帖。

安昌姚。案列于前，腹痛便泻不已，胃逆，心泛，欲呕，系木克土，舌心红，泻久伤阴，经阻。借猪苓汤加减治之。六月七日。猪苓钱半，炒驴胶钱半，川石斛三钱，泽泻三钱，吴萸三分拌川连八分，木蝴蝶四分，茯苓三钱，炒白芍钱半，谷芽四钱，川楝子钱半，甘松四分，玫瑰花七朵。

又：腹痛较瘥，大便仍滑，脉弦细、气口滑，经阻，形怯，呛咳。阴火上升，仍宜猪苓汤加减治之。六月十日。猪苓钱半，川连六分，新会皮钱半，泽泻三钱，炒驴胶钱半，扁豆衣三钱，茯苓三钱，生白芍钱半，川斛三钱，诃子肉钱半，茉莉花八分，绿萼梅钱半。三帖。

评议：猪苓汤在《伤寒论》和《金匮要略》中均有记载。如《伤寒论》第319条言："少阴病，下利六七日，咳而呕渴，心烦不得眠者，猪苓汤主之。"《金匮要略·脏腑经络先后病脉证第一》言："夫诸病在脏，欲攻之，当随其所得而攻之。如渴者，与猪苓汤。余皆仿此。"方中猪苓、泽泻、茯苓利水渗湿，泽泻兼可泄热，茯苓长于健脾，滑石清热利水，阿胶滋阴止血，防诸药渗利重伤阴血。邵氏常用此方治疗泄泻日久、伤及阴血之证。

吹山陈。舌滑白，脉弦，便泻，肠鸣气滞，胃痛，肢懈。

此肝木凌侮脾胃，借猪苓汤治之。猪苓钱半，炒驴胶钱半，左金丸八分，泽泻三钱，滑石四钱，香附三钱，茯苓三钱，厚朴钱半，新会皮钱半，广木香七分，玫瑰花七朵。三帖。

又：便泻、腹痛悉减，脉弦细，舌根厚，食入脘闷，跗重。宜和中分利。藿梗二钱，厚朴钱半，新会皮钱半，广木香七分，骨碎补三钱，通草钱半，豨莶草三钱，去壳生益智一钱，甘松四分，炒米仁四钱，蔻壳钱半，炒谷芽四钱。三帖。

衙前沈。湿着阻气，始起洞泻，脉弦濡，舌滑白，腹泻，溲赤。借猪苓汤加减治之。七月十二日。猪苓钱半，泽泻三钱，茯苓四钱，厚朴钱半，新会皮钱半，蔻壳钱半，生米仁四钱，藿梗二钱，通草钱半，滑石四钱，大腹皮三钱。

又：便利已瘥，脉两手混滞，脘闷。宜顺气和中，佐以利湿。七月十五日。乌药钱半，省头草三钱，大腹皮三钱，扁豆衣三钱，通草钱半，新会皮钱半，炒谷芽四钱，沉香曲钱半，佛手花八分，生香附钱半，蔻壳钱半。

安昌夏。舌滑白，脉弦细，便溏，患小便不多，脘闷，气冲欲呕。借猪苓汤加减。三月十三日。猪苓钱半，广藿香二钱，仙半夏钱半，泽泻三钱，滑石四钱，左金丸八分，茯苓四钱，川朴一钱，香附三钱，大腹皮三钱，玫瑰花五朵。四帖。

又：湿热未清，腹中胀闷，脉涩滞，便泻。仍宜猪苓汤加减。猪苓钱半，左金丸八分，滑石四钱，藿梗二钱，泽泻三钱，厚朴钱半，大腹皮三钱，茯苓四钱，制香附三钱，佩兰钱半，佛手花八分。四帖。

遗风金侄媳。肝木凌侮脾胃，便泻，心泛欲呕，脉弦细，腹痛，经阻，脘闷。症非轻，宜防膜胀。二月十二日。禹余粮三钱，赤石脂三钱，茯苓四钱，左金丸八分，佩兰三钱，新会皮钱半，川楝子钱半，甘松四分，玫瑰花七朵，藿香二钱，木蝴蝶四分。四帖。

又：腹痛较缓，脉混滞，呕泻未除，经停，舌滑、中心微黄。宜顺气、和中、平肝。二月十七日。乌药钱半，茯苓三钱，厚朴一钱，木蝴蝶四分，仙半夏钱半，左金丸八分，川楝子钱半，蔻壳钱半，炒谷芽四钱，藿梗二钱，绿萼梅钱半。

又：肝木未和，腹痛、呕泻未除，胀弦细，舌微黄，经停数月。宜防膜胀。二月廿二日。禹余粮三钱，藿梗二钱，大腹绒三钱，赤石脂三钱，左金丸八分，扁豆衣三钱，茯苓三钱，厚朴一钱，甘松四分，砂壳钱半，绿萼梅钱半。三帖。

又：呕恶较瘥，经停面浮，脉弦濡、右混滞，便泻未除。还宜前法加减为妥。二月廿七日。禹余粮三钱，藿梗二钱，乌药钱半，赤石脂三钱，左金丸八分，新会皮钱半，茯苓三钱，厚朴钱半，大腹皮三钱，川楝子钱半，原粒砂仁一钱。

坎山施。木克土化泻，腹痛气滞，脉涩、右弦细，脘闷，舌滑底红。姑宜止泻和中。二月十九日。禹余粮三钱，赤石脂三钱，茯苓三钱，广木香七分，乌药钱半，川楝子钱半，藿梗二钱平，左金丸八分，玫瑰花七朵，炒白芍钱半，木蝴蝶四分。三帖。

又：木克土化泻，脉涩、左沉弦，舌滑，经停，小腹滞痛，口燥而淡。宜圣惠厚朴散加减治之。二月廿三日。厚朴钱半，川楝子钱半，江西术一钱，煨诃子肉三钱，甘松四分，广木香七分，省头草三钱，茯苓三钱，炒白芍钱半，扁豆衣三钱，绿萼梅钱半。四帖。

又：便泻不已，虫气作痛，脉涩、右弦细，舌滑腻，口燥面浮，足肿经停。尤恐防胀。二月廿九日。乌梅二个，吴萸三分拌川连七分，大腹皮三钱，甘松四分，椒目四分，省头草三钱，木蝴蝶四分，炒谷芽四钱，茉莉花八分，川楝子钱半，茯苓三钱，地骷髅三钱。

丁。便泻未除，脘闷，肠鸣，脉尚涩，月事仍闭，舌滑。仍遵前法加减。七月八日。禹余粮，赤石脂，茯苓，骨碎补，破故纸，车前，砂壳，乌贼骨，扁豆衣，制香附，广皮。

徐。洞泻，脘闷，脉涩、右弦细，舌微白，经停，形怯，胃馁少谷。不易之症。二月七日。破故纸钱半，苍术钱半，大腹皮三钱，肉果霜八分，厚朴钱半，车前三钱，茯苓三钱，新会皮钱半，广木香七分，炒谷芽四钱，茉莉花八分。三帖。

徐。洞泻未除，腹中濯濯，四肢麻木，脉两手弦细，经停，脘闷，舌色微白。仍遵前法损益。二月十日。破故纸二钱，乌药钱半，生益智钱半，肉果霜，厚朴钱半，木瓜二钱，淡吴萸五分，车前三钱，大腹皮三钱，炒谷芽四钱，绿萼梅钱半。三帖。

新发王飞。前药已效，腹痛、便泻悉瘥，左脉仍弦、右脉濡弱，舌滑白。脾土仍属不运，肝木犹横，仍遵前法加减。五月十三日。乌梅二个，炒元党钱半，仙半夏钱半，炒川连六分，茯苓三钱，新会皮钱半，炒川椒廿粒，江西术一钱，川楝子钱半，甘松四分，通草钱半。

又：虫气上逆欲呕，大便忽泻忽瘥，脉寸弦滑，舌色微黄。姑宜前法加减为妥。五月廿五日。党参钱半，乌梅二个，川楝子钱半，茯苓三钱，炒川连六分，甘松四分，江西术一钱，炒川椒廿粒，省头草三钱，大腹皮三钱，茉莉花八分。

肖山郁。风泻腹鸣，脉两关弦细，舌微白。脾土失运，宜升阳益胃汤加减治之。炒党参三钱，羌活钱半，仙半夏钱半，酒炒柴胡七分，茯苓三钱，新会皮钱半，炒江西术一钱，升麻七分，骨碎补三钱，吴萸三分拌川连六分，煨葛根钱半。四帖。

又：风泻未除，脉左细、右寸关弦细，舌滑根腻。肝木凌侮脾胃，气滞作痛，宜理肝脾为治。元月十七日。炒破故纸二钱，川楝子钱半，原砂仁一钱，左金丸八分，甘松四分，新会皮钱半，茯苓三钱，骨碎补三钱，仙半夏钱半，省头草三钱，玫瑰花七朵。四帖。

陈谦记。前药已效，舌微黄，顷脉弦细，大便忽溏忽坚，腹鸣较减。元党，茯苓，江西术，扁豆衣，生米仁，怀药，绿萼梅，新会皮，甘松，砂仁，川楝子。

又：大便仍溏忽坚，脉虚、左弦细，腹中濯濯，系肝木偏横，凌侮脾胃，水湿着于阳明，舌滑。宜理肝脾为妥。破故纸，左金丸，扁豆衣，江西术，川楝子，甘松，茉莉花，菟丝子，省头草，茯苓，新会皮。

又：便溏已瘥，脉弦、右濡缓，舌微黄，腹鸣。系肝强脾弱，水谷酿痰使然。仍理肝脾，佐运气和中。七月十三日。破故纸钱半，茯苓三钱，左金丸八分，益智仁一钱，江西术一钱，新会皮钱半，通草钱半，大腹皮三钱，绿萼梅钱半，菟丝子三钱，砂壳钱半。

张雪记。便泻转溏，潮热不已，舌色如前，阴阳并亏，脉左涩、右弦，肝木凌侮脾胃，足跗浮。仍宜摄阴保气，佐以平肝。五月十八日。太子参一钱，川石斛三钱，地骨皮三钱，炒白芍钱半，炒枣仁三钱，泽泻三钱，怀药三钱，银胡一钱，原砂仁一钱，绿萼梅钱半，新会皮钱半，茯神四钱，生米仁四钱。

又：大便仍溏，脉细、右濡滑，气逆，面跗浮肿，舌光，潮热。痰湿胶固，尤宜防厥，借六味地黄汤加减治之。五月廿四日。生地炭，泽泻，冬瓜子，怀药，茯苓，新会皮，丹皮，沉香曲，大腹皮，杜赤小豆，橘络。

桑庆泰。阅悉，病源乃湿热尚存，清浊相浑为患，溲短。前清阳明经不应，姑宜升清清热为妥。仁记参，炒川连，升麻，江西术，葛根，炒白芍，泽泻，新会皮，炒黄芩，茯苓，川楝子，荷梗。

又：升清清热，据述便泻、肛滞悉瘥。既效，仍遵前法加减。仁记参一钱，炒川连七分，升麻七分，泽泻三钱，葛根钱半，枳壳钱半，通草钱半，广木香五分，江西术一钱，防风炭钱半，生白芍钱半，茯苓三钱，荷梗尺许。

又：便溏如酱，黏滞，脉两手皆弦，舌黄，溲溺不长。此湿热蕴蓄阳明，借猪苓汤加减。七月十五日。猪苓钱半，泽泻三钱，茯苓三钱，盐水炒川连六分，桑寄生三钱，石莲子三钱，扁豆衣三钱，通草钱半，炒驴胶钱半，生米仁四钱，滑石四钱，草决明三钱。

痢

遗风庞。便痢未除，脉弦急，气不和，舌厚黄滑，潮热。姑宜清暑和中。八月十四号（戊申初三日）。焦六曲四钱，青蒿子钱半，大腹皮三钱，藿香梗二钱，六一散三钱，扁豆衣三钱，省头草二钱，通草钱半，川朴一钱，炒麦芽三钱，仙半夏钱半。清煎。三帖。

介按：暑湿痢由于湿热郁滞肠胃，每至午后潮热，治以清暑渗湿，最为适当。

后马周。肠澼久累，脉弦，舌滑，头晕而疼。宜黄连阿胶汤治之。二月十二日。炒川连八分，炒白芍钱半，白头翁钱半，北秦皮钱半，赤茯苓四钱，枳壳钱半，青木香八分，草决明（即青葙子）三钱，炒驴胶钱半，荆芥炭钱半，通草钱半，引荷叶一角。一帖。

介按：古之所谓肠澼下血，即今之所谓赤痢也。兹以热入厥阴而为下痢，肝阳上越而为头晕，治以黄连阿胶合白头翁汤，借清肝热而滋阴。

某。休息下痢，脉弦濡，趺浮，脘闷。此湿热蕴蓄，宜和中清利。三月十七日。秦艽钱半，藿梗二钱，炒枳壳钱半，猪苓钱半，厚朴一钱，原滑石四钱，青木香七分，泽泻三钱，大腹皮三钱，冬瓜皮三钱，新会皮钱半。清煎。三帖。

又：休息下痢，圊而不爽，脉涩滞，胃钝，湿热犹存，舌微白。宜和中清利。三月二十日。藿梗二钱，左金丸八分，川楝子三钱，大腹皮三钱，滑石四钱，炒枳壳钱半，赤苓三钱，石莲子三钱，厚朴一钱，广木香七分，新会皮钱半。清煎。三帖。

介按：休息痢疾，多由病人贪食油腻，或由医者早投滋阴，以致湿热留恋，滞而不去。兹因湿热久蓄，伤及脾脏中气，中气一伤，则脾不能为胃行其津液，津液郁滞，则不能下润于大肠，所以圊而不爽。初方从藿朴胃苓汤加减，次则参用平肝和胃。此后尚须参用补气之品，庶奏桴鼓之应。

痢下赤白，脉弦细，苔滑白、尖红，小腹下坠。湿热蕴蓄，仍遵前法加减为妥。白头翁二钱，茜根二钱，川石斛三钱，人中黄八分，生白芍一钱五分，土茯苓四钱，草决明（即青葙子）三钱，银花一钱五分，省头草三钱，卷柏一钱，石莲子（生杵）三钱，引干荷叶半张。三帖。

评议：湿热之邪积于肠腑，搏结气血，壅塞肠道，以致传导之能失常，脂络受损，气血凝滞，腐化为脓血，而现痢下赤白之症。邵氏治疗此类，常以白头翁、人中黄、金银花清热解毒，凉血止痢；土茯苓、省头草、黄柏清热祛湿。此案考虑到痢下伤阴，故加用石斛、白芍以滋阴养血；并以干荷叶半张为引，取其升发清阳之力，同时亦合《内经》"下者举之"之意。

痢已带粪，脉细数，苔红稍淡，小溲略利，咽干音嘶。宜清热解毒，不致变幻无虑。马勃一钱，人中黄八分，原滑石四钱，白头翁一钱五分，银花三钱，川石斛三钱，生谷芽四钱，丹皮二钱，生白芍一钱五分，石莲子三钱，天花粉一钱五分。三帖。

泻痢未除，胃气已振，脉细右弦，每大便，肛坠作痛，舌红较和。仍遵前法加减为妥。白头翁二钱，淡芩（酒炒）一钱五分，川石斛三钱，新会皮一钱五分，人中黄八分，生白芍一钱五分，赤苓三钱，通草一钱五分，银花三钱，炒决明（即青葙子）三钱，省头草三钱。三帖。

案列于前，热犹不解，脉动，苔黄口燥，便痢赤色。还防痉厥，候正。银花二钱，石菖蒲五分，薄荷一钱，贯众二钱五分，连翘三钱，炒僵蚕三钱，炒黄芩一钱五分，枳壳二钱五分，六一散（布包）三钱，天花粉三钱，蝉衣一钱。二帖。

俞庆。湿热淫肠化痢，每痢腹痛不爽。脉滑滞，舌根黄腻。宜和脾胃为主。四月十日。广藿香三钱，焦神曲三钱，炒枳壳钱半，原滑石四钱，山楂四钱，广木香八分，厚朴钱半，莱菔子二钱半，新会皮钱半，广郁金三钱，淡黄芩钱半。二帖。

复诊：痢下较瘥，气滞腹痛。脉濡滑，舌嫩黄，湿热未净，溺少。仍遵前法损益再进。四月十二日。广藿香二钱，炒淡条芩钱半，泽泻三钱，原滑石四钱，炒白芍钱半，赤苓三钱，厚朴钱半，广木香八分，炒枳壳钱半，大腹绒三钱，丝通草钱半。二帖。

疟

瓜沥杨。太阴湿疟，脉弦濡细，面跗浮，食入脘中胀闷。姑宜渗湿和中。十月十七日。草果仁一钱，桂枝八分，生香附三钱，仙半夏钱半，厚朴钱半，酒炒淡芩钱半，滑石四钱，蔻壳钱半，枣槟三钱，威灵仙钱半，瓜蒌皮三钱。清煎。三帖。

又：疟邪犹来，脉弦濡，舌滑。湿热未清，仍遵前法加减为妥。草果（去壳）一钱，桂枝八分，炒茅术钱半，酒炒常山一钱，厚朴钱半，酒炒淡芩钱半，炒青皮八分，新会皮钱半，枣槟三钱，姜半夏钱半，赤苓四钱，引老姜三片。三帖。

介按：湿疟治法，当辨湿重于热者，藿朴二陈汤加减。热重于湿者，苍术白虎汤加减。此方系从达原饮加以渗湿之品，洵是湿重热轻之正法。

安昌陈。气虚邪留，寒热久羁，脉虚左弦。夜寐少安。姑宜补中益气汤加减。四月三十号（甲辰十四日）。东洋参钱半，江西术一钱，制首乌三钱，秦艽钱半，酒炒柴胡八分，陈皮钱半，辰砂拌茯神四钱，威灵仙钱半，当归钱半，清炙芪三钱，远志肉八分。清煎。四帖。

又：益气升阳。寒热较瘥，脉虚、按之弦细。邪犹未净，仍遵前法加减为妥。五月九号（甲辰廿三日）。东洋参钱半，升麻五分，仙半夏钱半，制首乌三钱，酒炒柴胡八分，陈皮钱半，炒江西术钱半，淮牛膝三钱，当归二钱，清炙芪三钱，炙甘草八分，引红枣四枚。四帖。

介按：柯韵伯曰：李杲知其为劳倦伤脾，谷气不胜，阳气下陷阴中而发热，制补中益气之法。又曰：凡脾胃一虚，肺气先绝，故用黄芪固皮毛护腠理，不令自汗，元气不足，懒言气喘，人参以补之，炙甘草之甘以泻心火而除烦，补脾胃而生气。此三味除烦热之圣药也。佐白术以健脾，当归以和血，气乱于中，清浊相干，用陈皮以理之，且以散诸甘药之滞，胃中清气下陷，用柴胡、升麻气之轻而味之薄者，引胃气以上腾，复其本位，便能升浮以行生长之令矣。今此案系是气虚邪留，疟久不愈，用补中益气汤以升脾胃之清气。初因夜不安寐，故加茯神、远志以安神，因其寒热久羁，又加首乌、灵仙、秦艽以退邪，次方参入半夏、牛膝等味，退邪补虚，标本兼顾，洵是虚疟之良方。后悉此人，年已四旬以外，患疟年余，服此方数剂，果然告痊。

湿热化疟，寒热互作，脉弦濡，食入脘中胀闷，小溲乍赤。姑宜利中祛邪。草果（焙去壳）七分，酒炒柴胡一钱，丝通草一钱五分，仙半夏一钱五分，厚朴一钱，茯神四钱，香附二钱，威灵仙一钱五分，枣槟三钱，鼠妇三分，炒青皮七分。三帖。

大疟未除，呕恶脘闷，脉弦右滑，咳逆痰阻，腿胻酸楚。宜利胃、化痰、祛邪。仙半夏一钱五分，草果（去壳）七分，厚朴一钱，金沸花（包）三钱，广橘红一钱，茯苓四钱，蔻壳一钱五分，豨莶草三钱，荜茇二分，枣槟三钱，川牛膝二钱。四帖。

大疟犹来，脉虚盗汗，苔黄咳痰，四肢酸楚。宜何人饮治之。东洋参一钱五分，仙半夏一钱五分，炙虎风（杵）三钱，鼠妇三分，当归一钱五分，川贝一钱五分，淮牛膝三钱，豨莶草三钱，制首乌三钱，生牡蛎四钱，秦艽一钱五分。四帖。

评议：何人饮出自《景岳全书》，具有截疟之功，主治气血俱虚，久疟不止，或急欲取效者。方由何首乌、当归、人参、陈皮、生姜组成。张秉成《成方便读》解释此方说："方中首乌补肝肾之阴，人参助脾肺之阳；当归和其营，陈皮理其气，以为补药之助；生姜生则散表，熟则温中而益其阳气耳。"此案患者疟疾，并有脉虚盗汗，乃为虚证，故以何人饮加减治之。

寒热间日而作，已发三期，脉弦，苔白，头疼，咳逆，胃钝，胸闷。借清脾饮加减截之。炒青皮八分，仙半夏一钱五分，桔梗一钱五分，橘红一钱，厚朴一钱，炒淡芩一钱五分，川芎一钱五分，象贝三钱，酒炒柴胡一钱五分，草果八分，炒知母一钱五分。二帖。

疾疟久累，脉弦数，呛咳，癸来涩少，苔微黄，盗汗。宜扶赢汤加减治之。秦艽一钱五分，紫菀一钱五分，草果一钱，桑叶三钱，炙鳖甲四钱，川贝一钱五分，橘红一钱，炒谷芽四钱，青蒿梗二钱，仙半夏一钱五分，炒知母一钱。三帖。

评议：秦艽扶赢汤，又名扶赢汤，《汤头歌诀》载其出自《仁斋直指方论》。该方由秦艽、人参、当归、炙鳖甲、地骨皮、紫菀、半夏、炙甘草、柴胡组成，原为治肺痨之方，邵氏于此治疗疟疾日久而呛咳者。

苔白厚，脉两手浮弦，寒热间日而作，邪在少阳，头胀而痛，咳逆，胸闷。姑宜和解为主。柴胡（酒炒）一钱，桔梗一钱五分，前胡一钱五分，山楂四钱，淡芩（酒炒）一钱五分，炙甘草五分，甘菊三钱，橘红一钱，仙半夏一钱五分，川芎一钱五分，象贝三钱。二帖。

寒热日作，脉来弦数，心泛便利，癸水适至。宜柴平汤加减治之。柴胡二钱，炒茅术一钱五分，山楂三钱，藿香二钱，淡芩一钱五分，厚朴一钱，赤苓四钱，范曲三钱，仙半夏二钱，新会皮一钱五分，广木香七分。二帖。

风湿化疟，脉濡细，苔心灰，经阻腹满，头面跗浮。宜防化胀。炒青皮八分，绵茵陈三钱，草果（去壳）八分，佩兰叶三钱，厚朴一钱五分，茯苓皮四钱，山楂四钱，通草一钱五分，仙半夏二钱，香附三钱，大腹绒三钱。三帖。

痰疟二期，寒多热少，脉弦苔白。邪在少阳，宜小柴胡汤加减治之。柴胡（酒炒）一钱，桂枝八分，炒青皮八分，秦艽二钱五分，淡芩一钱五分，炙甘草五分，赤苓四钱，橘红一钱，仙半夏一钱五分，川芎一钱，威灵仙一钱五分，引老生姜三片。二帖。

风湿相搏，寒热如疟，左脉濡，苔白、根微黄，腰痛身痛，头目皆疼，神识皆惯。宜防柔痉。瓜蒌根三钱，川芎一钱，防己一钱五分，独活一钱五分，桂枝五分，防风一钱五分，原滑石四钱，威灵仙一钱五分，生甘草七分，炒淡芩一钱五分，炒栀子三钱，引桑梗尺许。二帖。苏合丸一粒，去壳化服，第二帖弗用。

俞潘妇。疟发久羁，头晕而疼。右脉弦濡、左细，舌微白。癸乱脘闷，趺肿，宜防膜胀。一月廿七日。绵茵陈三钱，仙半夏钱半，川芎一钱，大腹绒三钱，厚朴钱半，茯苓四钱，白芷八分，香附三钱，防己钱半，青皮八分，蔻壳钱半。四帖。

俞潘妇。疟邪未净，脉弦右滞，舌微白，腹左痛，午后趺浮。宜补中益气汤加减治之。二月十日。炒文元参钱半，当归钱半，柴胡一钱，升麻七分，陈皮钱半，广木香七分，江西术一钱，清炙芪钱半，仙半夏钱半，炒青皮八分，丝通草钱半，老姜三片。四帖。

俞潘妇。疟邪稍瘥，头痛心泛，脉弦、气口滑，舌白，胃钝。宜益气升阳为治。二月廿三日。潞党钱半，当归三钱，姜半夏钱半，柴胡钱半，川芎一钱，陈皮一钱，江西术钱半，升麻七分，威灵仙钱半，草果八分，青皮八分，老姜三片。四帖。

俞潘妇。疟邪未清，脉两关皆弦，舌根微黄，头晕，胃钝。宜何人饮治之。二月廿八日。炒潞党钱半，淮牛膝二钱，炒谷芽四钱，当归二钱，新会皮钱半，生首乌三钱，仙半夏钱半，桑寄生三钱，枸杞三钱，穞豆皮三钱，老姜二片。四帖。

俞潘妇。疟邪成母，肝气偏横，舌白心泛，脉左弦、右滑，胃钝。宜和肝胃为主，防腹胀。四月初五日。川连（吴萸三分炒拌）七分，青皮八分，蔻壳钱半，桂枝七分，厚朴钱半，赤苓三钱，仙半夏二钱，枣槟榔三钱，香附三钱，炒谷芽四钱，乌梅一个，老姜三片。三帖。

复诊：疟邪稍轻，左脉弦细、气口滑，舌白微灰，母块不散，心泛胃钝，脘格气逆。仍遵前法加减再进。四月初八日。乌梅一个，枣槟榔三钱，桂枝八分，厚朴钱半，干姜二分，香附二钱，茯苓三钱，蔻壳钱半，草果八分，仙半夏二钱，炒条芩钱半。三帖。

三诊：疟邪尚存，呕恶已减，脉弦，母块犹在，带注。宜柴胡桂姜汤加减治之。四月十一日。酒炒柴胡一钱，生牡蛎四钱，椿根白皮钱半，干姜三分，桂枝八分，炒淡芩钱半，仙半夏钱半，化龙骨三钱，草果（去壳）八分，炙龟甲三钱，鼠妇三分。三帖。

俞邵妇。痎疟已除，脉濡滑，舌微灰，脘闷，胃钝。湿阻气分，宜清利为妥，七月十日。绵茵陈三钱，广藿梗二钱，淡竹叶钱半，赤苓三钱，白蔻仁（冲）八分，厚朴一钱，仙半夏钱半，佩兰三钱，丝通草钱半，大腹绒三钱，炒谷芽四钱。三帖。

俞庆。风湿相搏，寒热如疟，脉浮滑，舌淡，头疼，口淡，心泛，脘闷，指尖冷。宜防类痉。八月二十一日。瓜蒌根钱半，川芎一钱，仙半夏钱半，桂枝八分，防风钱半，炒青皮八分，白芷八分，赤苓三钱，炙草五分，苏叶钱半，焦神曲四钱。二帖。

俞庆。风湿相搏，寒热间日而作，脉浮濡，舌黄滑，腹痛，溲赤。宜疏利为法。九月二日。生香附钱半，广藿香二钱，炒青皮八分，苏梗钱半，大豆卷三钱，钩藤钱半，大腹绒三钱，仙半夏钱半，滑石四钱，炒黄芩二钱，赤苓三钱，老姜三片。二帖。

复诊：痎疟已发三期，脉混滞，舌滑白，口淡，心泛，溲犹赤。湿未净，宜草果厚朴汤加减治之。九月五日。草果（煨去壳）七分，厚朴一钱，大腹绒三钱，姜半夏钱半，炒淡条芩二钱，威灵仙钱半，炒青皮八分，赤苓三钱，绵茵陈三钱，丝通草钱半，白蔻仁八分，老姜三片。三帖。

三诊：疟已除，湿蒸化火，咽痛，肢懈酸楚，溲未清，舌色微黄。姑宜清热利湿为妥。九月八日。绵茵陈三钱，赤苓三钱，白芷八分，猪茯苓钱半，原滑石四钱，山楂三钱，大腹绒三钱，大豆卷三钱，马勃一钱，广橘红一钱。三帖。

俞庆。头疼肢楚，脉浮濡、右寸弦滑，寒热自作，舌滑白，痰多。此由风湿相搏所致。九月八日。瓜蒌根三钱，川芎钱半，仙半夏钱半，桂枝八分，赤苓三钱，白芷八分，广橘红钱半，淡芩钱半，原滑石四钱，象贝三钱，威灵仙钱半。二帖。

复诊：寒热犹来，热多寒少，脉两手濡滑，痰多，头痛，肢楚，便瘕。仍宜瓜蒌桂枝汤加减治之。九月十日。瓜蒌根三钱，仙半夏钱半，象贝三钱，桂枝八分，炒淡芩钱半，原滑石四钱，广橘红三钱，大豆卷三钱，威灵仙钱半。二帖。

俞妇。娠疸，热微寒，舌色嫩黄，口渴，邪热尚存气分，脉滑大而数，腰犹酸，手足仍属麻木。拟遵前法加减为妥，以冀内安。九月九日。桑寄生三钱，淡豆豉钱半，炒青皮八分，川断三钱，炒杜仲三钱，煅石膏三钱，天仙藤二钱，炒知母钱半，炒条芩钱半，苏梗钱半，元参三钱，鲜竹叶三十片。三帖。

肿胀

遗风庞。暑热内着，口腹不慎，化胀，脉濡左弦，舌白罩灰，呛咳脘闷。最重之症。宜分消，候正。八月十一号（丁未廿九日）。金沸花（包煎）三钱，赤小豆四钱，大腹皮三钱，冬瓜皮三钱，赤苓四钱，光杏仁三钱，炒枳壳钱半，鸡内金三钱，前胡钱半，蔻壳钱半，通草钱半。清煎。三帖。

复诊：浮肿消减，脉浮濡，舌滑白，呛咳音嘶，脘中略和。仍宜分消为稳。八月十四号（戊申初二日）。金沸花（包煎）三钱，桑白皮三钱，冬瓜皮三钱，莱菔子三钱，赤苓四钱，光杏仁三钱，原滑石四钱，川萆薢三钱，大腹皮三钱，杜赤小豆三钱，鸡内金三钱，引路路通七个。三帖。

三诊：浮肿已退，脉弦劲，呛咳音嘶，舌滑。宜清肺利湿为妥。八月二十号（戊申初八日）。霜桑叶三钱，生米仁四钱，射干钱半，白前钱半，石决明四钱，川贝钱半，茯苓四钱，粉丹皮二钱，光杏仁三钱，冬瓜子四钱，通草钱半，引鲜枇杷叶五片。四帖。

介按：暑热外受，湿自内起，无形夹有形之邪，阻遏肺气下降之司而为咳嗽，乘入脾脏而为肿胀。治法仿徐之才轻可去实之意，而以苦降肃肺，辛淡渗湿，故能奏效。最后一诊，浮肿已退，而亦以清肺渗湿为治，方法井井有条。

柯桥李。高年痰湿胶固，腹满，跗浮，溺少，脉濡细，舌厚腻、微灰两边白，呛咳。最重之症。八月九号（丁未廿七日）。仙半夏钱半，炒苏子二钱，鸡内金三钱，麦芽三钱，川朴钱半，原滑石四钱，炒莱菔子三钱，橘红一钱，赤苓四钱，光杏仁三钱，大腹皮三钱，引路路通七个。三帖。

介按：湿壅三焦，肺气不降，而脾阳不运，则跗肿腹满，呛咳嗽痰，喘胀要旨，开鬼门以取汗，洁净腑以利水，无非宣通表里，务在治病源头。故以清肃肺气，渗湿导滞为治。但高年患此，是属重险之候。

盛陵徐。腹中仍属胀闷，食入尤甚，脉涩滞，舌滑尖红，大便溏，跗浮。究属重极之症。六月初五日。乌药二钱，鸡内金三钱，冬瓜皮三钱，炒谷芽四钱，左金丸八分，新会皮钱半，赤苓四钱，佛手花八分，通草钱半，厚朴一钱，枳壳钱半。清煎。四帖。

介按：湿热阻滞，肝阳横逆，致脾胃失于健运，而便溏跗浮。治以清肝扶脾兼渗湿，庶免腹满之虞矣。

安昌沈厚记。湿久化肿，脉涩滞，舌滑，溲数。脾阳受伤，非轻藐之症。八月廿九日。带皮苓四钱，猪苓钱半，大豆卷三钱，光杏仁三钱，桂枝五分，车前三钱，原滑石四钱，杜赤小豆三钱，泽泻三钱，冬瓜皮三钱，莱菔子三钱。清煎。三帖。

又：浮肿稍减，脉尚涩滞，舌滑，溲数。脾阳伤残，究非轻藐之症。九月初四日。商陆一钱，赤苓三钱，炒菔子三钱，海金沙四钱，桂枝五分，车前三钱，滑石四钱，新会皮钱半，泽泻三钱，冬瓜皮三钱，大腹皮三钱。清煎。三帖。

介按：湿漫三焦，郁伤脾阳，故治以通阳祛湿为主。方从河间桂苓甘露饮脱胎，恰是对症良剂。

后马金。室女食积化肿，脉濡右大，舌滑，便溺涩。宜消食消肿。焦六曲四钱，大腹皮三钱，通草钱半，冬瓜皮三钱，炒莱菔子二钱，赤苓四钱，枳壳钱半，炒麦芽三钱，陈皮一钱，车前三钱，杜赤小豆四钱。清煎。三帖。

介按：食积伤脾，脾失运化之权，更兼湿热壅滞，溢于皮肤而化肿。治以消积逐水，则浮肿自退。

后马金。闺女舌微黄，脉弦濡，便利稀水，浮肿已退。宜分消为稳。八月廿九日。广藿梗二钱，炒川连八分，泽泻三钱，鸡内金三钱，滑石四钱，猪苓钱半，炒菔子三钱，通草钱半，省头草三钱，厚朴一钱，新会皮钱半。清煎。三帖。

介按：湿热久蕴，脾气未复化泻，再以清热渗湿，理气消积，俾气行湿退，则肿泻均瘥。

遗风包。痢后浮肿腹大，脉涩滞，舌滑白，溺少。宜和中分消。七月十四日。大腹皮三钱，焦六曲四钱，生香附钱半，炒枳壳二钱，泽泻三钱，炒车前三钱，赤苓四钱，炒莱菔子二钱，冬瓜皮三钱，防己三钱，通草钱半。清煎。二帖。

介按：痢后脾虚湿滞，故治法仍以扶脾渗湿。

渔庄王。伏暑湿热，脉濡，舌滑微黄，跗肿，溲赤。尤宜防胀。八月廿九日。绵茵陈三钱，赤苓四钱，通草钱半，蔻壳钱半，杜赤小豆四钱，广皮钱半，省头草三钱，藿香梗二钱，仙半夏钱半，扁豆衣三钱，焦六曲三钱。清煎。三帖。

介按：湿为黏腻之邪，暑为熏蒸之气，两相胶锢，病势最为淹缠。今以跗肿溲赤，治以芳香理气，辛淡渗湿，方法俱佳。若日久而湿浊凝滞，伤残脾阳，即防化胀之虑。

遗风金。痰湿化肿，左脉濡细、右寸关弦滑，呛咳气急，胸满溺少。症非轻藐，宜治防变。金沸花（包煎）三钱，炒车前三钱，通草钱半，川贝钱半，沉香曲钱半，广橘红一钱，海石三钱，光杏仁三钱，杜赤小豆三钱，白前钱半，地骷髅三钱。清煎。三帖。

介按：余阅叶香岩指南医案，内有朱姓一症，适与此案证治相同，爰节录之，以资质证。其述病源曰：初因面肿，邪干阳位，气壅不通，二便皆少，桂附不应，即与导滞。滞属有质，湿热无形，入肺为喘，乘脾为胀，六腑开合皆废，便不通爽，溺短浑浊，时或点滴，视其舌绛口渴，腑病背胀，脏病腹满，更兼倚倒左右，肿胀随著处为甚，湿热布散三焦，明眼难以决胜矣。经云：从上之下者治其上。又云：从上之下而甚于下者，必先治其上，而后治其下。此病逆乱纷更，全无头绪，皆不辨有形无形之误。姑以清肃上焦为先［方用飞滑石三钱，大杏仁十粒，生苡仁三钱，白通草一钱，鲜枇杷叶（去毛）三钱，茯苓皮三钱，淡豆豉钱半，黑山栀壳一钱，急火煎，五分服］。

叶氏发明病源与误治之由，以及应当治法，分辨明晰，深堪则效。今此案与叶氏所述，适相符合，而疗法亦意旨相同。惟药味则大同小异。前哲后贤，如出一辙。正如先哲所谓：活法法中多活法，奇方方外有奇方。今以此案征之，益信。

评议：邵氏生平服膺清代名医叶天士，对《临证指南医案》钻研有加，诊治疾病常效法叶氏，此案似可为佐证。

渔庄沈霖记。木克土化胀，两跗皆肿，脉沉弦，便泻不爽，气逆溺少，非轻藐之症。七月初三日。大腹皮三钱，鸡内金三钱，新会皮钱半，川朴一钱，车前三钱，沉香（冲）五分，枳壳钱半，炒米仁四钱，通草钱半，省头草三钱，杜赤豆四钱。清煎。三帖。

又：浮肿已退，脉虚细，腰痛，胃纳尚和。宜金匮肾气丸加减治之。生地四钱，陈萸肉钱半，淮牛膝三钱，豨莶草三钱，茯苓四钱，丹皮一钱，炒车前三钱，炒杜仲三钱，怀药三钱，泽泻三钱，五加皮三钱。清煎。五帖。

又：诸款悉减，脉虚，夜不安寐，临晚跗浮，嘈杂已瘥。仍遵前法加减为妥。九月廿二日。当归钱半，夜交藤三钱，仙半夏钱半，谷芽四钱，炒川连六分，茯神四钱，新会皮钱半，海桐皮三钱，柏子仁三钱，枣仁三钱，豨莶草三钱。清煎。四帖。

又：诸款悉瘥，脉虚细，临晚跗浮酸楚。宜分消为妥。九月廿七日。生牡蛎四钱，杜赤豆三钱，海桐皮三钱，大腹皮三钱，泽泻三钱，茯苓四钱，冬瓜子三钱，通草钱半，防己钱半，豨莶草三钱，柏子仁三钱。清煎。四帖。

又：两跗犹肿，脉涩滞，面浮。宜分消，防化胀。十月初三日。生牡蛎四钱，冬瓜子三钱，新会皮钱半，豨莶草三钱，泽泻三钱，赤苓四钱，猪苓钱半，五加皮三钱，防己钱半，商陆（切忌甜）钱半，大腹皮三钱。清煎。四帖。

介按：李中梓曰：肿胀之病，诸经虽有，无不由于脾肺肾者。盖脾主运行，肺主气化，肾主五液，凡五气所化之液，悉属于肾，五液所行之气，悉属于肺。转输二脏以制水生金者，悉属于脾。故肿胀不外此三经也。然其治法，有内外上下虚实，不可不辨也。在外则肿，越婢汤、小青龙汤证也；在内则胀，十枣汤、神佑丸证也；在上则喘，葶苈大枣汤、防己椒目葶苈大黄丸证也；在下则小便闭，沉香琥珀丸、疏凿饮子证也。此皆治实之法。若夫虚者，实脾饮、肾气丸证也。李氏此言，发明尽致，但此症初起，系是情怀少畅，以致清气不转，肝木侮脾，而湿热停滞化胀，第一方宗鸡金散加减，以运气消积，参用渗湿之品。次则因其利久伤阴，宗肾气汤意以养阴渗湿，补而不滞，利而不伐，洵治虚胀之良方。故至三诊而诸款悉减，然此时肾液未充，心神未安，则宗安神丸以补心而渗湿，四五两方，皆以牡蛎泽泻散加减，以分消下焦未净之湿热，步骤井然，故多奏效。但三诊方中，有仍遵前法加减之言，而且浮肿已退，则此诊以前，似乎遗失一方，深怀未窥全豹之感。

气逆稍缓，浮肿不减，脉涩，经闭。究属棘手重症，仍照前法加减，候正。金沸花（包）三钱，葶苈子三钱，通草一钱五分，商陆一钱五分，厚朴一钱五分，赤苓四钱，茯苓皮四钱，橘红一钱，桑皮三钱，冬瓜子三钱，光杏仁三钱。三帖。

湿郁气阻，遍体浮肿，脉沉弦、右涩滞，癸涩迟滞。中痞，防胀。大腹绒三钱，生香附三钱，省头草三钱，茯苓皮五钱，厚朴一钱五分，炒枳壳一钱五分，沉香五分，防己一钱五分，鸡内金三钱，商陆一钱五分，地骷髅三钱。

脾泄化肿，脉细滞，经阻，跗浮。宜利中分消为妥。生牡蛎四钱，大腹绒三钱，车前三钱，绿萼梅一钱五分，泽泻三钱，扁豆壳三钱，浙茯苓四钱，地骷髅三钱，象牙屑三钱，椒目五分，新会皮一钱五分。三帖。

夹气夹食化肿，脉弦中满，癸水沥。症属重险，当和营卫为主。当归一钱五分，鸡血藤三钱，生米仁四钱，炒青皮八分，炒白芍一钱五分，厚朴一钱五分，茯苓皮四钱，杜赤小豆三钱，川芎一钱，豨莶草三钱，大腹绒三钱。三帖。

小孩。肝泻化肿，脉细数，唇舌均红，阴火不敛，溺少。属棘手凶危之症，勉为立法，候正。熟地三钱，泽泻三钱，淮牛膝一钱五分，蟾蜍干（去头足）一钱，丹皮二钱，陈萸肉一钱，炒车前三钱，生白芍一钱五分，茯苓三钱，怀山药三钱，杜赤小豆三钱。一帖。

评议：《医碥》谓："有肝气滞。两肋痛而泻者，名肝泄。"《医学入门》言肝泻由"肝虚忿怒所伤，木克脾土，门户不束"所致。然小儿肝郁因七情所伤致者少，因外感引动内伤而得者多，故当滋补已损之肝阴。而患儿"肝泻化肿"，肿胀之肿本乎水，胀由乎气，多由水气之不相协调而致，故当共调肝脾。患儿"脉细数，唇舌均红"，阴虚火旺之象显著，故以六味地黄丸为主方，滋阴泻火。又因其"溺少"，加车前子、淮牛膝取济生肾气丸之意，化气行水。

女孩。脾疳化肿，苔白便泻，口渴，脉濡滑、左弦，腹大溺少。非轻藐之症。乌梅一个，蟾蜍干（去头足）八分，地骷髅三钱，省头草三钱，厚朴八分，甘松四分，扁豆衣三钱，通草一钱，炒车前三钱，大腹绒三钱，鸡内金二钱五分，砂仁（冲）七分。三帖。

遗精

上灶屠。屡有遗滑，脉弦细，气滞，腹中不和，呛咳，舌微灰。宜清肺胃为主。北沙参三钱，光杏仁三钱，生牡蛎四钱，预知子三钱，怀山药四钱，川贝（不杵）二钱，茯神四钱，绿萼梅钱半，石莲子（杵）三钱，砂壳钱半，谷芽四钱。清煎。五帖。

介按：肾阴久亏，阳升无制，冲肺则呛，精滑则遗。治法于摄固之中，参以补脾养胃而清肺，乃是上损从阳，下损从阴之义。

某。咳嗽较减，脉虚细，心肾并亏，湿未净，屡次滑精。宜清养肝肾，佐清肺渗湿。四月十八日。钗斛三钱，桑寄生三钱，甜杏仁三钱，冬瓜子三钱，生牡蛎四钱，怀药三钱，川贝钱半，豨莶草三钱，炒杜仲三钱，生米仁四钱，丝瓜络三钱。清煎。四帖。

介按：邹滋九曰：遗精一症，前贤各有明辨，其义各载本门，兹不复赘。大抵此症变幻虽多，不越乎有梦、无梦、湿热三者之范围而已。古人以有梦为心病，无梦为肾病，湿热为小肠膀胱病。夫精之藏制虽在肾，而精之主宰则在心，其精血下注，湿热混摇遗滑者，责在小肠膀胱。今此案病在心肾，阴虚不摄，而兼湿热留着，若阳升无制，乘肺则咳，肾精不固，下注则遗。如用固摄，决难应病。清肺渗湿，兼以养心补肾，庶克有济。

安昌高。痰红已除，脉形小数，溺白，精关不固，溺后有淫。宜固补心肾为妥。七月十八日。东洋参一钱，桑螵蛸三钱，远志肉八分，莲须一钱，怀药三钱，抱木茯神四钱，生牡蛎四钱，新会皮钱半，生地四钱，炒驴胶钱半，炒杜仲三钱。

介按：汪昂曰：心君火也，君火一动，相火随之。相火寄于肝胆，肾之阴虚则精不藏，肾之阳强则气不固。今此案是肝阳上冒，故致痰中兼红，肾虚不摄，则溺后有淫，治以固摄助纳，又佐安神宁气，气固则精自守矣。

渔庄沈湘记。阴火已敛，脉虚细，心肾不交则精滑，舌白稍润。宜补心丹加减。五月十九日。丹参三钱，生地三钱，金樱子三钱，生牡蛎四钱，茯神四钱，远志肉八分，怀药三钱，柏子仁三钱，西洋参一钱，炒枣仁三钱，新会皮钱半。清煎。四帖。

又：精滑未除，脉细劲，舌微白，大便难，有血。宜补益润肠。五月廿八日。太子参一钱，龟版四钱，麻子仁三钱，新会皮钱半，茯神四钱，丹皮三钱，金樱子三钱，生牡蛎四钱，生地三钱，远志肉八分，穞豆衣三钱。清煎。四帖。

　　介按：经云：神气舍心，精神毕具。又曰：心者生之本，神之舍也。今以肾液未能上承于心，而心不藏神，心神一动，肾精遗泄，故治以补心丹加减，借滋肾液而安心神。但其阴液已虚，未能腴润于大肠，肠中宿垢，因致秘结不通。传导之官，失其常度，故次方于滋阴潜阳之中，参用麻仁、生地以润肠通便，俾得肾液渐充，则便自通畅，而精固神安。

遗尿

老埠头寿。泻犹未除，左脉虚细、右濡，小便不禁。姑宜分清养阴。生地三钱，川萆薢三钱，淡秋石八分，潼蒺藜三钱，怀山药三钱，车前子三钱，茯苓四钱，生米仁四钱，泽泻三钱，桑螵蛸钱半，石莲子三钱，引陈淘米泔水并煎。

介按：经曰：下虚则遗尿。又曰：膀胱不约为遗尿。今以膀胱失约，无气以固，而致小便不禁。又因脾气未健，湿热未净，而泻犹未除，故治法于渗湿扶脾之中，参用缩小便之味。

淋浊

大义汪。湿热阻气，舌白厚，脘格，潮热，小便涩痛，便结。宜清利。九月十七日。瞿麦三钱，焦栀子三钱，海金沙四钱，薏仁钱半，车前三钱，淡芩钱半，木通钱半，泽泻三钱，生牡蛎四钱，滑石四钱，川萆薢三钱，两头尖（包）七十粒。三帖。

介按：丹溪谓五淋症，湿热阻窍居多，今兼气闭而小便涩痛，治以渗湿清热，固属佳妙。此方从八正散加减，合牡蛎泽泻以通调水道，下输膀胱。且其便结系是腑气不用，故用两头尖以导浊。

评议：两头尖一药，查阅文献，有二物均名两头尖。一为毛茛科植物多被银莲花的干燥根茎，一为鼠粪。《本草思辨录》载："鼠善穿而屎为下输之秽物，头尖则锐，故借以导秽浊之邪有奇效……叶香岩治淋浊用两头尖，亦从此脱胎。"从邵氏钻研叶天士《临证指南医案》，及案中"两头尖（包）

七十粒"可知，此两头尖当为鼠粪也。

东浦陈。湿热下注，溲溺赤流，脉濡右弦，舌滑，跗肿。姑宜分清养阴为主。川草薢三钱，生地四钱，绵茵陈三钱，川柏（盐水炒）钱半，泽泻三钱，怀药三钱，生米仁四钱，通草钱半，车前三钱，丹皮三钱，豨莶草三钱。清煎。四帖。

介按：膀胱者，州都之官，津液藏焉，气化则能出也。兹因肾阴气逆于少腹，阻遏膀胱之气化，以致小便短赤，足跗浮肿，故此方既利膀胱之湿，复滋肾脏之液。

渔庄沈。身热已退，脉弱，舌滑，小溲仍属淋漓。宜清利太阳。八月初三日。西琥珀八分，银花钱半，木通钱半，海金沙四钱，车前三钱，六一散三钱，焦栀子三钱，石苇二钱，青木香八分，瞿麦三钱，省头草三钱，陈淘米泔水并煎。三帖。

介按：湿热下注成淋，清利之法极是。

安昌茹。湿热下注，小便涩痛带血，脉濡，肢冷背寒，舌黄。宜分清利湿为主。二月十八日。川草薢三钱，西琥珀（冲）八分，蒲黄钱半，赤苓四钱，泽泻二钱，炒车前三钱，当归三钱，木通钱半，海金沙四钱，血余炭一钱，粉丹皮钱半。清煎。四帖。

又：湿热未清，溺后仍属有血，惟涩痛较瘥，脉濡，舌滑。借四物汤加减治之。四月九号（癸卯廿三日）。生地四钱，蒲黄钱半，生甘草梢八分，焦栀子三钱，当归钱半，血余炭一钱，泽泻三钱，瞿麦钱半，丹皮三钱，炒车前三钱，木通钱半。清煎。四帖。

又：尿血遇劳即发，脉濡细，舌黄滑，湿热蕴蓄。姑宜凉血、清热、分利。五月十五号（甲辰廿九日）。生地四钱，血余炭一钱，川萆薢三钱，淡竹叶钱半，丹皮三钱，茯苓四钱，银花钱半，木通钱半，焦栀子三钱，泽泻三钱，生米仁四钱。清煎。四帖。

又：尿血屡发屡瘥，脉涩数，肺气窒痹，胸次痰阻。姑宜瓜蒌薤白汤主之。元月初八日。瓜蒌皮三钱，光杏仁三钱，炒蒲黄钱半，白薇三钱，薤白一钱，广郁金三钱，血余炭一钱，儿茶一钱，焦栀子三钱，丹皮二钱，通草钱半。

介按：阴亏而湿热下坠，致尿管阻痹而为血淋，初方宗分清饮意，再加琥珀、赤苓，以通血利窍，是通则不痛，痛随利缓之义，故能涩痛较瘥。次方虽是四物汤加减，适与钱氏导赤之意相符，以清小肠火腑之热，乃是滋阴凉血之方；但其阴未固摄，湿未退净，以致过劳即发。且湿热蕴蓄不解，屡次化热劫液，又进清热渗湿，兼以凉血之剂，而血余炭尤擅一方之长，在愚见尚堪兼用陈棕灰，则更为特效。至第四诊，湿化痰涎，阻痹肺气，又用瓜蒌薤白汤以除胸次之痰。此等方案，洵堪作为后学之师范。

茅蓬陈。湿火下注，茎肿作痛已溃，脉弦濡，舌白厚。宜龙胆泻肝汤治之。四月十七日。龙胆炭七分，银花三钱，泽泻三钱，绵茵陈三钱，当归钱半，生甘草梢七分，条芩钱半，生米仁四钱，炒车前三钱，赤茯苓四钱，海金沙四钱。清煎。四帖。

介按：湿热下注前阴，用龙胆泻肝汤以清肝胆之湿热，但恐过于渗利，耗伤津液，故佐当归以养肝。

长巷沈。浊流未除，小便仍属涩痛，脉濡、气口滑，舌根黄，咳逆。仍遵前法加减为妥。元月廿九日。瞿麦三钱，瓜蒌仁三钱，西琥珀八分，川萆薢三钱，车前三钱，木通钱半，丹皮二钱，光杏仁三钱，甘草梢八分，海金沙四钱，血余炭一钱，引陈淘米泔水并煎。四帖。

介按：肺主气化，今被湿热阻滞，以致浊流未止，故治以清肺渗湿，通血利窍为主。

东关金。心肾不交，阴分尚亏，脉细数，手心热，精竭形怯，小溲乍赤。宜养阴清热为主。七月一号（五月十七日）。细生地三钱，钗斛三钱，夜交藤三钱，川薢三钱，川柏（盐水炒）一钱，茯神四钱，远志肉八分，生甘草梢八分，淡秋石（冲）八分，地骨皮三钱，生米仁四钱。清煎。四帖。

复诊：养阴清热，精浊较瘥，脉尚细数，耳鸣，寝寐恍惚。仍遵前法加减为主。五月廿四日。细生地四钱，钗斛三钱，川萆薢三钱，茯神四钱，怀山药三钱，炒远志八分，泽泻三钱，生米仁四钱，淡秋石（冲）八分，骨碎补三钱，夜交藤三钱，鲜带心莲子七粒。八帖。

介按：此系心神常动，肾精暗泄，以致有形败浊，阻于隧道，随尿而出。前后两方，均是安神宁心，养阴通浊之品，洵属对症之药。

消渴

阴伤液耗成消，脉细数，舌红、根薄白，渴饮善饥，溺多，形肉日削。系属大症，宜存阴增液为主。生地八钱，炒知母一钱五分，瓜蒌根三钱，生白芍一钱五分，麦冬（去心）四钱，陈萸肉一钱五分，麻子仁三钱，芡实三钱，丹皮三钱，川石斛三钱，元参三钱，怀山药三钱。五帖。

疬气

安昌陈。湿热郁遏，脐下胀闷，睾丸偏坠，脉涩滞，舌黄腻。宜疏利为主。二月廿四日。川楝子三钱，橘核三钱，鸡内金二钱，川萆薢三钱，延胡三钱，赤苓四钱，香附三钱，玫瑰花五朵，炒青皮八分，泽泻三钱，通草钱半，引两头尖七十粒。四帖。

介按：此系七疝中之气疝，其脉涩滞，而舌黄腻，是夹湿热之候。方从济生橘核丸加减，确治睾丸偏大，痛引脐腹之专剂。兹又加萆薢、赤苓、泽泻等味以利湿，用两头尖以浊导浊，治法极是。若再参用荔枝核、山楂核等味，尤为灵效，此鄙人所历验不爽者。

某。小便流浊涩痛，右脉弦细，睾丸偏坠。宜金铃子散为主。四月初四日。川楝子三钱，川萆薢三钱，木通钱半，海金沙四钱，延胡三钱，泽泻三钱，赤苓四钱，车前子三钱，橘核三钱，生香附二钱，炒枳壳钱半，引两头尖七十粒。四帖。

介按：此与前案大同小异，方从金铃子散合橘核丸加减，而参用利湿导浊之品，治法极为稳妥。

疮疡

清水闸陈。湿热下注为痔，始起下疳，脉滑数，九月身发疹痘，系是结毒。宜清解，仰希外科政之。苦参一钱，藏连丸一钱，桑寄生三钱，豨莶草三钱，银花三钱，炒知母钱半，茯苓四钱，天花粉三钱，炒条芩钱半，焦山栀三钱，生白芍钱半。清煎。四帖。

介按：此症虽是湿热下注，恰系脾肾阴亏，以脾司统血之职，肾主摄纳之权，兹以阴络被伤，其血内溢。故治法以清热滋阴为主。

渔庄沈湘记。结喉旁及右手臂肿，溃而不敛，左脉细数、右寸关弦，不时汗出，形体怯弱。宜防疮劳。五月初十日。北沙参三钱，霍斛三钱，穭豆皮三钱，忍冬藤三钱，茯神四钱，炒白芍钱半，枣仁三钱，地骨皮三钱，炙黄芪皮八分，生牡蛎四钱，新会皮钱半，引陈南枣三枚。三帖。

又：疮毒未敛，脉弦细数，阴火上升，齿痛，舌白少津。

宜养阴清降，防疮劳。五月十三日。西洋参钱半，骨碎补三钱，生地四钱，天花粉钱半，粉丹皮三钱，怀药三钱，广皮钱半，蜜银花钱半，钗斛三钱，生牡蛎四钱，冬桑叶三钱。清煎。三帖。

又：疮劳，胃钝，脉虚濡，舌滑白。迩由湿热伤气，清窍不利。宜清利为妥。六月初四日。骨碎补三钱，生米仁三钱，蔻壳一钱，冬瓜子四钱，炒远志八分，抱木茯神四钱，新会皮钱半，川贝钱半，苦丁茶钱半，谷芽四钱，石莲子三钱。清煎。四帖。

又：疮劳形怯，胃气稍振，脉虚细，舌滑白。湿热犹存，仍遵前法损益。六月初七日。骨碎补三钱，生米仁四钱，丹参三钱，省头草钱半，远志八分，怀药三钱，新会皮钱半，通草钱半，茯神四钱，炒谷芽四钱，冬瓜子四钱。清煎。四帖。

又：诸款悉减，脉虚细，疮口未敛。宜补虚扶元为妥。六月初九日。太子参一钱，归身钱半，霍石斛三钱，金樱子三钱，茯神四钱，炒白芍钱半，新会皮钱半，怀山药三钱，夜交藤三钱，生牡蛎四钱，炒杜仲三钱。清煎。五帖。

介按：此症溃而未敛，脓血去多，营液大耗，以致形体怯弱，次以胃热上冲而齿痛，三因湿热重伤。故其处方，初以养胃敛阴，次则参以滋阴潜阳，三、四两方，又佐渗湿，终则悉属扶脾益肾以安神。俾脾能统血，肝能藏血，心能生血，血液充足，则形体亦得恢如常矣。

评议：此案详细呈现了邵氏治疗疮疡的全过程，审症辨治，几易其法，历时一月之久，示人以法度。

皮肤瘙痒

　　血虚生风，脉虚癸涩，身发肿块瘙痒。宜四物汤加减。生地三钱，明天麻八分，独活一钱五分，桑寄生三钱，当归一钱五分，丹皮一钱五分，防己一钱五分，红花五分，川芎一钱，豨莶草三钱，生米仁四钱，鲜桑梗一尺。三帖。

脚气

脚气犹然酸痛，脉弦濡，苔滑白、心灰。姑宜祛风利湿为主。独活一钱五分，当归一钱五分，海桐皮三钱，晚蚕沙三钱，茯苓四钱，制乳香一钱五分，生米仁四钱，通草一钱五分，豨莶草三钱，防己一钱五分，五加皮三钱，桑梗尺许。三帖。

月经病

某。便泻已除，六脉涩细，癸来涩少，脘中胀闷。皆缘肝横气滞，仍遵前法损益。八月初三日。左金丸八分，乌药二钱，茯苓四钱，鸡血藤钱半，厚朴一钱，佩兰三钱，丹参三钱，绿萼梅钱半，通草钱半，炒谷芽四钱，大腹皮三钱。清煎。四帖。

介按：秦天一曰：血气之化，由于水谷，水谷盛则血气亦盛，水谷衰则血气亦衰，是水谷之海，即是阳明胃气，又是冲脉之本。故月经之本，所重在冲脉，所重在胃气，所重在心脾生化之源耳。今以胃被肝乘，失其生化之源，是癸来涩少，脘中胀闷。此方清肝和胃以养血，庶几肝逆稍平，太冲脉盛，则月事以时下矣。

瓜沥王。头晕心泛已瘥，六脉细涩，癸来腰腹联痛如刺。宜和营卫为主。五月四号（甲辰十八日）。当归（小茴香五分拌炒）二钱，制香附三钱，鸡血藤三钱，炒白芍钱半，杜仲三钱，茯神四钱，延胡二钱，川芎一钱，小胡麻三钱，丹参三钱，玫瑰花五朵。清煎。五帖。

介按：血积不散，为气所冲，新血与故血相搏，引动冲任，以致经来腰腹刺痛。此方养血理气，调和营卫之意。

西庄俞。潮热不清，右脉涩、左关沉弦，大便忽泻，经停，腹中有瘕，脐下痛较缓，气转至咽，舌微黄。宜清热、养胃、和肝。银柴胡一钱，扁豆衣三钱，制香附三钱，乌药钱半，地骨皮三钱，茯苓四钱，杜仲三钱，绿萼梅钱半，青蒿梗钱半，丹参三钱，广木香七分。清煎。五帖。

又：寒热较瘥，胃纳已和，右脉虚、左弦细，经停，腹中有瘕，脐下偶痛。肝木抑郁，仍宜逍遥散加减。十一月初四日。柴胡八分，当归钱半，青木香五分，木蝴蝶四分，炒白芍钱半，制香附二钱，杜仲三钱，川楝子钱半，茯苓四钱，生地三钱，炒青皮八分。清煎。四帖。

介按：肝郁不畅，血气凝滞，以致脐下偶痛，而经停成瘕。然大便作泻，又是肝阳侮脾之候，治以理气疏肝，健脾清热，而寒热较瘥，胃气稍和。次以泄肝热而解肝郁，逍遥散为对症之方，因其既和气血，又佐柴胡以微升，借引少阳之生气。如是治疗，俾郁勃之气，由此可以条畅。

某。冲任内损，腰疼背掣，脉涩细，头疼心悸，癸涩。宜柔肝、补心、调经。桑寄生三钱，炒杜仲三钱，煅龙齿三钱，煨天麻八分，白茯神四钱，甘菊钱半，远志肉八分，稆豆衣钱半，炒枣仁三钱，丹参三钱，鸡血藤胶钱半。清煎。四帖。

介按：肝为风木之脏，内寄相火，体阴用阳，其性主升，全赖肾水之涵，血液之养，庶得遂其条达之性。兹以肝肾并亏，血液已虚，因而内风时动，即觉头晕心悸，腰背酸痛，癸水涩少，此方治法，系是缓肝息风，滋肾退热之意。

某。脘闷气滞，癸涩，脉涩细、右弦，带下腰酸。宜养血和中。六月初三日。鸡血藤三钱，制香附钱半，大腹皮三钱，丹皮三钱，冬瓜子四钱，小胡麻三钱，丹参三钱。清煎。五帖。

介按：湿热蕴蓄，因而气滞血阻，以致带下腰酸，故治以理气和血，清热渗湿。

安昌包。闺女月事仍闭，脉沉涩，腹痛脘闷，肢体浮肿，顷经少安。当归钱半，泽泻钱半，通草钱半，冬瓜皮三钱，川芎一钱，制香附三钱，车前三钱，鸡血藤三钱，延胡三钱，大腹皮三钱，杜赤豆四钱。清煎。四帖。

介按：此因血液被湿热逼出，旁流膈膜，以致肢体浮肿，经来之时，湿热乘虚而入，阻碍血脉之周流，血既凝滞，自然经闭腹痛，利水活血以行气。方法面面顾到。

某。带下腰疼，脉虚细，癸涩，腹左有瘕，病在冲任。宜柔肝调经。桑寄生三钱，炒杜仲三钱，炒白芍钱半，生牡蛎四钱，全当归二钱，覆盆子三钱，木蝴蝶四分，绿萼梅钱半，茺蔚子三钱，香附三钱，鸡血藤三钱。清煎。八帖。

介按：冲任并虚，肝郁成瘕，故以柔肝固肾，理气活血为治。

安昌顾。气郁成痹，脉涩、右寸关弦，音嘶，腹痛有瘕，癸水早期。宜泄降清肝。三月廿七日。瓜蒌皮三钱，石决明

（生打）六钱，川楝子三钱，茺蔚子三钱，薤白一钱，丹皮三钱，木蝴蝶四分，绿萼梅钱半，霍斛三钱，炒延胡钱半，新会皮钱半。清煎。四帖。

介按：情怀不畅，肝郁化热，以致癸水早期，气逆上升，则胸脘阻痹，腹中瘕痛。故治以泄肝养胃。

某。便泻未除，舌色左边厚，癸水早期，脘闷气滞，右脉虚细、左关沉弦，肝木偏横。宜养胃、平肝、调经。六月七号。霍斛三钱，鸡血藤三钱，通草钱半，紫香附钱半，佩兰三钱，谷芽四钱，石莲子三钱，生米仁四钱，丹皮二钱，木蝴蝶四分，丹参三钱。清煎。四帖。

介按：便泻未除，是挟时令之湿热，癸水早期，是属肝热而不藏血之征。肝阳横逆，则脘闷气滞，而左脉沉弦，胃被肝乘，未能与冲脉生化血液，则右脉虚细，治宜双方顾到，故以养胃和血，平肝渗湿之剂。

安昌寿。血虚木旺，脉弦、右虚细，项背掣痛，癸水先后不一，脘中偶痛，夜寐少安。宜补心平肝为主。丹参三钱，当归钱半，生牡蛎四钱，小胡麻三钱，茯神四钱，炒白芍钱半，木蝴蝶四分，鸡血藤钱半，枣仁三钱，炒杜仲三钱，川楝子三钱。清煎。五帖。

介按：肝主筋而藏魂，肾主五液而恶燥，兹以肾液不能上承，则心不生血而癸水愆期，肝不藏魂，则夜寐不安，又不养筋，则项背掣痛而联及脘中。故治以补肾养心，柔肝和血。

瓜沥王。癸涩后期，脉虚左涩，腰酸带下，胃纳不旺。姑宜养胃、调经、涩下。钗斛三钱，鸡血藤钱半，覆盆子三钱，小胡麻三钱，省头草三钱，炒杜仲三钱，川断三钱，丹参三钱，生牡蛎四钱，谷芽四钱，制香附三钱。清煎。十帖。

介按：月经之本，所重在冲脉，而冲脉隶于阳明。今以胃纳不旺而血海渐涸，是以癸涩后期，肾虚而带脉不固，则腰酸带下。治以养胃补肾，庶几经调带止。

瓜沥王。癸涩迟滞，气冲脘闷，脉左涩、右弦滑，痰湿下注为带。宜养血理气为主。四月廿三号。归身二钱，仙半夏钱半，鸡血藤三钱，制香附三钱，炒白芍钱半，新会皮钱半，茺蔚子三钱，沉香四分，川芎一钱，生牡蛎四钱，杜仲三钱。清煎。四帖。

介按：湿痰下注于带脉，带脉不能约束而下浊液。但带脉又通于冲任，冲任并亏，则气冲癸涩，治以补脾肾之气，又佐舒肝之品，俾血旺气和，则诸恙自愈。

安昌顾。心悸带下，癸涩过滞，腰酸，脐下痛，脉濡涩细，迩有头疼，龈起胀泡。宜胜金丹加减。五月二十日。生地三钱，小胡麻三钱，远志肉八分，炒杜仲三钱，当归钱半，钗斛三钱，茯神四钱，石决明四钱，白芍钱半，香附三钱，鸡血藤胶钱半。清煎。五帖。

介按：傅青主曰：带脉横生，通于任脉，任脉直上，走于唇齿，唇齿之间，原有不断之泉，下贯任脉以化精，使任脉无热气之绕，则口中之津液，尽化为精，以入于肾矣。惟有热邪存下焦之间，则津液不能化精而反化湿也。今此案系是带任两脉液虚热炽之象，故用胜金丹加减，借以养血清热，柔肝安神。

癸来涩少，左脉涩细、右寸关弦滑，气冲脘闷，心涎，苔滑，腹痛，气滞作泻。姑宜和肝调经为主。乌鲗骨一钱五分，泽兰叶一钱五分，藿梗二钱，制香附三钱，延胡二钱，新会皮二钱五分，鸡血藤三钱，厚朴一钱，炒米仁四钱，大腹绒三钱，玫瑰花五朵。四帖。

便泻稍减，腹满有瘕，脉两手皆弦，苔薄白，经停九月，气滞如痛。仍遵前法加减为妥。乌药二钱，川楝子三钱，生益智（去尖）一钱五分，甘松四分，茯苓三钱，广木香八分，炒车前三钱，炒谷芽四钱，大腹绒三钱，厚朴一钱，炒白芍一钱五分。四帖。

评议：此案患者腹满有瘕，两脉皆弦，经停九月，缘由肝郁不舒，气机阻滞也。故予以乌药、川楝子、甘松、木香、厚朴等疏肝解郁、行气导滞之品。俟肝气条达，气机通畅，则诸症可愈。

营虚嘈杂，癸水先后不一，脉右涩、左弦，带注腰坠，膻左有瘕，不明晕眩，舌心空。治在奇经。生地三钱，丹参三钱，生牡蛎四钱，佩兰三钱，抱木茯神四钱，小胡麻三钱，川断三钱，绿萼梅一钱五分，川石斛三钱，稽豆皮三钱，覆盆子三钱。

经停两月，脉沉涩，咳血气促，脘中空闷。此属倒经，宜清降为主。苏子（杵）一钱五分，光杏仁三钱，桑叶三钱，紫菀二钱，川贝二钱，白薇一钱五分，栀子三钱，炒知母一钱五分，侧柏炭三钱，降香五分，丹皮一钱五分，引鲜荷叶一角。

二帖。

腹满气滞，脉弦右涩，癸水不调。宜顺气利中。乌药二钱，炒青皮七分，当归一钱五分，制香附一钱五分，生牡蛎四钱，沉香曲一钱五分，川芎七分，玫瑰花五朵，厚朴一钱，鸡内金三钱，庵闾子三钱。

血虚气滞，腹痛便艰，脉弦细而涩，经水有数月不至，周身脉络板掣。宜活任脉为妥。淡苁蓉一钱五分，当归一钱五分，乌药一钱五分，生牡蛎四钱，杜仲三钱，炒白芍一钱五分，广郁金三钱，佛手花八分，木蝴蝶五分，川楝子三钱，橘红一钱五分。三帖。

瘰疬已溃，脉弦左数，舌心空，倏热乍寒，经闭。症属重极，逍遥散加减治之。酒炒柴胡七分，白芍一钱五分，香附一钱五分，生地三钱，当归一钱五分，茯神四钱，川贝二钱，绿萼梅一钱五分，丹参三钱，生牡蛎四钱，昆布一钱。三帖。

先腹痛而后经至，气滞为多，脉涩、右沉弦，头晕腰酸。姑活血、理气、调经。当归二钱，香附三钱，延胡三钱，乌药二钱，川芎一钱，丹参三钱，生牡蛎四钱，佩兰叶一钱五分，杜仲三钱，茺蔚子三钱，鸡血藤三钱。七帖。

闰女。腹痛，便滑，脉弦，癸水不调，头疼。宜和中调经。川芎一钱五分，神曲四钱，山楂四钱，广木香七分，香附三钱，白芷八分，赤苓四钱，佩兰叶三钱，苍术二钱五分，厚朴一钱五分，丹参三钱。四帖。

闰女。痛经中满，脉细涩，苔白，头疼。宜活血疏风。丹参三钱，山楂四钱，明天麻八分，藿香三钱，厚朴一钱五分，延胡二钱，白芷一钱，佛手花八分，川芎一钱五分，青木香五分，枳壳一钱五分。三帖。

癸水不调，脉虚，手足酸楚，步履不耐。宜四物汤主治。生地三钱，丝瓜皮三钱，独活一钱五分，茺蔚子三钱，当归一钱五分，炒白芍一钱五分，豨莶草三钱，桑寄生三钱，川芎七分，杜仲三钱，香附一钱五分。四帖。

评议：此案癸水不调，脉象虚弱，因于血海空虚，无以荣养；手足酸楚，步履不耐，缘于肝肾不足，难以任力。故治以四物汤充养血海，辅以茺蔚子、香附活血调经，桑寄生、杜仲补益肝肾，独活、豨莶草通利关节。

心惕如悬，脉涩，脘闷，癸来腰腹联痛，苔厚腻，倏寒汗彻。防遂厥。琥珀八分，生牡蛎四钱，茺蔚子三钱，钩藤三钱，丹参三钱，龙齿一钱五分，茯神四钱，佛手花八分，远志肉八分，杜仲三钱，延胡一钱五分，灯心一丸。三帖。

闰女。经闭，腰痛，脉弦细，气滞中痞。宜活血调经为主。当归一钱五分，香附三钱，泽兰一钱五分，延胡三钱，炒白芍一钱五分，丹参三钱，山楂三钱，玫瑰花五朵，川芎一钱，炒青皮八分，乌药二钱。三帖。

闺女。晕眩心涎，脉涩、寸口大，每经来腹中胀闷而痛。宜安胃息风为主。仙半夏一钱五分，枳壳一钱五分，明天麻八分，沉香曲一钱五分，陈皮一钱，广藿香二钱，生牡蛎四钱，炒谷芽四钱，钗斛三钱，省头草三钱，香附一钱五分。三帖。

癸水腹痛肢酸，按脉两手皆涩。此气阻经隧，当养血理气为主。当归（小茴五分拌炒）二钱，杜仲三钱，西琥珀八分，延胡一钱五分，炒白芍一钱五分，丹皮三钱，鸡血藤三钱，茯神四钱，佩兰一钱五分，绿萼梅一钱五分。三帖。

癸涩迟滞而痛，脉弦右涩，带下如注。宜养血、平肝、调经。当归二钱，杜仲三钱，生牡蛎四钱，鸡血藤三钱，炒白芍一钱五分，香附三钱，远志肉八分，绿萼梅一钱五分，川芎七分，丹参三钱，茺蔚子（炒）三钱。

经阻腹痛，脉弦细，倏寒忽热，腹中有瘕。宜加减逍遥散治之。酒炒柴胡八分，香附一钱五分，佩兰一钱五分，川楝子三钱，当归二钱，炒白芍一钱五分，茯苓四钱，延胡一钱五分，丹皮一钱五分，炒青皮七分，绿萼梅一钱五分。三帖。

冲任内隙，脉细微，腰腹痛，带下，心惕，癸涩迟滞。气滞中满，治在奇经。当归（小茴五分拌炒）二钱，生牡蛎四钱，覆盆子三钱，杜仲三钱，乌药二钱，紫石英三钱，炒枣仁三钱，川断三钱，化龙骨三钱，炒白芍一钱五分，绿萼梅一钱五分。五帖。

诸邪悉瘥，胃气稍振。宜养血、理气、调经。当归二钱，香附三钱，生牡蛎四钱，乌药二钱，炒白芍一钱五分，丹参三钱，茯神四钱，省头草一钱五分，川芎七分，炒茺蔚子三钱，炒谷芽四钱。四帖。

癸来腹痛联腰，脉弦，虚体气滞。宜活血疏肝为主。当归（小茴五分拌炒）三钱，乌药二钱，川楝子三钱，炒五灵脂三钱，川芎一钱，香附三钱，延胡三钱，玫瑰花五朵，杜仲三钱，炒青皮八分，佩兰叶一钱五分。

癸水不调，头疼带下，腰腹酸痛，舌尖红。宜胜金丹加减。生地四钱，丹皮一钱五分，生牡蛎四钱，明天麻八分，当归一钱五分，香附三钱，远志肉八分，杜仲三钱，川芎一钱，炒茺蔚子三钱，钗斛三钱。三帖。

头痛较瘥，脘中稍和，腹痛心悸，脉虚，癸水不调。宜补心和中。丹参三钱，生牡蛎四钱，豨莶草三钱，广木香五分，茯神四钱，厚朴一钱，枳壳一钱五分，玫瑰花五朵，炒枣仁三钱，龙齿一钱五分，佩兰叶三钱。三帖。

内伤夹外感，脉滞、寸口短，头痛，心涩脘闷，癸水不调。宜治标为先。香附一钱五分，枳壳一钱五分，川芎一钱，沉香曲一钱五分，苏梗一钱五分，广郁金三钱，山楂三钱，佛手花八分，左金丸八分，豨莶草三钱，炒青皮七分。

内伤夹外感，头疼较瘥，食入脘中不和，腰胻酸，癸水不调。宜和中疏风。香附一钱五分，川芎一钱，豨莶草三钱，厚朴一钱，白芷一钱，炒枳壳一钱五分，广郁金三钱，鸡内金三钱，炒青皮八分，沉香曲一钱五分，佛手花八分。三帖。

血后心惕，苔白而干，脉滑数，经停三月，脘闷。宜养胃和中。北沙参三钱，谷芽四钱，石决明六钱，穞豆皮二钱，枣仁三钱，麦冬（去心）三钱，炒远志肉八分，栀子二钱，钗斛三钱，桑寄生三钱，新会皮一钱五分。三帖。

癸涩迟滞，脉涩、左弦细，腰酸腹胀，心惕带下。此血虚木旺，姑宜养血、理气、平肝。归身二钱，庵闾子三钱，生牡蛎四钱，炒白芍一钱五分，制香附一钱五分，川断三钱，丹参三钱，绿萼梅一钱五分，杜仲三钱，乌梅二钱，沉香曲（包）一钱五分。七帖。

苔微黄，左脉涩、右弦数，脘腹胀闷，癸水早期，咳痰。宜和中调经。丹参三钱，大腹绒三钱，丹皮二钱，炒青皮八分，佩兰三钱，香附三钱，沉香曲一钱五分，玫瑰花五朵，遍钗斛三钱，炒茺蔚子三钱，炒枳壳一钱五分。

俞钱妇。头晕较减，夜寐已安，脉滑，腰空，肩臂酸楚，经停五旬，脘闷。仍遵前法加减再进。三月廿九日。煨天麻八分，黄草石斛三钱，归身钱半，川芎二钱，新会皮钱半，白芍钱半，杜仲三钱，砂壳钱半，青皮七分，桑寄生三钱，炒枣仁三钱。四帖。

　　俞钱妇。癸水不调，营虚胃病。当归桂枝汤加减。全当归（小茴五分拌炒）三钱，生牡蛎四钱，乌药一钱，桂枝五分，延胡一钱，省头草钱半，炙甘草五分，草豆蔻一钱，玫瑰花五朵引。二帖。

带下病

遗风庞。血虚嘈杂，知饥少纳，脉虚细，腰酸带下，舌色灰厚。姑宜养血、和中、平肝。当归身钱半，仙半夏钱半，遍金钗三钱，鸡血藤三钱，茯神四钱，左金丸八分，木蝴蝶四分，佩兰钱半，丹参三钱，炒谷芽四钱，生牡蛎四钱。清煎。五帖。

介按：冲脉之血，系是阳明水谷所化，兹以胃液已虚，未能容纳水谷，而致知饥嘈杂，且肝肾并亏，而致腰酸带下，故以柔肝、和胃、养血为治。

遗风庞。带下腰酸，脉关尺涩细，经停七月，腹中有形，病在冲任。宜柔肝、涩下。三月廿三日。桑螵蛸三钱，归身钱半，菟丝子三钱，生香附钱半，炒杜仲三钱，木蝴蝶四分，川断三钱，绿萼梅钱半，生牡蛎四钱，大腹绒三钱，覆盆子三钱。清煎。四帖。

介按：任脉通，太冲脉盛，则月事以时下。兹以冲任并亏，而经停七月，肝郁不畅，则腹中有形，肾虚而带脉不固，则带下腰酸。治以柔肝涩下，即是摄冲任之意。

黄公溇徐。小腹仍属滞痛，脉尚涩，白带未除，冲任腰胯酸痛。宜和肝涩下为稳。六月七号（乙巳廿二日）。当归（小茴香炒拌）钱半，省头草三钱，覆盆子三钱，杜仲三钱，延胡钱半，九香虫一钱，乌药钱半，香附三钱，炒小胡麻三钱，生牡蛎四钱，玫瑰花五朵。清煎。七帖。

介按：王叔和曰：带脉为病，左右绕脐，腰脊痛，冲阴股也。据是以观，则此症系是带脉失司，肝逆未平之候。

盛陵徐。冲任内怯，腰疼背掣，带下，脉涩细，癸涩不调，头疼。姑宜养血、调经、涩下。八月廿二号（戊申十四日）。全当归三钱，茺蔚子三钱，鸡血藤三钱，豨莶草三钱，炒白芍钱半，炒杜仲三钱，覆盆子三钱，化龙骨三钱，川芎钱半，生牡蛎四钱，桑寄生三钱。清煎。七帖。

介按：女人月水，由诸络之血，汇集血海而下，兹以冲任内怯，肝肾液虚，是以头疼腰痛，背掣带下，养血补肾以调经，深得《内经》先其所因，伏其所主之旨。

安昌马。带下如汪，小腹滞痛，脉涩、左弦细，癸涩不调，舌厚腻，汗出溅溅。宜疏泄厥阴为主。四月廿八日。川楝子三钱，当归钱半，桑螵蛸钱半，柏子仁三钱，延胡三钱，麻子仁四钱，生香附钱半，海金沙四钱，省头草三钱，车前子三钱，青木香八分。清煎。三帖。

介按：此系肝郁侵脾，湿热下陷，是以脾精不守，未能化为经水，反变白滑之物，直下而为带。故治以疏泄厥阴，兼渗湿热而涩下。

（腹）痛气滞，脉左涩、右关沉弦，苔白、里半截微黄，带下如注。治在奇经。沙苑子一钱五分，当归（小茴五分拌炒）二钱，制香附一钱五分，炒杜仲三钱，川芎一钱，川断三钱，制香附三钱，生牡蛎四钱，延胡一钱五分，覆盆子三钱，炒茺蔚子三钱，绿萼梅一钱五分。五帖。

气阻经隧，腹痛有瘕，脉两手弦细，脘闷便泻，带注腰疼。宜青娥丸法加减治之。炒破故纸一钱五分，川楝子一钱五分，炒白芍一钱五分，肉果露八分，炒杜仲三钱，木蝴蝶四分，广木香八分，玫瑰花五朵，乌药二钱，川断三钱，骨碎补三钱。四帖。

腰酸带下，脉虚细，苔白，便滑，癸水不调。宜青娥丸法加减治之。炒破故纸一钱五分，芡实三钱，石莲子三钱，鹿角霜一钱五分，杜仲三钱，茯神四钱，广木香八分，绿萼梅一钱五分，化龙骨二钱，丹参三钱，新会皮一钱五分。三帖。

评议：青娥丸在《太平惠民和剂局方》《三因极一病证方论》《摄生众妙方》中均有记载，主治肾虚所致的腰腿疼痛，其组成药物略有出入，但均有破故纸（即补骨脂）和杜仲二味，可见这两味药乃青娥丸之主药。此两案中亦都有破故纸和杜仲，或为云"以青娥丸法加减治之"之原因。

肝火上郁，右耳失聪，脉涩数，带注腹满，癸水不调，苔滑。宜清少阳为主。苦丁茶一钱五分，制香附三钱，炒青皮八分，白蒺藜（去刺）三钱，粉丹皮二钱，焦山栀二钱，广郁金三钱，佩兰三钱，甘菊三钱，夏枯草一钱五分，生牡蛎四钱。四帖。

腰疼，带下如注，脉虚，癸水趱迟。宜补血涩下为主。归身一钱五分，川断三钱，生牡蛎四钱，覆盆子三钱，清炙芪一钱，怀山药四钱，炒白芍一钱五分，芡实三钱，杜仲三钱，化龙骨三钱，新会皮一钱五分。五帖。

癸不及期，腹痛有瘕，脉弦细，带下督背掣。宜胜金丹加减。生地四钱，炒白芍一钱五分，川楝子三钱，香附一钱五分，当归一钱五分，杜仲三钱，延胡一钱五分，绿萼梅一钱五分，丹皮二钱，茺蔚子三钱，生牡蛎四钱。

俞钱妇。阴火稍敛，咽痛较瘥，脉数右滑，腰酸带注，肢楚。冲任不固，宜固补清热为妥。三月廿八日。桑螵蛸三钱，川杜仲三钱，黄草石斛三钱，焦山栀二钱，酒炒条芩二钱，新会皮钱半，川贝钱半，覆盆子三钱，忍冬藤三钱，川断三钱，豨莶草三钱。四帖。

俞钱妇。呛咳已除，右脉滑小、左细。舌微黄，带注，腹痛腰酸。宜固补冲任为妥。四月二日。桑螵蛸三钱，川断三钱，炙甘草五分，远志肉八分，炒杜仲三钱，炒白芍钱半，覆盆子三钱，炒谷芽四钱，菟丝子三钱，化龙骨钱半，广木香五分。四帖。

俞钱妇。四肢痛已除，带注不减。脉两寸关弦长。夜不安寐，腰痛胀闷，溲溺稍长。借黄连安神丸法加减治之。四月八日。小川连五分，桑螵蛸三钱，覆盆子三钱，车前子三钱，抱木茯神四钱，远志肉八分，炒枣仁三钱，木蝴蝶四分，川断三钱，绿萼梅钱半。四帖。

俞钱妇。感冒未净，喉有贮痰，腹中乍痛，带下如注。宜开提以涩下。六月十三日。桔梗钱半，大腹绒三钱，覆盆子三钱，川贝钱半，苏梗二钱，川断三钱，广橘红一钱，条芩钱半，广木香七分，天仙藤钱半，桑螵蛸三钱。四帖。

俞钱妇。癸水已清，头晕带注。左脉人迎搏坚、右大而虚，心悸惕，舌白，肢楚。仍遵前法加减。十月十九日。炙甘草五分，细生地三钱，煨天麻八分，抱木茯神四钱，阿胶钱半，炒远志肉八分，稽豆皮三钱，制香附三钱，覆盆子三钱，砂仁一钱，石决明四钱，绿萼梅钱半。

俞钱妇。腹痛未除，左脉涩、右脉滑，腰酸带注。病在冲任，宜活血调经为妥。十二月七日。当归二钱，覆盆子三钱，炒白芍钱半，杜仲三钱，延胡三钱，苏梗钱半，炙甘草五分，制香附三钱，茺蔚子三钱，川芎一钱，豨莶草三钱，广木香七分。四帖。

俞钱妇。夜寐欠安，脘中窒闷，脉细右弦，腰酸带注。肝气横逆，宜顺气、养营、平肝。十月二十五日。乌药二钱，生牡蛎四钱，煅龙齿钱半，沉香曲钱半，抱木茯神四钱，丹参三

钱，炒远志肉八分，佩兰三钱，覆盆子三钱，归身钱半，炒白
芍一钱，绿萼梅钱半。四帖。

胎前病

瓜沥谢。经停二月余，右脉滑数，脘格呕恶，食入即吐。宜防妊育。钗斛三钱，藿梗二钱，桑寄生三钱，生香附钱半，苏梗二钱，阳春砂六分，杜仲三钱，焦栀子钱半，新会皮钱半，炒谷芽四钱，条芩钱半。清煎。二帖。

介按：妇人受妊，全赖肾气之旺，肾气旺则容易摄精而荫胎。兹由肝热挟胎气上冲，致妊娠二月，呕吐恶阻，故于平肝养胃之中，参以补肾之品，确治恶阻之良方。

头蓬胡。肝风犯胃，头疼晕眩，呕恶，脉左虚细、右稍滑，经停厌食。宜防孕育，未知然否，候正。桑寄生三钱，扁金钗三钱，新会皮钱半，炒杜仲三钱，炒驴胶钱半，苏梗钱半，藿梗钱半，阳春砂（冲）六分，稆豆皮三钱，明天麻八分，甘菊钱半。清煎。四帖。

介按：胃虚而肝风内震，以致眩晕呕恶。治以滋肝和胃而理气，是恶阻而兼肝风之良法。

渔庄沈。妊育，头胀，腹中气机不和，脉弦濡滑，溲溺短数，呕恶涎沫，胃钝。宜和中、理气、护胎。五月初四日。大腹皮三钱，江西术一钱，桑螵蛸钱半，藿梗二钱，苏梗钱半，新会皮钱半，车前子三钱，焦栀子二钱，天仙藤钱半，阳春砂（冲）七分，条芩钱半。清煎。二帖。

介按：肝阳横逆，阻滞气机，挟湿而侵侮脾胃，是以呕恶头胀。故治以安胎为主，兼清湿热以佐之。

俞钱妇。肝风浮越，头晕酸楚，脉两手弦滑，舌色微白，带注，脘闷，经停。此属始膏，宜柔肝息风。三月十日。桑寄生三钱，阿胶钱半，明天麻八分，甘菊二钱，石决明四钱，绿萼梅钱半，穞豆皮三钱，川杜仲三钱，新会皮钱半，苏梗钱半，天仙藤钱半，川断三钱。四帖。

评议：始膏，为古代对妊娠二月胚胎的称谓。长沙马王堆汉墓出土的古医书《胎产书》载："二月始膏，毋食辛燥，居处必静。"明代医家武之望所著《济阴纲目》卷八中的"逐月养胎法"引北齐名医徐之才言："妊娠二月名始膏。"

俞钱妇。经停脘闷。左脉弦直、右滑，舌黄，心泛，胸胁胀痛。宜防始膏。黄草斛三钱，阳春砂六分，桑寄生三钱，川断三钱，苏梗二钱，炒条芩二钱，新会皮钱半，蕲艾五分，杜仲三钱，绿萼梅钱半，木蝴蝶四分，石决明四钱。四帖。

俞钱妇。娠，胎水不利，腿跗浮肿，左脉弦、右滑，舌微白，腰酸而坠，加之风邪呛咳。宜清气、安胎、消肿。七月二十日。豨莶草三钱，桔梗钱半，天仙藤钱半，桑寄生三钱，川贝钱半，苏梗二钱，杜仲三钱，大腹绒三钱，白前钱半，款冬花三钱，南沙参三钱。四帖。

俞钱妇。娠，两清气血已效，脉寸关弦滑，肢肿，腹痛，呛咳，舌色转白。宜清肺、理气、安胎。九月十八日。珠儿参一钱，鹿含草钱半，生谷芽四钱，苏梗钱半，冬瓜子三钱，川贝钱半，忍冬藤三钱，元参三钱，五加皮三钱，橘红一钱，甜杏仁三钱。三帖。

俞钱妇。妊娠，气燥呛咳，周身脉络不舒，脉滑数，带注赤白，腰酸口干。宜清上燥，佐以护胎。九月廿日。桔梗一钱，冬桑叶三钱，川断三钱，川贝钱半，焦山栀三钱，苏梗二钱，白前钱半，广橘红一钱，炒知母钱半，豨莶草二钱，天仙藤钱半。三帖。

俞钱妇。转胞溺数，脉形弦滑，舌白，头晕，腹中乍痛。借补中益气汤加减治之。七月二日。潞党参三钱，升麻五分，杜仲二钱，清炙芪钱半，远志肉八分，广木香五分，归身二钱，桑螵蛸三钱，新会皮钱半，苏梗钱半，炒条芩钱半。四帖。

俞钱妇。转胞稍瘥，脉弦、气口滑。便溏，腹痛，舌微黄。宜保产无忧散加减治之。七月十三日。潞党参三钱，江西术一钱，广藿香二钱，厚朴一钱，广木香七分，新会皮钱半，菟丝子三钱，苏梗钱半，杜仲三钱，大腹绒三钱，阳春砂七分。四帖。

俞赵妇。转胞，溺数，脉弦数，舌红腻兼灰，色多红星。治宜清心火、益肾阳。桑螵蛸三钱，益智仁钱半，煅牡蛎三钱，灯心五分，细生地三钱，覆盆子三钱，莲子心钱半，菟丝子二钱，焦山栀三钱，木通六分。

俞钱妇。始膏，带注，溺数，脉滑左弦。脘腹联痛，胃纳不旺，舌色纯热，腰酸。宜理气、涩下、平肝。六月十四日。桑螵蛸钱半，阳春砂七分，川断三钱，木蝴蝶四分，苏梗二钱，覆盆子三钱，杜仲三钱，天仙藤钱半，乌药一钱，大腹绒三钱，绿萼梅钱半。四帖。

产后病

黄公溇徐。小产后带下如注，脉弦细涩，脘中有形，攻触而痛，癸水不调。姑宜涩下平肝。六月七号（乙巳廿二日）。生牡蛎四钱，草豆蔻一钱，仙半夏钱半，丹皮钱半，化龙骨钱半，制香附二钱，广皮钱半，玫瑰花五朵，炒杜仲二钱，左金丸八分，木蝴蝶四分。清煎。五帖。

介按：刘宗厚曰：带下多本于阴虚阳竭，营气不升，经脉凝涩，冲气下陷，精气积滞于下焦而成。今此案系是肝经抑郁，耗及营液，以致带脉失固，冲气下陷。故小产之后，而带下如注，冲任虚气挟肝阳上逆，则脘腹作痛，治宜平肝补肾为先。

华舍施。产后湿臌，溲黄，腹满，足肿，脉滞，舌黄。症势棘手。民国十年七月十九日。杜赤小豆（杵）钱半，大腹绒钱半，带皮苓四钱，光杏仁三钱，冬葵子三钱，椒目五分，泽泻三钱，地骷髅（煎汤代水）一两，晚蚕沙（包）一两，淡附片四分，炒米仁四钱。四帖。

又：产后臌胀，舌仍黄，溲较长，脘未展，脉尚滞。症尚棘手。淡附片五分，鸡内金（炒）三钱，杜赤豆（杵）钱半，枣槟钱半，光杏仁三钱，桃仁十粒，官桂五分，椒目五分，晚蚕沙（包）一两，沉香曲钱半，冬葵子三钱，地骷髅（煎汤代水）一两。

又：产后臌胀，脉尚滞，溲长，舌黄。症尚棘手。八月初五日。沉香曲钱半，晚蚕沙一两，蜣螂三双，大腹绒钱半，炒鸡内金三钱，冬葵子三钱，乌药钱半，椒目五分，杜赤豆（杵）钱半，淡附片四分，原粒砂仁（盐水炒）一钱，地骷髅（煎汤代水）一两。

介按：产后而患臌胀，须防瘀血凝结，但用普通治湿臌之药，决难奏效；虽则在后二方，用桃仁十粒，亦难济事。若能参用抵当汤，庶几近之，否则兼与黄连、丹参、大黄、五灵脂、蒲黄等品，下其瘀血，或能中鹄。后闻斯人转就诊于潘星如君而痊愈，谅必兼用消瘀之品矣。此方渗湿扶阳，若治普通湿臌之症，亦是极好，惟产后血臌，尚欠斟酌。今特录之，以资后人之鉴戒。

苔根黄厚，右脉沉涩、左关弦，腹痛，心涩，胃钝，大便忽泻。产后载余，癸水未至，姑宜理气平肝为主。川楝子一钱五分，左金丸八分，当归（小茴五分拌炒）一钱，木蝴蝶四分，炒白芍一钱五分，九香虫一钱，省头草三钱，炒青皮七分，炒谷芽四钱，乌药一钱五分，绿萼梅一钱五分。三帖。

产后瘕泻，腹中隐隐作痛，脉涩左弦，舌光，呛咳形怯。非轻藐之症。广藿梗二钱，桔梗一钱，炒谷芽四钱，石莲子

（杵）三钱，左金丸八分，原川贝一钱五分，扁豆皮三钱，绿萼梅一钱五分，省头草三钱，砂仁（冲）七分，通草丝一钱五分。三帖。

产后冲任不固，带注腰酸，脉右涩、左关弦，腹痛有瘕。宜治奇经。沙苑子一钱五分，桑螵蛸三钱，钗斛三钱，覆盆子三钱，延胡二钱，炒杜仲三钱，远志肉八分，川断三钱，生牡蛎四钱，制香附三钱，省头草三钱。四帖。

产后四月，便泻未除，腹痛已缓，脉涩弱，苔滑，跗浮，嘈杂少谷。宜猪苓汤加减治之。猪苓一钱五分，炒阿胶一钱五分，大腹绒三钱，扁豆皮三钱，泽泻三钱，厚朴一钱，椒目五分，省头草三钱五分，浙茯神三钱，左金丸八分，炒谷芽四钱，玫瑰花五朵。四帖。

产后载余，冲任内损，腹痛有瘕，脉弦细，大便忽泻，形肉日削。非轻藐之症。川楝子一钱五分，炒五灵脂三钱，谷芽（白檀香末四分拌炒）四钱，延胡二钱，佩兰三钱，甘松四分，广郁金（生打）三钱，香附三钱，丹皮三钱，木蝴蝶四分，玫瑰花五朵。四帖。

惊

俞女孩。壮热惊窜，脉浮滑，咳逆。此由时邪传染，既变惊风。九月十九日。桔梗钱半，贯众钱半，广橘红一钱，连翘二钱，炒僵蚕钱半，炒牭子（杵）钱半，薄荷一钱，葛根钱半，天花粉钱半，灯芯七支，钩藤三钱，冬桑叶三钱。二帖。

俞女孩。咳痰未除，腹中乍痛，脉纹入掌，粪色青，偶有惊窜。姑宜清气消痰。二月初八日。桔梗一钱，钩藤钱半，前胡一钱，枳壳钱半，抱木茯神三钱，广橘红八分，象贝三钱，广郁金（原杵）二钱，广木香五分，原西琥珀五分，炒远志肉八分，灯芯七支，鲜竹茹一丸。二帖。

评议：本案从"脉纹入掌"看，病情严重程度与"透关射甲"类似，以此推断乃肝风内动、引发惊风为病，病情危急，预后凶险。

俞女孩。身热夜啼，关纹青紫，舌微黄，便结，睡中窜。此由受热夹惊所致，姑宜清热凝神。闰二月廿四日。抱木茯神三钱，天花粉钱半，焦栀子三钱，石菖蒲三钱，淡豆豉钱半，钩藤钱半，瓜蒌皮三钱，薄荷五分，广郁金二钱，光杏仁三钱，蝉衣一钱，灯芯七支，玉枢丹（磨冲）一分。清煎。二帖。

俞女孩。咳嗽，便结，脉纹如鱼骨，惊啼少安，舌白根腻。宜温胆、化痰、凝神。三月初五日。仙半夏钱半，广橘红一钱，炒栀子二钱，原西琥珀八分，抱木茯神三钱，远志肉（炒）八分，光杏仁三钱，象贝三钱，瓜蒌皮三钱，生菔子（杵）一钱，鲜竹茹一丸，灯芯七支。二帖。

痦后病

俞女孩。痦后呛咳未除，脉右数、左弦滑，舌微白，额上热，手心亦然，夜寐恍惚。宜清肺气以凝神。五月初八。抱木茯神四钱，光杏仁三钱，丝通草钱半，地骨皮三钱，兜铃子一钱，远志肉（炒）八分，冬桑叶三钱，蔻壳一钱，生米仁四钱，白前钱半，广橘红一钱。清煎。三帖。

评议：痦，音 cù，疹子、热疹、麻疹之意，俗称痱子、麸疮、糠疮等。"内蕴胎毒，外感天行"为其主要病因。

俞女孩。痦后化肿，两跗尤甚，热退咳减，舌薄滑，大便黑，溲溺少，气粗。余火不清，宜清利为治。四月十七日。杜赤小豆三钱，葶苈子（炒）三钱，白鲜皮三钱，连翘二钱，光杏仁三钱，车前子（炒）三钱，防己钱半，丝通草钱半，海金沙（包）三钱，旋覆花（包）三钱，地肤子三钱，萝菔壳三钱。清煎。三帖。

俞女孩。痦后发斑，心烦不安，缘邪火内郁所致。仍遵前法加减为妥。六月三十日。广郁金（原杵）三钱，贯众钱半，荆芥钱半，广橘红一钱，蝉衣一钱，山楂三钱，防风钱半，桔梗钱半，连翘二钱，丝通草一钱，青木香七分。清煎。二帖。

胎疟

俞女孩。胎疟日作，热多寒少，脉浮弦滑，舌根厚，痰咳头痛。宜活人败毒散加减。九月初二日。桔梗钱半，柴胡（酒炒）八分，焦神曲四钱，炙甘草三钱，前胡钱半，山楂三钱，炒枳壳钱半，淡芩（炒）钱半，仙半夏钱半，川芎一钱，象贝三钱，炒麦芽三钱，鲜竹茹一丸。二帖。

复诊：胎疟犹来，较前稍轻，脉尚弦，舌根黄厚，咳痰。还宜前法加减为妥。九月初五日。桔梗钱半，柴胡（酒炒）八分，广橘红一钱，丝通草钱半，贡楂三钱，炒麦芽三钱，仙半夏钱半，象贝三钱，炙甘草五分，淡芩（炒）钱半，赤苓三钱，威灵仙钱半，鲜竹茹三钱。二帖。

三诊：胎疟较轻，胃气已振，左脉弦数、气口滑，咳呛不已，舌色已薄。还宜前法加减。九月初八日。桔梗一钱，柴胡（酒炒）八分，广橘红一钱，仙半夏钱半，象贝三钱，淡芩钱半，山楂三钱，光杏仁三钱，冬桑叶三钱，白前钱半，秦艽钱半，金沸花（包）三钱。三帖。

胎毒

俞稚孩。胎毒成丹，关纹紫红如弓反外，鼻塞，吸粗，脑后发出疹瘰。此心肝热极生风，风盛生痰，人中及气池微青。宜开肺清解为治。九月二十日。桔梗一钱，银花钱半，杜赤豆二钱，生甘草四分，连翘钱半，老式天竺黄一钱，广橘红八分，炒僵蚕一钱，蝉衣八分，黑犀角（先应）一分，灯芯（引）七支。

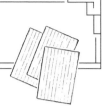

参考文献

［1］曹炳章. 中国医学大成：第八册［M］. 北京：中国中医药出版社，1997.

［2］陈永灿，马凤岐，白钰. 古代名家经方医案类解［M］. 上海：上海科学技术出版社，2024.

［3］陈永灿. 简易名方临证备要［M］. 北京：人民卫生出版社，2016.

［4］陈永灿. 浙江近代中医名家脾胃病临证经验［M］. 上海：上海科学技术出版社，2018.

［5］黄瑶，吴培，王恒苍，等. 近代医家邵兰荪儿科病诊治经验探微［J］. 浙江中医药大学学报，2023，47（5）：490-494.

［6］彭田芳，王振亮. 试探邵兰荪运用引药的特点［J］. 国医论坛，2016，31（2）：13-15.

［7］裘庆元. 珍本医书集成［M］. 北京：中国中医药出版社，1999.

［8］谢宗万. 关于商品"省头草"、"佩兰"与"零陵香"名物异同的商榷［J］. 中药通报，1958（4）：125-127.